肿瘤放射治疗营养学

名誉主编　郎锦义　王绿化
主　　编　李　涛　石汉平
副 主 编　孙新臣　章　真　吕家华

科学出版社
北京

内 容 简 介

本书主要介绍肿瘤放疗患者营养治疗的现状、原则和实施方法。首先概述肿瘤患者放疗的价值、营养不良的发生及危害，重点介绍放射线对营养物质代谢和能量代谢的影响及其机制，为放疗患者营养治疗的开展提供理论依据和实验数据。然后系统论述营养治疗的全过程，包括营养诊断、营养治疗途径与通路、营养需求、营养制剂选择、疗效评估、并发症的预防和治疗、质量控制、护理等方面。最后，针对不同癌肿、不同部位照射患者营养不良特点的差异和营养治疗的特殊性进行分别论述，为开展个体化的肿瘤放疗患者营养治疗提供详实的理论知识和实践指导。本书具有较好的前沿性、规范性和可操作性，适用于从事肿瘤放疗工作的医师、护士、临床营养师及所有肿瘤学和营养学的专业人员阅读学习，也可供肿瘤放疗患者及其家属参考。

图书在版编目（CIP）数据

肿瘤放射治疗营养学 / 李涛，石汉平主编. —北京：科学出版社，2021.4
ISBN 978-7-03-068458-5

Ⅰ. ①肿… Ⅱ. ①李… ②石… Ⅲ. ①肿瘤－放射治疗学 ②肿瘤－临床营养 Ⅳ. ①R730

中国版本图书馆CIP数据核字（2021）第050255号

责任编辑：程晓红 / 责任校对：张 娟
责任印制：赵 博 / 封面设计：吴朝洪

科 学 出 版 社 出版

北京东黄城根北街 16 号
邮政编码：100717
http://www.sciencep.com

三河市春园印刷有限公司 印刷
科学出版社发行 各地新华书店经销
*

2021 年 4 月第 一 版 开本：787×1092 1/16
2021 年 4 月第一次印刷 印张：14 1/4
字数：337 000
定价：98.00 元
（如有印装质量问题，我社负责调换）

国家重点研发计划项目

恶性肿瘤姑息治疗和护理关键技术研究（2017YFC1309200）

资助项目

编著者名单

名誉主编 郎锦义 王绿化

主　　编 李　涛 石汉平

副 主 编 孙新臣 章　真 吕家华

编　　者（按姓氏笔画排序）

王奇峰　四川省肿瘤医院

石汉平　首都医科大学附属北京世纪坛医院

冯　梅　四川省肿瘤医院

邢力刚　山东省肿瘤医院

吕家华　四川省肿瘤医院

朱科第　四川省肿瘤医院

庄则豪　福建医科大学附属第一医院

刘士新　吉林省肿瘤医院

刘晓冬　温州医科大学公共卫生与管理学院

江庆华　四川省肿瘤医院

孙　帅　北京协和医院

孙文洁　复旦大学附属肿瘤医院

孙新臣　南京医科大学第一附属医院

李　涛　四川省肿瘤医院

宋宇哲　四川省肿瘤医院

张　婷　四川省肿瘤医院

张　鹏　四川省肿瘤医院

张含凤　四川省肿瘤医院

张勇胜　广西医科大学第一附属医院

张福泉　北京协和医院

陈媛媛　中国科学院大学附属肿瘤医院

苗菁菁　中山大学肿瘤防治中心

范　铭　四川省肿瘤医院

周福祥　武汉大学中南医院

赵　仁　宁夏医科大学总医院

赵　充　中山大学肿瘤防治中心

姜　新　吉林大学白求恩第一医院

唐小丽　四川省肿瘤医院

章　真　复旦大学附属肿瘤医院

彭姗姗　四川省肿瘤医院

曾　珊　南京医科大学第一附属医院

廖正凯　武汉大学中南医院

瞿述根　温州医科大学公共卫生与管理学院

前 言 一

据《2012年全球癌症统计》报道，2012年全球恶性肿瘤新发及死亡病例分别为1410万和820万，其中57%的新发患者及65%的死亡患者来自于发展中国家。中国癌症统计数据显示，2015年我国有4 292 000例恶性肿瘤新发病例和2 814 000例恶性肿瘤死亡病例。恶性肿瘤是严重危害我国人民身体健康和生命安全的重大疾病。

放射治疗是恶性肿瘤综合治疗最重要的手段之一，60% ～ 80%的患者在治疗过程中需要接受放疗，在可以治愈的恶性肿瘤中，放疗的贡献率为40%。放疗在杀伤肿瘤细胞的同时也会对正常组织造成损伤，尤其是头颈部和消化系统肿瘤，放疗所致的口腔黏膜炎、胃肠道黏膜损伤会直接影响患者对于营养物质的摄入、消化和吸收，导致或加重患者体重下降和营养不良。

营养不良会对恶性肿瘤患者放疗的疗效和反应造成不良的影响，包括降低肿瘤细胞的放射敏感性、影响放疗摆位的精确性、增加放疗不良反应、降低放疗耐受性、延长总住院时间，从而降低放疗疗效和影响患者生存质量。因此，对恶性肿瘤放疗患者进行规范、有效的营养治疗具有重要的意义。

关于恶性肿瘤放疗患者营养治疗的现状、原则和实施方法，目前还没有专门的著作，放疗医师营养治疗的水平参差不齐，缺乏专门的书籍以指导放疗患者营养治疗的理论和临床实践。因此，本书作为一本专门的肿瘤放疗患者营养治疗专著，旨在提高放疗医师、护士、临床营养师对肿瘤放疗患者进行营养治疗的学术水平和实践技能，促进放疗患者营养治疗的规范化，提高患者的营养状况和治疗疗效，造福广大的恶性肿瘤患者。本书可为放疗医师和临床营养师、营养护士等相关医务工作者开展营养治疗提供循证规范和决策参考，对临床实践进行指导。

本书由本人与中华医学会肠外肠内营养学分会和中国抗癌协会肿瘤营养专委会主任委员石汉平教授发起并组织编写。在编著过程中，来自四川省肿瘤医院、首都医科大学附属北京世纪坛医院、温州医科大学公共卫生与管理学院、北京协和医院、中山大学肿瘤防治中心、复旦大学附属肿瘤医院、福建医科大学附属第一医院、武汉大学中南医院、广西医科大学第一附属医院、南京医科大学第一附属医院、吉林大学白求恩第一医院11家单位共20余位放射治疗、临床营养、公共管理、护理、内镜等专业的肿瘤营养专家参与了编写。因此，本书是众多专家共同努力的结果，是不同学科肿瘤营养专家集体智慧的结晶，在此对各位专家的辛勤付出表示衷心的感谢。由于认识差异、水平有限、经验不足和学科发展的限制，本书可能存在不足之处，恳请广大读者批评指正，以便再版时进一步完善。

四川省肿瘤医院放疗中心副主任、胸部放疗科主任　李　涛

2020年10月

近年来，恶性肿瘤死亡率呈明显上升趋势，已成为我国居民的首要死亡原因。最新数据显示，我国肿瘤患者整体5年生存率远低于同期美国肿瘤患者（40.5%对67%），其原因是多方面的，其中一个重要原因是轻视营养治疗。营养治疗是我国肿瘤综合治疗过程中的短板。

随着科学技术的不断发展及临床医学的日益进步，传统意义上的辅助治疗手段——营养支持（nutrition support），已发展成为一种核心的、基础的临床治疗手段——营养治疗（nutrition therapy）。目前，营养治疗已经成为理论扎实、基础深厚、体系完备、效果显著的专门治疗手段，包括营养筛查、营养评估、综合评价、营养方案制订、营养制剂制备、营养通道建立、营养输注管理、疗效评价、并发症监测及营养护理等一系列内容。就体系完整性来说，与其他治疗方法一样，营养治疗包括诊断、治疗、疗效评价与监测3个阶段；就临床重要性而言，营养治疗是疾病的一线治疗，与手术、药物、放疗等疗法并驾齐驱，不分伯仲。

随着放疗技术的进步，放疗在恶性肿瘤的综合治疗中占有举足轻重的地位。放疗患者营养不良的发生率较高，同样需要进行营养治疗。越来越多的研究已经证实，营养治疗可以稳定和恢复放疗患者体重，改善营养状况，减少放、化疗不良反应，提高治疗疗效，缩短住院时间和节约医疗费用。目前，临床上越来越多的肿瘤学者开始关注并实施肿瘤放疗患者的营养治疗。为了给放疗医师和临床营养师、营养护士等相关医务工作者开展营养治疗提供循证证据和决策参考，进一步指导临床实践，我们组织编写了《肿瘤放射治疗营养学》。

本书是国家重点研发计划项目《恶性肿瘤姑息治疗和护理关键技术研究（2017YFC1309200）》的重要组成。主编单位为四川省肿瘤医院和首都医科大学附属北京世纪坛医院等11家单位，共20余位放射治疗、临床营养、公共管理、护理、内镜等专业的肿瘤营养专家参与了编写。本书是全体编写专家的汗水结晶，在此，表示衷心的感谢！

首都医科大学肿瘤学系主任

首都医科大学附属北京世纪坛医院胃肠外科主任　　石汉平

首都医科大学附属北京世纪坛医院临床营养科主任

2020年10月

目　　录

◆ 第1章 ◆

肿瘤放射治疗患者营养状况的流行病学

一、肿瘤放射治疗的适应证

近些年，随着科学技术的进步，现代放射治疗（放疗）设备的发展，放疗的发展也突飞猛进。目前，放射治疗已经进入精确定位、精确实施的放疗新时代，以适形和调强为主要特点的精确放疗，使恶性肿瘤的疗效得到明显提高，正常组织的并发症也在很大程度上减少，挽救了无数癌症患者的生命，提高了生活质量。现代放射治疗作为治疗恶性肿瘤的主要手段之一，有很多癌症患者需要放射治疗的干预。据统计，有70%以上的癌症患者需要接受放疗，多种癌症在接受放疗后获益。

1.适合放射治疗的肿瘤　①对放射线敏感的肿瘤：如恶性淋巴瘤、睾丸精原细胞瘤、肾母细胞瘤、小脑髓母细胞瘤、神经母细胞瘤、视网膜母细胞瘤等；②对放射线中度敏感的表浅肿瘤和位于生理管道的肿瘤：如鼻咽癌、口腔癌（包括舌、唇、牙龈、硬腭、扁桃体等）、皮肤癌（面部和手部）、上颌窦癌、外耳癌、喉内型喉癌、宫颈癌、膀胱癌、肛管癌等，这些肿瘤中有些虽也适合手术治疗，但放疗对机体损害更小；③因肿瘤位置使手术难以根治的恶性肿瘤：如颈段食管癌、中耳癌等。

2.放疗与手术综合治疗的肿瘤　主要有乳腺癌、淋巴结转移癌、食管癌、支气管肺癌、卵巢癌、恶性腮腺混合瘤、脑肿瘤（包括垂体肿瘤）、宫颈癌、外阴癌、阴茎癌、肢体及躯干部皮肤癌等，此类肿瘤常行术前或术后放疗以减少局部的术后复发率。另外，术中放疗也被使用于临床，即术中肿瘤切除后在肿瘤瘤床和周围淋巴结引流区做一次大剂量的放疗。术中放疗的优点是可以避免对放射线敏感的脏器受到不必要的照射，如空腔器官和胆管可予避开并加以防护。

3.放疗能缓解症状的肿瘤　如肺癌引起的上腔静脉综合征、骨转移疼痛等。

4.一些对放射性不敏感的肿瘤　如成骨肉瘤、纤维肉瘤、横纹肌肉瘤、脂肪肉瘤、恶性黑色素瘤、胃肠道高分化癌、胆囊癌、肾上腺癌、肝转移癌等，随着放疗技术的发展，提高局部照射剂量可以达到治疗目的。此外，还有一些良性肿瘤需要放射治疗，如血管瘤、皮肤瘢痕、体气（腋臭）等。

放射治疗的禁忌证是相对的，它随时间、经验、设备等不断有所改变。放射治疗的绝对禁忌证很少，尤其是姑息性放疗，如对局部转移灶的镇痛治疗。一般来讲，晚期肿瘤患者处于恶病质的情况下，可作为放射治疗的绝对禁忌证，食管癌穿孔也应列为绝对禁忌证。除各种肿瘤的特殊禁忌证外，下列情况可作为放疗禁忌证：①患者一般情况差，呈恶病质；②血常规检查，白细胞＜1.0×10^9/L、血小板＜20×10^9/L、血红蛋白

＜60g/L；③合并各种传染病，如活动性肝炎、活动性肺结核等；④重要器官（如心、肺、肝、肾等）功能不全严重；⑤已有严重放射损伤部位的复发。

二、肿瘤细胞的辐射敏感性

肿瘤对射线的反应称为肿瘤的辐射敏感性。不同个体、不同来源的肿瘤其辐射敏感性不同，表现为在一定剂量、时间和放射野内，各种肿瘤接受放射线的照射而产生程度不同的反应，如肿瘤缩小的程度和速度。此过程受许多因素的影响，包括肿瘤的内在因素、周围环境及宿主因素等。

1.肿瘤的内在因素

（1）肿瘤的组织学来源：如起源于淋巴组织的恶性淋巴瘤和来源于生精上皮的精原细胞瘤对放射线的敏感性较高。

（2）肿瘤细胞的分化程度：肿瘤的辐射敏感性同肿瘤细胞的分裂能力成正比，与其分化程度成反比，即同一类肿瘤分裂能力越强、分化程度越差，则辐射敏感性越高，反之则越低。在临床上，由于增殖快、分化差提示恶性程度高，预后不良，因此在此意义上辐射敏感性仅表示对治疗的反应性，同临床的可治愈性并没有明显的相关关系。

（3）肿瘤的生长方式：一般来说，菜花型、表浅型肿瘤较敏感，浸润型和溃疡型肿瘤的敏感性较低。

（4）病程的早晚：早期肿瘤体积小、血供好，乏氧细胞少或没有，因此辐射敏感性较高；随着肿瘤的生长，体积增大，瘤体内血供差，乏氧细胞增多，中心部位由于缺血缺氧坏死、液化，增强了肿瘤细胞的抗放射性，致使辐射敏感性降低。

2.肿瘤的周围环境　周围环境主要是指血供同肿瘤局部的相关因素，血供丰富的部位较血供差的部位肿瘤的辐射敏感性高，如头面部肿瘤的辐射敏感性高于四肢部位的肿瘤。

肿瘤局部的相关因素，包括局部组织的炎症反应，充血、水肿的情况及局部有无感染的表现，这些相关因素都可以使局部血供更差，乏氧细胞增多，使其辐射敏感性降低。

3.宿主因素　宿主的健康状况可以影响肿瘤局部的血供情况及宿主的剂量耐受，如严重的心、肺疾病，以及贫血、糖尿病等全身病变，均可使肿瘤局部血供减少，氧供减少，影响肿瘤的辐射敏感性。

根据肿瘤对放射线的敏感性不同，可分为3类。①高度敏感：如淋巴造血系统肿瘤、性腺肿瘤、多发性骨髓瘤、肾母细胞瘤等低分化肿瘤；②中度敏感：鳞状上皮癌及一部分未分化癌，如基底细胞癌、宫颈鳞癌、鼻咽癌（未分化癌、淋巴上皮癌）、乳腺癌、食管癌、肺癌等；③低度敏感：如胃肠道腺癌、软组织及骨肉瘤等。

三、肿瘤放射治疗的疗效和副作用

放射治疗对恶性肿瘤的疗效与多种因素有关，而且每个患者有其个体性差异。随着放疗精确技术的日益发展，恶性肿瘤的放疗疗效也不断提高。此外，综合治疗的不断发展，如放、化疗的联合，放疗和免疫治疗、靶向治疗的联合，也在很大程度上提高了放疗的疗效。

临床上放射治疗鼻咽癌已有80多年历史，随着现代影像技术磁共振成像（MRI）、PET-CT的应用，精确调强技术的使用，使鼻咽癌的5年生存率从50%以下提高到75%以上，体现了放射治疗水平的提高。另外，由于放疗技术的发展，对于一些传统手术治疗的恶性肿瘤，放疗已成为可代替手术的一种方式，如早期非小细胞肺癌，利用立体定向放疗技术，5年生存率已经达到了与根治手术同样的疗效。在晚期宫颈癌局部治疗方面，以放疗为主的综合治疗也取得了很好疗效，5年生存率同样达到85%以上。

由于肿瘤放射治疗的部位、范围、剂量及分割方式的不同，出现的放疗反应亦不同。一般情况下，不良反应分为全身反应和局部反应。全身反应有疲乏、食欲缺乏等。局部反应根据照射部位不同而出现不同的临床表现，头颈部肿瘤放疗后出现口腔溃疡、口干、味觉丧失、张口困难、放射性中耳炎，以及放射野皮肤红斑、溃疡及纤维化等；颅脑肿瘤放疗后出现脑水肿、脱发、记忆力下降等；胸部肿瘤放疗后出现吞咽疼痛、吞咽困难、放射性肺炎、放射性食管炎、放射性心包炎等；盆腔肿瘤放疗后出现排便次数增多、放射性直肠炎、放射性膀胱炎、骨髓功能下降、下肢水肿等。

四、肿瘤放射治疗患者的营养状况

1. 放疗对营养状况的影响　据文献报道，有相当多的肿瘤患者在放疗期间出现体重下降。一项前瞻性队列研究，纳入200例接受放化疗的癌症患者，采用患者参与的主观全面评定（patient-generated subjective global assessment，PG-SGA）量表进行营养状态评价，其中25%的患者发生严重营养不良，73.5%的患者发生可疑或轻度营养不良，99.5%的患者需营养干预。另一项研究通过主观全面评定（subjective global assessment，SGA）评价不同部位恶性肿瘤患者放疗前和放疗后营养不良的发生情况，研究结果发现放疗前所有患者营养不良的发生率为31%，放疗后营养不良的发生率增至43%，其中头颈部肿瘤患者接受放疗后更容易发生营养不良，发生率由放疗前的24%增加到放疗后的88%，6个月后仍有8%的患者存在营养不良。

目前有较多针对头颈部肿瘤患者营养状况的研究，头颈肿瘤患者放疗期间严重体重下降的发生率（放疗过程中体重下降 > 5%）为32.7% ～ 68%，其中鼻咽部肿瘤患者为46%，口咽部肿瘤患者为50% ～ 67.3%，口腔肿瘤患者为17%，喉咽部肿瘤患者为28% ～ 40%，喉部肿瘤患者为27%。接受放疗或同步放、化疗的头颈部肿瘤患者更容易发生营养不良。Langius JA等对1340例接受放疗的头颈部肿瘤患者进行分析，放疗前存在体重下降者约30%，其中体重下降 ≤ 5%者约16%，体重下降5% ～ 10%者约9%，体重下降 > 10%者约5%；放疗期间体重下降增至57%，平均体重下降（4.1±4.7）kg，相当于体重下降（5.4±6.1）%。另一项研究发现，头颈部肿瘤患者出现明显体重下降是在放疗开始后的第4周，74.2%的患者在放疗结束时体重下降达到10%。

接受放疗的食管癌和肺癌患者会发生不同程度的放射性食管炎、放射性肺炎等并发症，导致吞咽困难、恶心、呕吐、厌食、咳嗽等症状，直接或间接影响患者的营养摄入，导致体重下降和营养不良。据统计，60% ～ 85%的食管癌患者存在不同程度的营养不良，营养不良发生率居所有恶性肿瘤的第一位。同步放、化疗是晚期食管癌局部的主要治疗手段，放疗过程中有40.3%的患者存在体重下降。肺癌患者在治疗前和治疗期间营养不良发生率高达45% ～ 69%，其中接受放疗的肺癌患者中有31%的患者体重下降超过5%，有12%的患者接受肠内营养。

接受盆腔放疗的恶性肿瘤患者，营养状况恶化的风险明显增加，放疗期间体重下降的发生率高达83%，患者在接受放疗的过程中，放疗所引起的不良反应，如厌食、恶心、呕吐和腹泻等，严重影响着患者的营养状况和生活质量。因此给予这类患者适当的营养干预，帮助其改善营养状态是十分必要的。

2.营养状况对患者的影响　有多项临床研究表明，患者的营养状态与肿瘤患者的预后密切相关。营养不良会增加放疗不良反应，延长住院时间，加大放疗摆位误差，影响放疗精确度，降低放疗敏感性和疗效。

Capuano等的研究表明，57%的头颈部肿瘤患者在接受同步放、化疗过程中体重下降超过20%，29%的患者治疗中止。另一研究发现，头颈部肿瘤患者放疗期间体重下降＞5%的5年生存率、疾病特异性生存率分别为62%、82%，显著低于无严重体重下降患者。Clavier JB等对食管癌放疗患者营养状况与预后的相关性进行研究发现，营养良好、营养中等和营养不良的患者，中位生存时间分别为29.5个月、19.7个月和12个月。一项针对胸部肿瘤的研究指出，小细胞肺癌、非小细胞肺癌及胸膜间皮瘤患者放、化疗后体重下降是较短生存时间的独立危险因子。腹部及盆腔放疗所引起的胃肠道反应降低了患者对治疗的耐受性。营养不良所致的放疗非计划性中断，将延长患者放疗和住院时间，影响放疗疗效，增加治疗费用，而且预后也更差。放化疗过程中营养不良的患者其生活质量也相对较差，营养状态损害与生活质量的下降呈线性关系。

五、肿瘤放射治疗患者营养治疗的现状

目前，在对肿瘤患者的治疗中，营养治疗已经变得越来越重要。因此，对于接受放疗的肿瘤患者，应尽早评估其营养状态，及时采取有效的营养治疗手段，以改善肿瘤患者的机体功能，提高对治疗的反应性及生活质量。目前营养治疗的方式包括饮食咨询、口服营养补充（ONS）、鼻饲管或经皮置管肠内营养及肠外营养。

2016年《欧洲临床营养和代谢学会（ESPEN）肿瘤患者营养支持指南》指出，为了避免营养状态恶化、维持摄入及避免放疗中断，推荐放疗患者（尤其是头颈、胸、胃肠道）接受个体化膳食指导和（或）ONS。这个建议是基于一项随机对照研究，接受放疗的60例门诊肿瘤患者同时给予高强度个体化营养咨询和经口营养补充，与标准营养治疗相比，这部分患者的体重、营养状况和生存质量相对较好。在Intergroup0099临床试验中，口服营养补充或管饲可以增加鼻咽癌放疗患者的能量和蛋白质摄入，保证放疗顺利完成，并有利于其体质的恢复。2个系统评价均认为，个体化营养指导及口服营养补充能增加营养摄入量，可明显改善有营养不良或营养风险的肿瘤患者的体重和能量摄入，对肿瘤患者的情绪和食欲缺乏也有明显改善，可改善患者营养状态并提高生活质量。食管癌肠内营养治疗同样对患者具有积极意义。LvJH等对82例食管癌同步放、化疗患者按2∶1比例随机分为试验组（同步放、化疗联合肠内营养组）和对照组（同步放、化疗组）。结果显示，肠内营养可以明显降低患者治疗期间体重下降的发生率，缩短住院时间，改善生活质量，提高疗效。一项前瞻性随机对照研究选择了111例门诊放疗的结直肠癌患者，分组进行饮食咨询/ONS或不进行干预，结果发现饮食咨询/ONS组同期能量、蛋白质摄取明显增加，远期不良反应比例降低，生活质量提高。

对局部晚期的头颈肿瘤/食管癌患者,采用鼻胃管(NG)营养支持后体重增加、能量及蛋白质摄取均明显优于口服营养补充,但是预防性NG营养支持比在需要时应用NG营养支持在肿瘤患者营养状态上并没有显著获益,且两种NG营养支持对于患者的死亡率也无显著差异。此外,经皮内镜下胃造口术(PEG)管饲营养能在一定程度上降低体重下降发生率,有助于提高肿瘤患者的生活质量。一项小样本前瞻性研究结果提示,经皮内镜下胃造口术后患者体重改变小,但是感染概率高,花费明显高于鼻饲。特别值得注意的是,经皮内镜下胃造口术的并发症高达11%~57%,还存在发生腹膜转移的风险。在接受放疗或同步放、化疗的头颈部肿瘤患者中,PEG和NG不同营养支持方法并发症的发生率和患者的满意程度没有显著差异。目前没有充足的证据确定哪种是最优的营养支持方法,可根据患者营养需求状况及需求时间选择。

肠外营养应用于不能通过口腔或肠内途径获得营养的患者。对于放疗后严重黏膜炎和严重放射性肠炎的患者,可行肠外营养,一旦患者肠道功能恢复或肠内营养能满足能量和营养素的需求,应停止肠外营养,以减少肠外营养的并发症。

在放射治疗过程中,营养治疗的途径不是一成不变的,可根据患者的病情变化动态调整。当放疗联合肠内营养治疗的患者不能进食或影响肠内营养实施的时候,应该调整为部分或全肠外营养。放疗过程中随着肿瘤的消退,患者吞咽功能改善,可由肠外营养逐渐过渡到肠内营养。肿瘤患者的营养不良状况和放射治疗间存在许多交互关系,放射治疗会影响患者的营养状况,而营养状况的恶化同样会对放射治疗的效果及患者预后产生不利影响。营养治疗作为改善机体体能状况的重要治疗手段,提高了患者的生存质量,因此在放射治疗的辅助治疗中发挥着越来越重要的作用。

免疫营养素是具有防治营养缺乏,改善免疫功能,调节机体炎症反应的一类特殊营养物质。常用的免疫营养素包括谷氨酰胺、精氨酸、ω-3多不饱和脂肪酸(ω-3PUFA)等。研究表明,谷氨酰胺可以降低头颈部肿瘤患者放疗的皮肤反应,缩短肺癌放疗患者放射性食管炎持续时间并减轻其严重程度,提高机体对放疗的耐受力。另一双盲对照试验提示补充ω-3PUFA,有利于保持或增加体重,提高免疫力,降低炎症反应,提高患者生活质量。Murphy RA等研究显示,富含ω-3PUFA的肠内营养配方相对于标准营养配方更能改善食管癌、肺癌和头颈部肿瘤患者的营养状况和生活质量、生理和认知功能、总体健康状况和社会功能。

目前对于如何选择营养干预时机及持续时间能取得最佳效果尚无定论。有观点认为,进行早期高强度的营养支持能提高患者对放、化疗的耐受性,同时也是提高疗效和生活质量的有效途径。也有研究者建议,营养干预应在放疗过程中或放疗结束后再给予。国外有研究表明,预防性的营养干预与当患者出现营养不良时再给予相比,前者在患者的营养状况、治疗中断率和生存率上并没有显著优势。

营养干预的时间很可能是个体化很强的问题,不同的患者对治疗的耐受性不同也就决定了干预时机的个体化。

恶性肿瘤患者放疗结束后,如因肿瘤未完全消退、放疗远期并发症(如吞咽功能障碍、食管纤维化和狭窄)等原因造成经口摄入营养仍不足,则需要进行家庭营养。ONS是家庭营养最主要的方式,是对患者经口摄入营养不足的重要补充。部分恶性肿瘤放疗患者出院后仍需要继续管饲肠内营养,同样以家庭肠内营养的方式实施。Crombie JM

的研究显示，头颈部肿瘤放疗过程中行PEG的患者，放疗后6个月内营养管拔除率为52%，1年拔除率为86%。有3%左右的头颈部放疗患者携带营养管长达3年。家庭肠内营养主要依靠患者和家属实施，因此，在出院前对患者及其家属进行教育和培训显得尤为重要。

肿瘤患者放、化疗期间营养状况变化较大，营养状况对肿瘤的治疗、改善预后及提高生活质量有重要的作用。营养干预应作为肿瘤综合治疗中的重要组成部分，进行动态营养筛查及评估，及时、全程、有效地给予营养干预，争取给患者带来更多生存获益。

参 考 文 献

[1] Shafiq J，Delaney G，Barton MB. An evidence-based estimation of local control and survival benefit of radiotherapy for breast cancer. Radiother Oncol，2007，84（1）：11-17.

[2] Shafiq J，Hanna TP，Vinod SK，et al. A population-based model of local control and survival benefit of radiotherapy for lung cancer. Clin Oncol，2016，28（10）：627-638.

[3] Hanna TP，Shafiq J，Delaney GP，et al. The population benefit of evidence-based radiotherapy：5-Year local control and overall survival benefits. Radiother Oncol，2018，126（2）：191-197.

[4] Hanna TP，Shafiq J，Delaney GP，et al. The population benefit of radiotherapy for cervical cancer：local control and survival estimates for optimally utilized radiotherapy and chemoradiation. Radiother Oncol，2015，114（3）：389-394.

[5] Hanna TP，Delaney GP，Barton MB. The population benefit of radiotherapy for gynaecological cancer：local control and survival estimates. Radiother Oncol，2016，120（3）：370-377.

[6] Hanna TP，Delaney GP，Barton MB. The population benefit of radiotherapy for malignant brain tumors：local control and survival estimates for guideline-based use. J Natl Compr Canc Netw，2016，14（9）：1111-1119.

[7] Delaney G，Jacob S，Featherstone C，et al. The role of radiotherapy in cancer treatment：estimating optimal utilization from a review of evidence-based clinical guidelines. Cancer，2005，104（6）：1129-1137.

[8] Wang W，Feng M，Fan Z，et al. Clinical outcomes and prognostic factors of 695 nasopharyngeal carcinoma patients treated with intensity-modulated radiotherapy. BioMed Res Int，2014，2014（1）：814948.

[9] Sun X，Su S，Chen C，et al. Long-term outcomes of intensity-modulated radiotherapy for 868 patients with nasopharyngeal carcinoma：an analysis of survival and treatment toxicities. Radiother Oncol J Eur Soc Ther Radiol Oncol，2014，110（3）：398-403.

[10] Lee N，Harris J，Garden AS，et al. Intensity-modulated radiation therapy with or without chemotherapy for nasopharyngeal carcinoma：radiation therapy oncology group phase II trial 0225. J Clin Oncol Off J Am Soc Clin Oncol，2009，27（22）：3684-3690.

[11] Tham IW-K，Hee SW，Yeo RM-C，et al. Treatment of nasopharyngeal carcinoma using intensity-modulated radiotherapy-the National Cancer Centre Singapore experience. Int J Radiat Oncol Biol Phys，2009，27（5）：1481-1486.

[12] Peng G，Wang T，Yang K-Y，et al. A prospective，randomized study comparing outcomes and toxicities of intensity-modulated radiotherapy vs. conventional two-dimensional radiotherapy for the treatment of nasopharyngeal carcinoma. Radiother Oncol J Eur Soc Ther Radiol Oncol，2012，

104（4）：286-293.

［13］Chang JY，Senan S，Paul MA，et al. Stereotactic ablative radiotherapy versus lobectomy for operable stage I non-small-cell lung cancer：a pooled analysis of two randomised trials. Lancet Oncol，2015，16（6）：630-637.

［14］Isohashi F，Mabuchi S，Yoshioka. Y，et al. Intensity-modulated radiation therapy versus three-dimensional conformal radiation therapy with concurrent nedaplatin-based chemotherapy after radical hysterectomy for uterine cervical cancer：comparison of outcomes，complications，and dose-volume histogram parameters. Radiat Oncol Lond Engl，2015，10（8）：180.

［15］Lee J，Lin JB，Sun FJ，et al. Safety and efficacy of semiextended field intensity-modulated radiation therapy and concurrent cisplatin in locally advanced cervical cancer patients：An observational study of 10-year experience. Medicine（Baltimore），2017，96（10）：e6158.

［16］Pandey D，Mohammed HB，Badr SA，et al. Assessing malnutrition amongchemotherapy and/or radiotherapy cancer Benghazi outpatients. Nutrition andfood science，2011，41（5）：298-307.

［17］Unsal D，Mentes B，Akmansu M，et al. Evaluation of nutritional status in cancer patients receiving radiotherapy：a prospective study. Am J Clin Oncol，2006，29（2）：183-188.

［18］Van den Berg MG，Rasmussen-Conrad EL，van Nispen L，et al. A prospective study on malnutrition and quality of life in patients with head and neck cancer. Oral Oncol，2008，44（9）：830-837.

［19］Beaver ME，Matheny KE，Roberts DB，et al. Predictors of weight loss during radiation therapy. Otolaryngol Head Neck Surg，2001，125（6）：645-648.

［20］Johnston CA，Keane TJ，Prudo SM. Weight loss in patients receiving radical radiation therapy for head and neck cancer：a prospective study. JPEN J Parenter Enteral Nutr，1982，6（5）：399-402.

［21］Silander E，Nyman J，Hammerlid E. An exploration of factors predicting malnutrition in patients with advanced head and neck cancer. Laryngoscope，2013，123（10）：2428-2434.

［22］Pai PC，Chuang CC，Tseng CK，et al. Impact of pretreatment body mass index on patients with head-and-neck cancer treated withradiation. Int J Radiat Oncol Biol Phys，2012，83（1）：e93-e100.

［23］Pedruzzi PA，Kowalski LP，Nishimoto IN，et al. Analysis of prognostic factors in patients with oropharyngeal squamous cell carcinoma treated with radiotherapy alone or in combination with systemic chemotherapy. Arch Otolaryngol Head Neck Surg，2008，134（11）：1196-1204.

［24］Langius JA，Doornaert P，Spreeuwenberg MD，et al. Radiotherapyon the neck nodes predicts severe weight loss in patients with earlystage laryngeal cancer. Radiother Oncol，2010，97（1）：80-85.

［25］Langius JA，Bakker S，Rietveld DH，et al. Critical weight loss is amajor prognostic indicator for disease-specific survival in patients with head and neck cancer receiving radiotherapy. Br J Cancer，2013，109（5）：1093-1099.

［26］Munshi A，Pandey MB，Durga T，et al. Weight loss during radiotherapy for head and neck malignancies：what factors impactit? Nutr Cancer，2003，47（2）：136-140.

［27］Bozzetti F，Mariani L，Lo Vullo S，et al. The nutritional risk inoncology：a study of 1453 cancer outpatients. Support CareCancer，2012，20（8）：1919-1928.

［28］Jiang N，Zhao JZ，Chen XC，et al. Clinical determinants of weightloss in patients with esophageal carcinoma during radiotherapy：a prospective longitudinal view. Asian Pac J Cancer Prev，2014，15（5）：1943-1948.

［29］Kiss NK，Krishnasamy M，Isenring EA. The effect ofnutritionintervention in lung cancer patients undergoing chemotherapy and/or radiotherapy：a systematic review. Nutr Cancer，2013，66（1）：47-56.

［30］Kiss N，Isenring E，Gough K，et al. The prevalence of weight loss during（chemo）radiotherapy treatment for lung cancer and associated patient- and treatment-related factors. Clin Nutr，2014，33（6）：1074-1080.

［31］McGough C，Baldwin C，Frost G，et al. Role of nutritional intervention in patients treated with radiotherapy for pelvic malignancy. Br J Cancer，2004，90（12）：2278-2287.

［32］Hamilton C，Boyce VJ. Addressing malnutrition in hospitalized adults. JPEN J Parenter Enteral Nutr，2013，37（6）：808-815.

［33］Clavier JB，Antoni D，Atlani D，et al. Baseline nutritional status isprognostic factor after definitive radiochemotherapy for esophagealcancer. Dis Esophagus，2014，27（6）：560-567.

［34］Gupta R，Ihmaidat H. Nutritional effects of oesophageal，gastric andpancreatic carcinoma. Eur J Surg Oncol，2003，29（8）：634-643.

［35］Capuano G，Grosso A，Gentile PC，et al. Influence of weight losson outcomes in patients with head and neck cancer undergoing concomitant chemoradiotherapy. Head Neck，2008，30（4）：503-508.

［36］Paccagnella A，Morello M，Da MMC，et al. Early nutritiona lintervention improves treatment tolerance and outcomes in headand neck cancer patients undergoing concurrent chemoradiotherapy. Support Care Cancer，2010，18（7）：837-845.

［37］Cox JD，Pajak TF，Asbell S，et al. Interruptions of high-doseradiation therapy decrease long-term survival of favorable patientswith unresectable non-small cell carcinoma of the lung：analysis of 1244 cases from 3 radiation therapy oncology group（RTOG）trials. Int J Radiat Oncol Biol Phys，1993，27（3）：493-498.

［38］Shadad AK，Sullivan FJ，Martin JD，et al. Gastrointestinal radiation injury：prevention and treatment. World J Gastroenterol，2013，19（2）：199-208.

［39］Salas S，Deville JL，Giorgi R，et al. Nutritional factors as predictors of response to radio-chemotherapy and survival in unresectable squamous head and neck carcinoma. Radiother Oncol，2008，87（2）：195-200.

［40］Bahl M，Siu LL，Pond GR，et al. Tolerability of the Intergroup 0099（INT0099）regimen in locally advanced nasopharyngeal cancerwith a focus on patients' nutritional status. Int J Radiat Oncol Biol Phys，2004，60（4）：1127-1136.

［41］Langius JA，Zandbergen MC，Eerenstein SE，et al. Effect of nutritional interventions on nutritional status，quality of life and mortality in patients with head and neck cancer receiving（chemo）radiotherapy：a systematic review. Clin Nutr，2013，32（5）：671-678.

［42］Baldwin C，Spiro A，Ahern R，et al. Oral nutritional interventions in malnourished patients with cancer：a systematic review and metaanalysis. J Natl Cancer Inst，2012，104（5）：371-385.

［43］Cong MH，Li SL，Cheng GW，et al. An interdisciplinary nutrition support team improves clinical and hospitalized outcomes of esophageal cancer patients with concurrent chemoradiotherapy. Chin Med J（Engl），2015，128（22）：3003-3007.

［44］Fietkau R，Lewitzki V，Kuhnt T，et al. A disease-specific enteral nutrition formula improves nutritional status and functional performance in patients with head and neck and esophageal cancer undergoing chemoradiotherapy：results of a randomized，controlled，multicenter trial，Cancer，2013，119（18）：3343-3353.

［45］Lv JH，Li T，Zhu GY，et al. Enteral nutrition for esophageal cancer patients with concurrent chemoradiotherapy. Electron J Metab NutrCancer，2016，3（4）：239-242.

［46］Hearne BE，Dunaj JM，Daly JM，et al. Enteral nutrition support inhead and neck cancer：tube vs.

oral feeding during radiationtherapy. J Am Diet Assoc, 1985, 85（6）: 669-677.

［47］Silander E, Nyman J, Bove M, et al. Impact of prophylactic percutaneous endoscopic gastrostomy on malnutrition and qualityof life in patients with head and neck cancer: a randomized study. Head Neck, 2012, 34（1）: 1-9.

［48］Nugent B, Lewis S, O'Sullivan JM. Enteral feeding methods for nutritional management in patients with head and neck cancersbeing treated with radiotherapy and/or chemotherapy. J Hum NutrDiet, 2013, 31（1）: CD007904.

［49］Corry J, Poon W, McPhee N, et al. Prospective study of percutaneous endoscopic gastrostomy tubes versus nasogastric tubes for enteral feeding in patients with head and neck cancer undergoing （chemo）radiation. Head Neck, 2009, 31（7）: 867-876.

［50］Ehrsson YT, Languis-Eklof A, Bark T, et al. Percutaneous endoscopic gastrostomy（PEG）- a long-term follow-up study in head and neck cancer patients. Clin Otolaryngol Allied Sci, 2004, 29（6）: 740-746.

［51］Gul K, Muge A, Taner A, et al. Oral glutamine supplementation reduces radiotherapy- induced esophagitis in lung cancer patients. Asian Pac J Cancer Prev, 2015, 16（1）: 53-58.

［52］de Aguiar PS, Emilia de SF, Waitzberg DL. Omega-3 supplements for patients in chemotherapy and/or radiotherapy: a systematicreview. Clin Nutr, 2015, 34（3）: 359-366.

［53］Pilkington SM, Massey KA, Bennett SP, et al. Randomized controlled trial of oral omega-3 PUFA in solar-simulated radiation-induced suppression of human cutaneous immune responses. Am JClin Nutr, 2013, 97（3）: 646-652.

［54］Murphy RA, Mourtzakis M, Chu QS, et al. Nutritional intervention with fish oil provides a benefit over standard of care for weight and skeletal muscle mass in patients with nonsmall cell lung cancer receiving chemotherapy. Cancer, 2011, 117（8）: 1775-1782.

［55］Ravasco P, Monteiro-Grillo I, Marques Vidal P, et al. Impact of nutrition on outcome: a prospec-tive randomized controlled trial in patients with head and neck cancer undergoing radiotherapy. Head Neck, 2005, 27（8）: 659-668.

［56］Kramer S, Newcomb M, Hessler J, et al. Prophylactic vs. reactive PEGtube placement in head and neck cancer. Otolaryngol Head NeckSurg, 2014, 150（3）: 407-412.

［57］Liu CX, Li XY, Gao XS. Meta-analysis of late course accelerated hyperfractionated radiotherapy combined with FP chemotherapyfor esophageal carcinoma. Chin J Cancer, 2010, 29（10）: 889-899.

［58］Atsumi K, Shioyama Y, Arimura H, et al. Esophageal stenosisassociated with tumor regression in radiotherapy for esophagealcancer: frequency and prediction. Int J Radiat Oncol Biol Phys, 2012, 82（5）: 1973-1980.

［59］Gavazzi C, Colatruglio S, Valoriani F, et al. Impact of home enteral nutrition in malnourished pa-tients with upper gastrointestinal cancer: a multicentre randomised clinical trial. Eur J Cancer, 2016, 64（9）: 107-112.

［60］Boland K, Maher N, O'Hanlon C, et al. Home enteral nutrition recipients: patient perspectives on training, complications andsatisfaction. Frontline Gastroenterol, 2017, 8（1）: 79-84.

［61］Crombie JM, Ng S, Spurgin AL, et al. Swallowing outcomes and PEG dependence in head and neck cancer patients receiving definitive or adjuvant radiotherapy＋/－ chemotherapy with a proactive PEG: a prospective study with long term follow up. Oral Oncol, 2015, 51（6）: 622-628.

◆ 第2章 ◆

放射治疗对物质代谢和能量代谢的影响

第一节 放射治疗对物质代谢的影响

电离辐射引起机体生物活性分子的电离和激发是辐射生物效应的基础。组成生物体或细胞的主要生物大分子（如核酸、蛋白质和酶等）及分子环境中的水分子（占生物组织重量的60%～70%），在电离粒子径迹上都有可能发生电离，从而发生辐射生物效应。

一、放射治疗对核酸代谢的影响

核酸（nucleic acid）是由许多核苷酸聚合成的生物大分子，为生命的最基本物质之一。核酸广泛存在于动、植物细胞及微生物体内，生物体内的核酸常与蛋白质结合形成核蛋白。不同的核酸，其化学组成、核苷酸排列顺序不同。根据化学组成不同，核酸可分为核糖核酸（简称RNA）和脱氧核糖核酸（简称DNA）。核苷酸是DNA的基本组成单位，DNA是储存、复制和传递遗传信息的主要物质基础。RNA在蛋白质合成过程中起着重要作用，其中转运核糖核酸（简称tRNA），起着携带和转移活化氨基酸的作用；信使核糖核酸（简称mRNA），是合成蛋白质的模板；核糖体核糖核酸（简称rRNA），是细胞合成蛋白质的主要场所。

（一）放射治疗对DNA代谢的影响

DNA可组成遗传指令，引导生物发育与生命功能运作，主要功能是信息储存，带有蛋白质编码的DNA片段称为基因。DNA的核苷酸顺序以遗传密码的方式决定蛋白质的氨基酸顺序，依据这一原理，DNA利用碱基的不同排列，对生物体的所有遗传信息进行编码，经过复制，遗传给下一代，并通过转录和翻译确保生命活动中所需的各种RNA和蛋白质在细胞内有序合成。DNA的四级结构确保了DNA具有高度的稳定性，以保持生物体系遗传的相对稳定；同时DNA又表现出高度的复杂性，可发生重组和突变，适应环境的变迁，为自然选择提供可能的机会。

1. 电离辐射所致的DNA损伤

（1）DNA链的断裂：DNA链断裂是电离辐射致其损伤中较常见的形式。DNA双螺旋结构中的一条链断裂时称为单链断裂（single strand break，SSB）；两条互补链于同一对应处或相邻处同时断裂时，称之为双链断裂（double strand break，DSB）。DNA链断裂的分子机制，直接原因有脱氧戊糖的破坏、磷酸二酯键的断裂，或间接由碱基的破坏或脱落所致。脱氧戊糖和磷酸二酯键的破坏，指的是水在辐射分解后产生 3 种自由基，即水合电子、羟自由基和氢自由基。DNA 链断裂主要和羟自由基有关，后者主要加至碱基的双键上且具有高反应性，能从糖基上抽去 20% 的氢。糖基上的 C（1'）C（2'）C（4'）在受到羟自由基攻击后均可形成碱不稳定位点（ALS），这些位点在碱处理后都能导致 DNA 链断裂。碱基损伤可以引起 DNA 双螺旋的局部变性，特异的核酸内切酶能识别和切割这种损伤，并经过酶的作用，产生链断裂。这种对特异性酶敏感的位点称为酶敏感位点（enzyme sensitive sites，ESS）。

DNA 链上损伤的碱基也可以被另外的一种特异的 DNA-糖基化酶除去或由于 N-糖基键的化学水解而丢失，形成无嘌呤或无嘧啶位点（apurinic/ apyrimidinic sites，APS），这些 APS 可在内切酶等作用下形成链断裂。APS 在碱处理后也能产生单链断裂，但需要较高的 pH 和较长时间。

DNA 链断裂发生部位具有非随机性，嘧啶二聚体和链断裂在 DNA 链上的分布是非随机的。由不同碱基构成的核苷酸对电离辐射的敏感性不同，并由于辐射旁效应而影响邻近核苷酸的辐射敏感性，如体外 γ 射线照射 φX174DNA，用 Hae Ⅲ 酶切后经高分辨凝胶电泳分析，发现除了一些不稳定性位点（ALS）能引起 SSB 外，碱基的种类对 SSB 的分布也有较大的影响。

（2）电离辐射引起 DNA 链断裂的影响因素。①传能线密度（LET）对链断裂的影响：γ 射线引起链断裂的效应一般强于紫外线，中子的效应又强于 γ 射线；中子引起的 DSB 多于 γ 射线，引起的 SSB 却少于后者。随着 LET 辐射的升高，DSB 增多，SSB 减少。对于 SSB 的氧氮断裂比值（oxygen nitrogen break ratio，ONBR），γ 射线大于中子；而对于 DSB 的 ONBR，则中子大于 γ 射线。②氧效应对链断裂的影响：由于氧增加了羟自由基的产量，致使 DNA 链断裂增加。在充氧条件下，用 γ 射线照射干燥的 DNA 和脱氧核糖核蛋白，求出 SSB + ALS 和 DSB 的 G 值，然后将 DNA 和核蛋白样品在真空无氧条件下照射，依次求 G 值。结果表明，氧增强比均等于 2。小鼠 L5178Y 细胞株 DNA 在有氧条件下照射，其 SSB 的产额也是无氧条件下照射的 2 倍。

2. 电离辐射所致 DNA 损伤的修复

（1）DNA 链断裂的修复：对于单链断裂（SSB）而言，绝大多数哺乳动物细胞都能快速高效地修复 SSB，在受照后即可迅速修复，随后逐渐缓慢。一般在照后 1 h 内 SSB 修复率达 90%。

对于双链断裂（DSB）而言，哺乳动物细胞进行 DSB 修复需要适宜的代谢条件和时间。延迟接种能提高细胞存活率，这与 DNA 双链断裂的修复有关，也就是说，双链断裂的修复与潜在致死性损伤有联系，而在重接时，如果发生倒易重组，则导致染色体重排，细胞的突变频率也随之增加。由此可见，照射后细胞中 DSB 修复是关系到细胞最终转归的极为重要过程。

细胞 DSB 修复可分为早期的快修复和随后的慢修复两个阶段。在快修复阶段，可重复修复 50% ~ 70% 或更高比例的 DSB，其半修复时间为 10 min 到数十分钟；在慢修复阶段，其半修复时间在 1 h 以上。用中性洗脱法显示，γ 射线 100 Gy 照射保温 30 min，膜上 DNA 残留量均增加 20% 左右，说明双链断裂得到了部分修复。但在不同细胞间，

DSB修复水平有较大的差异。

（2）DNA修复合成：细胞受紫外线、电离辐射和某些化学因子作用后，经过一段时间保温，可以观察到一种DNA合成。这种合成不同于细胞增殖过程中的DNA复制，其合成量相当低，合成起始于损伤后即刻，随时间延长而增加，但与细胞周期不相关。经研究证实，这是一种修复合成，即DNA期外合成或程序外DNA合成（unscheduled DNA synthesis，UDS）。

通常采用^{3}H-TdR掺入法测定UDS。细胞损伤后在抑制半保留复制的条件下，加入^{3}H-TdR，保温一定时间后测定其放射性强度。更为直观的方法是放射自显影，计数每个细胞核内的感光银颗粒数，用该方法观察哺乳动物细胞受紫外线照射后UDS的发生，与照射剂量之间存在依赖关系。诱导UDS发生所需紫外线剂量较低，受几十J/m^{2}紫外线照射后即可引起明显的UDS发生。X射线、γ射线和β射线等也能诱发UDS，但体外照射所需剂量约在数Gy至上百Gy范围内，且^{3}H-TdR掺入量比紫外线照射者低。全身照射后脾细胞发生UDS，在0.5～6.0Gy范围内呈剂量依赖性下降。天然高本底辐射地区（剂量为对照的3倍）居民外周血淋巴细胞的UDS高于对照，这一现象已在低水平照射的小鼠脾淋巴细胞中证实，表明低水平辐射可增强DNA修复合成。多种来源的哺乳动物细胞均可发生UDS，故UDS的测定已成为研究和观察DNA修复的一种重要手段。

（3）DNA损伤与修复的生物学意义：DNA是细胞生长、发育、繁殖和遗传的重要物质基础，蕴藏着丰富的遗传信息，通过转录和翻译，指导蛋白质和酶的生物合成，主宰细胞的各种生理功能。电离辐射作用后，DNA碱基的损伤或脱落改变了遗传密码，引起基因的点突变，包括转换（transition）、颠换（transversion）、碱基缺失（base deletion）、移码突变（frameshift mutation）及碱基插入（base insertion）等，这样经转录和翻译后就会形成功能异常的蛋白质和酶，引起细胞突变或转化。

对于一些只具有单链DNA的原核生物，SSB是致死性的，但对于具有双链DNA的真核生物，SSB能迅速在细胞内修复。DSB通过原位重接的概率很低，依靠重组修复时，染色体畸变发生率高，可能危及细胞生命。

总之，DNA结构的辐射损伤在细胞的致突变和致癌机制中起着重要作用，与细胞衰老和死亡等过程亦有密切关系。另外，细胞为了维护其生命和正常的功能活动，通过多种途径对各种类型的DNA损伤进行修复，决定细胞命运的不仅是损伤严重程度，其修复能力与修复机制亦十分重要。无错修复（error-free repair）有利于细胞恢复其正常功能，而易错修复（error-prone repair）将导致基因突变。DNA损伤和修复的规律在肿瘤治疗方面具有重要的应用价值。

3.电离辐射对DNA代谢的影响　电离辐射对DNA代谢的影响主要有两个方面：①DNA合成代谢的抑制；②DNA分解代谢的增强。

（1）DNA合成代谢的抑制：观察电离辐射对DNA合成代谢的影响，一般采用14C-或8H-胸腺嘧啶作为前体。大量试验已经证明，照射后标记前体对辐射敏感组织（如骨髓、淋巴及小肠等）细胞的掺入显著减弱，其掺入减弱程度与照射剂量明显有关，如照射量较小时，掺入减弱程度轻微，而且易于恢复，但增加照射量，可使掺入程度大为减少，甚至毫不掺入，而且不能恢复。

（2）DNA分解代谢的增强：照射后DNA分解代谢增加，主要表现在脱氧核糖核酸酶活力增高和组织DNA降解产物增多。脱氧核糖核酸酶存在于溶酶体，照射后溶酶体膜解体或其通透性发生变化，脱氧核糖核酸酶可能被释放。组织DNA分解产物增多导致尿中脱氧胞苷、胸腺嘧啶核苷、β-氨基异丁酸与嘌呤类降解产物（尿酸、黄嘌呤等）的增加。

（二）放射治疗对RNA代谢的影响

1.电离辐射对RNA生物合成的影响

（1）体外照射后对RNA生物合成的影响：电离辐射可抑制总RNA合成，如以DNA为模板，在4种核苷三磷酸、镁离子和RNA聚合酶的混合液中进行RNA的生物合成，可以观察到随照射剂量的增加，RNA合成逐渐减少。已证明RNA聚合酶与DNA模板的结合能力随着照射剂量的增加而增强。有学者测定γ射线体外照射噬菌体T7 DNA的转录时，发现在RNA聚合酶与DNA模板结合能力增强的同时，也有RNA合成起始点的增加。在未照射DNA上进行的RNA合成是非对称的，即仅在一条DNA链上进行，但在照射后，由于模板受损，转录功能受到干扰，在另一条DNA链上也能进行RNA的合成，即由非对称转录逐步转为对称转录。

在γ射线引起模板DNA的碱基损伤、链断裂、碱不稳定性位点和无嘌呤位点的形成过程中，后3种损伤是阻止RNA合成时链延伸的主要原因。用γ射线照射RNA聚合酶本身，除了造成酶的失活外，也能引起碱基的错误配对，说明DNA模板和RNA聚合酶的结构完整性是正确的碱基配对所必需的。

（2）细胞照射后对RNA生物合成的影响：细胞受照射后，RNA合成的变化要比上述体外实验复杂得多。多数研究认为，细胞受γ射线照射后RNA合成受抑制，但也有少数研究表明在中等以下剂量照射后RNA合成增强。这种差异可能是由于细胞代谢状况、细胞周期和试验条件不同所致。通常RNA合成抑制程度比DNA合成抑制程度轻。不同种类RNA合成的辐射敏感性不同，核内RNA的辐射敏感性比细胞质中RNA的辐射敏感性高。

通过聚丙烯酰胺凝胶电泳试验进一步证明，在50 J/m² 紫外线剂量范围内，细胞大亚基中RNA链长度随照射剂量增加而逐渐缩短，而小亚基中RNA链长度逐渐增加，但链总数变化不大。这些结果说明，在RNA总合成率改变的同时，RNA链延伸功能也受到射线的影响。总之，在射线作用下，RNA生物合成的质和量均发生改变，引起RNA成熟过程的紊乱和小分子RNA的增多。

（3）全身照射后对RNA生物合成的影响：细胞内RNA生物合成的辐射敏感性与细胞的辐射敏感性有关。大鼠经10 Gy γ射线全身照射后，脾、胸腺和肝细胞核RNA的合成能力不同，在体外条件下利用完整细胞核的内源性DNA为模板，在含有4种核苷三磷酸（其中含3H-UTP）和镁离子的系统中，以内源性RNA聚合酶催化。结果表明在照射后2h，脾细胞核的RNA合成明显地被抑制，6h下降54.2%；胸腺细胞核RNA合成的抑制也十分明显；肝细胞相反，照射后细胞核的RNA合成率升高。

另有报道认为，照射后肝细胞核RNA合成增强与脾细胞核RNA合成抑制均呈双相性，其变化趋势与相应的染色质模板活性平行。大鼠受8 Gy γ射线全身照射后1h，肝细胞核模板活性有增高趋势，照射后4h增高45.6%；但照射后18h和24h，其活性分别降低到对照组的72.1%和70.2%。然而，脾细胞核RNA合成和染色质模板活性在照射后1h即明显受抑，照射后4h，抑制程度达40%以上，然后逐渐恢复。如果利用同源正常脾细胞DNA或染色质为模板，对正常的和10Gy γ射线全身照射后6h的大鼠，分别从脾细胞中分离得到的RNA聚合酶进行催化，发现RNA合成的能力下降，可能是由于酶的部分失活所致；另外，可观察到照射后DNA和染色质的模板活性均降低，但染色质的模板活性下降较少，这可能是由于染色质蛋白对RNA合成活性具有一定的保护作用。

2.电离辐射对基因表达谱的影响　电离辐射对基因转录产生重要影响。以0.1Gy和5Gy分别照射正常人淋巴母细胞AHH-1，观察培养6h后基因表达谱的改变，发现经0.1Gy照射后，有760个基因表达上调，1222个基因表达下调；经5Gy照射后，上调和下调的基因分别是457和744个。在两个剂量照射条件下共同表达上调的基因有55个，同时下调的基因有339个。低剂量组差异表达基因主要参与细胞信号转导和DNA损伤反应等过程，高剂量组主要参与凋亡和细胞增殖、分化等过程。上述结果说明，高、低剂量照射后基因表达改变存在质和量的差异，由此可更好地阐明高、低剂量电离辐射生物学效应的作用机制。

Lindgren等用5Gy ^{60}Co γ射线照射白血病MOLT-4细胞株，通过基因芯片检测技术检测发现，698个基因表达发生明显增加。照射后1h，仅有少数基因发生表达；在以后的时间点其表达发生明显的改变。照射后3～24h，部分基因表达发生明显的改变，涉及细胞周期检查点及其调控（*CDKN1A*基因）、DNA修复（*GADD45A*、*DDB2*和*XPC*基因）、凋亡诱导（*DR5*、*FasR*、*Apo-2L*和*Bax*基因）和T细胞激活及增殖（*CD70*和*OX40L*基因）等基因的表达。受照射的MOLT-4细胞出现G_2期检查点阻滞，伴有细胞生存能力降低，照射后48h更为明显；亚G_1期细胞增加，起始（caspase-8和caspase-9）和执行（caspase-3）caspases活性增强，通过诱导凋亡而致细胞死亡。MOLT-4细胞凋亡的信号通路激活，包括内在的和外在的凋亡信号通路。这些结果说明，白血病细胞受照射后基因表达发生改变，对于其后凋亡诱导的相继事件发生非常重要。

二、放射治疗对蛋白质代谢的影响

蛋白质是由多种氨基酸按照一定排列顺序构成的肽链，经过折叠和盘曲，构成特有空间构象。蛋白质是高分子化合物，因而具有高分子溶液的理化性质，如扩散慢、黏度高、不能透过半渗透膜。如果蛋白质的空间构象遭到破坏，则会引起理化性质的改变。

（一）电离辐射对蛋白质生物合成的影响

蛋白质生物合成过程，即以氨基酸为原料，由3种RNA、多种酶、蛋白质和某些因子组成的体系进行合成。mRNA是合成蛋白质的模板，其三联体密码子决定蛋白质氨基酸的排列顺序。遗传密码具有通用性、方向性、连续性、简并性和摆动性。蛋白质生物合成过程包括氨基酸活化及肽链合成起始、延长、终止和释放阶段。新生的蛋白质需要折叠、翻译后加工和修饰及聚合，才能成为有活性的成熟蛋白质。

辐射对蛋白质生物合成的影响往往是抑制和激活并存。多种因素能够影响试验结果，如用放射性核素标记的氨基酸参入试验观察蛋白质生物合成的速率，前体池、细胞摄取速率、标记化合物在各种细胞器内的分布、所合成的蛋白质成分及不同标记氨基酸的代谢速率等因素均可能影响试验结果，而射线又往往只改变上述一种或几种因素。另外，辐射所致的细胞膜破裂、溶酶体破坏、组织内细胞群变化和激素释放而引起的远隔效应等因素也会影响试验结果。因此，在分析一些复杂或矛盾的试验结果时应充分考虑到这些因素的影响作用。

不同蛋白质对辐射可能产生不同的效应，如哺乳动物接受电离辐射后，血清白蛋白和γ球蛋白含量下降，而α球蛋白含量和β球蛋白含量升高。一般认为，血清蛋白质含量的下降是由于肝中蛋白质合成代谢抑制和分解代谢增强所致。尽管血清蛋白质成分在照射后有升有降，但蛋白质净合成是下降的。

（二）电离辐射对蛋白质结构和功能的影响

蛋白质大分子结构受电离辐射的影响而出现变化时，其生物学功能也会发生相应的改变。射线既可以使蛋白质分子结构破坏，又能使蛋白质代谢发生紊乱，后者主要表现为合成代谢的抑制和分解代谢的增强。

1. 一级结构与功能的变化　蛋白质分子是由20多种氨基酸连接而成的共价多肽链，氨基酸在肽链中的排列顺序决定着蛋白质和多肽的一级结构。电离辐射引起蛋白质的一级结构变化，包括肽链电离、肽键断裂、巯基氢化、二硫键还原和旁侧羟基被氧化等。利用结构已知的结晶酶来研究辐射对蛋白质结构与功能的影响，具有很大的优越性。因为这些酶的结构和活性中心比较清楚，通过一些分析指标，可以确切了解射线的损伤部位，反映生物学功能的酶活性容易定量测定。

2. 高级结构与功能的变化　蛋白质的高级结构一般靠4种作用力来维持，包括肽链氢键、侧链氢键、离子键和疏水基间的相互作用。实际上，照射所致蛋白质一级结构的变化不可能是孤立发生的，必然会引起维持高级结构的几种作用力的相应变化。这些变化可由多种物理、化学指标观察到。

牛血清白蛋白受照射后，其分子构象发生变化，蛋白质分子伸展，在水中溶解度降低，发生变性或部分变性，聚集过程加速。在大剂量照射后，蛋白质出现凝固现象。牛血清白蛋白在充氮条件下受不同剂量X射线照射后，随着照射剂量的增加，分子聚集的比例增大，电泳迁移率减少，电泳区带变宽。而与上述结果相反的是，牛血清白蛋白在充氧条件下照射，在凝胶电泳图谱上并不显示有任何聚集体形成，而是白蛋白的降解碎片随着照射剂量而增加，电泳迁移率也相应增大。这说明电离辐射后蛋白质结构的变化与其本身某些特殊氨基酸的含量和照射当时有氧与否密切相关。

（三）电离辐射对蛋白质代谢产物的影响

蛋白质被组织蛋白酶降解的同时，机体对食物摄取明显减少，使得蛋白质发生分解代谢，游离氨基酸的释放明显增加，糖异生作用增强。一些生糖氨基酸转化为葡萄糖，另有一部分氨基酸代谢为尿素或其他非蛋白氮，整个机体处于负氮平衡状态。动物受照射后蛋白质分解代谢加速，形成了不同大小分子量的降解产物，但在周围血液和尿中，以氨基酸的变化最为明显。这些变化有时被用于临床作为判断辐射损伤程度的辅助指标。

1. 氨基酸的代谢　小鼠受6Gy X射线全身照射后15min至24h，脾的亮氨酸、苯丙氨酸和天冬氨酸明显增加，特别是前两种氨基酸的含量在24h内可增加5～6倍。在受到不同剂量非均匀照射的28例核事故患者的尿中，氨基酸排泄量均有不同程度的升高，其中所涉及的氨基酸多达10余种。

2.肌酸的代谢　肌酸为氨基酸的代谢物，在肌肉的能量代谢中具有重要意义。动物全身照射后，尿中肌酸排泄量增加，即使是局部分次照射，也可观察到这一现象。由于人体每天的肌酐排泄量是恒定的，故可用肌酸/肌酐的比值来表示肌酸排泄量的变化，而不必收集24h尿进行测定。在核事故患者尿中，肌酸/肌酐的比值明显增加。大鼠骨盆部位受X射线照射后，尿中肌酸的排泄量亦随照射剂量增加而增加。

3.牛磺酸的代谢　牛磺酸是由含硫氨基酸，如半胱氨酸氧化脱羧而来。有学者报道，动物受照射后1～3d，尿中牛磺酸的排泄量与照射剂量成正比。大鼠受0～2.5Gy的γ射线全身照射后，尿中牛磺酸的排泄量随照射剂量增高而增加，更高的照射剂量则不能使牛磺酸的排泄进一步增加。在放射事故患者尿中牛磺酸的排泄量也增多。

4.其他蛋白质的代谢　尿素是蛋白质分解代谢的终产物之一，机体受照射后，尿素的排泄量也增加，其变化趋势与牛磺酸有相似之处。动物受电离辐射后，尿中色氨酸的代谢产物，如黄尿酸、犬尿氨酸等排泄量增加。

（四）放射治疗对酶代谢的影响

细胞的基本代谢过程离不开多种多样的生物催化剂——酶，而绝大部分的酶是蛋白质。

1.电离辐射对酶的分子结构和功能的影响　酶由酶蛋白与辅助因子所组成，有些酶本身就是蛋白质，辅助因子为辅酶、辅基或金属离子。酶之所以有催化活性是因为酶本身具有能与底物结合的结合基团与促进底物发生变化的催化基团，这些基团在酶的特定空间构型区域（即活性部位或活性中心）。维持活性中心的特有的空间构型，不仅决定于活性中心内氨基酸残基，还决定于活性中心外的必需氨基酸残基。

如果电离辐射影响酶的空间结构，必然影响酶的活性中心，这样，不仅使酶的理化性质发生改变，而且还使酶的活力减低，甚至完全丧失。如用γ射线照射铜锌超氧化物歧化酶溶液（Cu-Zn SOD）可引起紫外光谱的改变，光吸收随照射剂量而增加，这表明酶蛋白大分子的几何形状发生了重大变化，其无序结构明显地增加。酶活性与酶蛋白的结构及其活性中心的构象密切相关，电离辐射所致酶分子结构的变化必然会影响到酶的活性中心和酶的生物活性。

2.电离辐射对酶生物合成的影响

（1）辐射能抑制某些酶的诱导生成：当病毒感染猴肾细胞诱导生成干扰素时，1000Gy照射可使酶促生成的干扰素减少或延迟。10～30Gyγ射线照射可干扰小鼠L细胞中脂肪酸合成酶的诱导生成。当激素诱导酶的合成时，射线一般不起抑制作用，但如果这些酶是通过底物诱导合成时，往往对辐射敏感，色氨酸氧化酶和酪氨酸转氨酶的诱导生成都服从这一规律。

在细胞周期G_1期，需要诱导生成一系列与DNA合成有关的酶来为合成DNA做准备，包括DNA聚合酶、核糖核酸还原酶、脱氧胞核苷酸脱氨酶、胸腺嘧啶核苷酸激酶和胸腺嘧啶核苷激酶等。在G_1期受亚致死或致死剂量照射，可以减少酶的生成。值得注意的是，在相同的照射条件下，有几种与DNA及其前体代谢有关的酶，如脱氧核糖醛缩酶、DNaseⅡ、胸腺嘧啶脱氢酶和二氢胸腺嘧啶水化酶等的生成却不被射线抑制。

（2）辐射可刺激某些酶的诱导生成：1～2kGy照射酵母菌，能诱导生成过氧化氢酶以分解过氧化氢或其他过氧化物；1～3kGy照射具有辐射抗性的原生动物四膜虫，可诱导生成DNA聚合酶。低剂量辐射生物效应研究证明，辐射能引起淋巴细胞DNA修复合成能力增强，其机制可能与DNA修复酶的诱导生成有关。

机体受到照射后，蛋白质的分解代谢增强，蛋白水解酶从中起着重要作用，特别是组织蛋白酶尤为重要。组织蛋白酶广泛存在于哺乳动物细胞溶酶体中，能催化细胞自溶和组织间的自我消化，分解细胞内、外的蛋白质。在辐射敏感组织中，溶酶体易被射线破坏，释出组织蛋白酶，如小鼠受6.6Gy X射线全身照射后，脾和胸腺中的组织蛋白酶活性明显增加，但在辐射不敏感组织（如肝和肾）中，其酶活力无明显变化。

三、放射治疗对糖代谢的影响

（一）电离辐射对糖类结构的影响

糖类是多羟基醇类的醛或酮衍生物，其中只有可被消化、吸收并可作为热能来源或可转变为体内有用物质的糖类才有营养作用。在营养学上，糖类可分为单糖、双糖、寡糖与多糖。重要的单糖为葡萄糖、果糖与半乳糖，双糖为蔗糖、乳糖与麦芽糖，多糖如淀粉。

辐射可使单糖的一级醇基结构发生变化，如在氧气存在下照射，葡萄糖可氧化成为葡萄糖醛酸。较大剂量照射可使多糖降解并产生交联化合物，随着照射后降解产物增加，还原物质也相伴产生。

（二）电离辐射对糖代谢的影响

机体内糖代谢与能量利用是密切相关的两个过程。糖代谢分为有氧和无氧两种方式。有氧代谢亦称生物氧化，无氧代谢亦称为无氧酵解。无氧代谢只能产生小部分能量供机体利用，大部分则来自有氧代谢的三羧酸循环。

急性辐射损伤时，机体内糖代谢发生紊乱，这种代谢紊乱的变化不仅取决于糖代谢本身，而且与蛋白质和脂肪代谢平衡失调有关，同时也受神经内分泌系统调节的作用。不同组织中糖代谢的辐射敏感性有很大差异，一般来说，辐射敏感组织中糖代谢在照射后变化较大，而在辐射敏感性较低的组织中变化较小。

1.糖原生成和糖异生　照射后由于动物拒食，胃肠运动改变和吸收功能障碍，可引起血糖及组织糖原含量的降低；另一方面，组织分解代谢加速，一些氨基酸和甘油又可通过糖异生作用而增高血糖或组织糖原的水平。急性大剂量照射后肾上腺皮质激素分泌增多可促进糖异生。饥饿小鼠采用6Gyγ射线照射后血液葡萄糖含量明显高于未受照射的饥饿小鼠，如果摘除垂体，上述变化则不复出现。在去肾上腺小鼠，变化也很轻微，说明照射引起的糖原及葡萄糖变化与垂体和肾上腺的功能改变有关。

2.糖酵解　糖酵解对辐射的敏感性因组织不同而有较大差别。小鼠受6Gyγ射线照射后 2 ~ 24h，肝组织中糖酵解无变化或略微减弱，糖酵解的产物——乳酸及丙酮酸含量无明显变化或略微减少，参与调节糖酵解的一些酶（如己糖激酶或丙酮酸激酶）的活性也有所降低。随着辐射损伤的发展，糖酵解增加，小鼠肝组织中果糖磷酸激酶及丙酮酸激酶活性增强，乳酸含量升高，可能导致代谢性酸中毒。

照射后辐射敏感组织的糖酵解可增加，这是因为辐射对细胞的生物氧化过程有抑制作用，而细胞通过增加糖酵解可弥补能量损失，但细胞的代偿功能是有极限的，当照射剂量增高到一定水平时，乳酸产量下降，细胞丧失了从糖酵解获得能量的能力而趋向死亡。

3.三羧酸循环　糖代谢所产生的能量大部分来源于三羧酸循环和氧化磷酸化作用。辐射敏感组织在照射后期，三羧酸循环中的许多脱氢酶活性都降低。雄性大鼠受致死量或亚致死量 γ 射线照射后脾和胸腺的乙酰辅酶 A 脱氢酶的活性降低，柠檬酸合成受到明显抑制，柠檬酸由丙酮酸氧化脱羧而来的乙酰辅酶 A 与草酰乙酸合成，是三羧酸循环中的关键步骤，所以柠檬酸合成的抑制会直接影响能量的生成。这表明射线对三羧酸循环中脱氢酶活性的影响与组织的辐射敏感性有密切关系。

（三）电离辐射后影响糖代谢的因素

照射后影响糖代谢的因素很多。体外试验表明，电离辐射对糖类的生化反应及催化这些反应的酶活性的直接影响都是微不足道的，照射后对于糖代谢的影响，显然是间接因素。体内、外环境的变动都可能通过神经-体液系统活动影响糖代谢，因此试验对象与试验条件的差异常使许多学者的试验结果不甚一致。如照射后胸腺细胞中乳酸生成增多，而肝中乳酸生成却减少；再如照射前摄取 3d 的高糖膳食及照射后继续用胃饲喂同样膳食，可使 8Gy 照射后 3 ~ 48h 小鼠肝葡萄糖激酶活性较未照射小鼠下降 33%，而在同样试验条件下禁食大鼠的酶活性仅在照射后 3h 下降 9%，但在 24 ~ 48h 较未照射大鼠增加了 26% ~ 68%。至于照射前禁食 24h，照射后继续禁食的大鼠肝中酶活性却和未照射大鼠无显著差别。

糖代谢发生障碍时，脂代谢可能受到影响，如以 ^{14}C 标记的葡萄糖对 10Gy 照射小鼠皮下注射，可发现葡萄糖氧化为 CO_2 的程度减少 20%，同时肝脂肪 ^{14}C 含量增高 40% ~ 100%，这表明，在糖的氧化分解受到抑制的情况下，葡萄糖转变为脂肪的量增加。

四、放射治疗对脂代谢的影响

辐射损伤时食欲缺乏，摄食量下降，机体的脂肪组织（如脂肪肠系膜、皮下结缔组织及肌组织中沉积的脂质）常被利用为能量来源，而糖类氧化障碍却使其代谢产物转变为脂质，此时脂代谢又可能异常，这些因素造成各组织中脂质含量的重新变动。最引起学者注意的是外源性与内源性活性氧引发的脂质过氧化，它不仅使生物膜结构发生损伤，其产物对机体的损伤也可使全身发生严重的病理变化。

（一）组织中脂质含量的变化

照射后，全身脂质含量是逐渐减少的，如以 6Gy 照射小鼠，并在照射后 1、2、3d

将小鼠杀死，则发现其全身脂质含量逐日下降。正常动物的每克组织中平均含有脂质70.3mg，而照射后第1、2、3天却分别减少至69.1mg、59.9mg与35.8mg，但有些组织如骨髓、肝、血液中脂质趋于增加。照射后骨髓、肝与血液中脂质含量变化如下。

1.骨髓中脂质含量　骨髓中脂质主要包括甘油三酯，其中脂肪酸的80%为棕榈酸和油酸，其他为磷脂与胆固醇。照射后动物骨髓腔中的造血细胞减少，脂肪细胞反而增加，同时水分随着减少。

2.肝中脂质含量　照射后第1天，肝重量常高于照射前，其主要原因是脂质含量增加。在肝中的脂质，主要是甘油三酯、磷脂与胆固醇，其中以甘油三酯含量在照射后增加最为显著。以不同剂量照射兔、小鼠与大鼠，其结果是照射后肝中甘油三酯均趋于增加。以 γ 射线1Gy照射大鼠，大鼠肝中脂质含量增加。以每天0.5Gy多次照射大鼠，当总照射量为15～20Gy时，肝中甘油三酯含量增加，在显微镜观察下，可见到脂肪滴。以7Gy照射禁食小鼠也观察到，照射后第6天肝中甘油三酯含量增加。在兔子实验中也观察到类似结果。大多研究指出，照射后大鼠及小鼠的肝中磷脂含量无明显改变，但有研究者认为，照射后大鼠肝线粒体中磷脂酰甘油脂和磷脂酰胆碱含量增加，4Gy或9Gy照射后，兔的肝中磷脂含量减少。照射后肝中胆固醇含量没有明显改变。

3.血液中脂质含量　全身照射后，血液中脂肪酸、脂蛋白、磷脂及胆固醇含量增高，如家兔受9Gy照射后血清中总脂质、中性脂肪、胆固醇及磷脂含量均增加，其中照射后死亡动物的血脂增加程度较存活动物更为严重。血浆中脂质的增加可能是脂质再合成增强所致，因为前体向脂质的掺入作用增强。

（二）脂质的合成代谢与分解代谢

照射后动物组织中脂质含量的变化表明其合成代谢与分解代谢受到严重影响。由于各组织中脂质含量变动不甚一致，故辐射对脂代谢的影响也有所不同，但总的来说，相同之处颇多。以骨髓、淋巴器官与肝为例简述照射对脂代谢的影响。

1.骨髓　照射后，骨髓的脂肪细胞与红细胞系中的 ^{14}C-棕榈酸或 ^{14}C-硬脂酸掺入甘油三酯的速率较未照射的快，这可能是由于参与甘油三酯合成的酶（如脂肪酸转移酶）活性增强所致。值得注意的是，受照射骨髓中甘油三酯再合成后脂肪酸成分与正常骨髓成分不同，前者含有较多量的链长超过 C_{18}～C_{22} 的单烯或双烯脂肪酸，而且含有很少的花生四烯酸。重新合成脂肪酸的部位是在骨髓内，而非来自骨髓以外。照射后甘油三酯的分解代谢减少，如以1Gy照射大鼠后55d内，骨髓中脂肪酸的氧化作用降低，较多的脂肪酸发生酯化，有助于合成甘油三酯。

2.淋巴器官　淋巴器官中脂质的合成及代谢的变化与肝及血液中的相类似，如以4Gy照射后4h，兔的胸腺中甘油三酯含量及 ^{14}C-醋酸盐掺入作用增强，而 ^{14}C-棕榈酸的掺入则减弱。这个结果显然与照射后骨髓中 ^{14}C-棕榈酸掺入甘油三酯增加不相同。

3.肝　照射后动物肝的氧耗量没有明显改变，但呼吸商下降。后者反映脂质生成增加，由于前体掺入脂质的速率常受到前体类型、动物种类、年龄、照射量和测定时间的影响，因此不同学者所得的结果有所差异。

（1）总脂肪酸：在不同的实验动物中，给予不同的营养处理，照射量为18～33Gy，发现照射后乙酸盐-1-^{14}C或葡萄糖-UL-^{14}C掺入总脂肪酸的量增加（表2-1）。

表2-1　电离辐射对动物肝总脂肪酸合成的影响

实验动物	前体	饮食条件	照射量（Gy）	实验条件	对总脂肪酸合成的影响
大鼠	乙酸盐-1-^{14}C	禁食	8	照射后2d	^{14}C掺入增加4倍
	乙酸盐-1-^{14}C	禁食	2.5	照射后2d	^{14}C掺入轻度增加
	乙酸盐-1-^{14}C	禁食	9	照射后1d	^{14}C掺入增加
	乙酸盐-1-^{14}C	禁食	10	照射后2d	^{14}C掺入增加8倍
	乙酸盐-1-^{14}C	禁食或饲喂	22	照射后2d或3d	^{14}C掺入增加
小鼠	葡萄糖-UL-^{14}C	饲喂	9	照射后1d	^{14}C掺入增加
家兔	乙酸盐-1-^{14}C	禁食或饲喂	22	照射后2d或3d	^{14}C掺入没有改变
豚鼠	乙酸盐-1-^{14}C	禁食	30	照射后1d或2d	^{14}C掺入没有改变

（2）磷脂：照射后磷脂合成变化与实验条件有关，如禁食大鼠经17Gy照射后第1天，肝磷脂中^{32}P掺入增加，而经22Gy照射后第1天，^{32}P掺入量却未改变。如果核素标记前体为二油酰棕榈精-^{14}C，则前体掺入磷脂增加。

（3）甘油三酯：照射后前体掺入甘油三酯的程度随前体种类而定，如前体为二油酰棕榈精-^{14}C时，^{14}C掺入甘油三酯降低，而醋酸盐-1-^{14}C与棕榈酸-1-^{14}C为前体时，^{14}C掺入甘油三酯增加。

（4）胆固醇：照射后核素标记前体掺入胆固醇的量与前体种类和动物种类均有关，如照射后大鼠体内^{14}C-乙酸盐对胆固醇的掺入量较在小鼠或豚鼠体内增加更为明显，而在同样实验条件下，受照射的兔子体内胆固醇的合成却未见改变。由于所用的实验条件与方法常不相同，故有关照射后核素标记前体掺入胆固醇的实验结果不甚一致，不过多数学者认为，照射后前体掺入胆固醇增加。

（三）辐射引起的脂质过氧化

在离体试验中，辐射可引起脂质体或组织匀浆中的脂质发生过氧化，但整体照射是否可引起动物组织中脂质过氧化，尚未取得一致认识。不过，自从活性氧如OH自由基、单线态氧（$^1O_2$）及超氧化物自由基（O_2^-）引发脂质过氧化及某些酶清除活性氧的作用被发现以后，辐射引起脂质过氧化的问题又重新受到关注。

1. 脂质过氧化在辐射生化损伤中的作用

（1）脂质过氧化的机制：辐射通过OH、$^1O_2$或HO_2对多不饱和脂肪酸进行攻击，产生多不饱和脂肪酸自由基。在氧存在条件下，多不饱和自由基氧化成脂质过氧化自由基，从而发生连锁反应。如设RH为多不饱和脂肪酸，当它受到·OH自由基袭击时，产生R·自由基，再通过R·自由基与O_2的作用，产生多不饱和脂肪酸过氧化物自由基（ROO·），ROO·与另一分子的多位不饱和脂肪酸反应，可以产生脂肪酸过氧化物（ROOH）及脂肪酸自由基（R·），R·又可和O_2作用产生ROO·，ROO·再和RH作用，又产生ROOH及R·。如此反复进行遂成链反应，使多位不饱和脂肪酸发生过氧化，这就是脂质过氧化的主要机制。

$$RH + \cdot OH \rightarrow H_2O + R\cdot$$
$$R\cdot + O_2 \rightarrow ROO\cdot$$
$$ROO\cdot + RH \rightarrow ROOH + R\cdot$$

ROOH可以分解产生丙二醛等产物，丙二醛可以与硫代巴比妥酸反应产生有色化合物，故可据此测定过氧化值。ROOH本身还可以通过均裂反应产生R·、RO·或ROO·及$HO_2\cdot$，以及·OH与H等自由基。在铁离子的催化下，更易发生均裂反应。$HO_2\cdot$、·OH等自由基可以发挥其引发脂质过氧化的作用，同时R·、RO·与ROO·又可产生链式支链反应，使脂质过氧化更为加速或扩大。

（2）脂质过氧化或其反应产物对蛋白质和酶的损伤：脂质过氧化所产生的自由基（RO·或ROO·），其化学性质非常活泼，能诱发蛋白质分子（P）生成蛋白质自由基（P·），蛋白质自由基与其他蛋白质分子发生加成作用，生成二聚蛋白质自由基（PP·），从而继续发生加成反应生成蛋白质分子的聚合物［P（P）nP］。

此外，脂质过氧化的产物丙二醛还可以引起蛋白质内和分子间的交联。脂质过氧化作用还可使多肽链断裂和单个氨基酸发生化学变化。这些作用均可使蛋白质分子及酶发生破坏。

（3）脂质过氧化对生物膜和亚细胞器的损伤：生物膜和亚细胞器为脂质过氧化的主要损伤部位，这些部位的组成成分（如磷脂）含有较大量的多不饱和脂肪酸，随着双键的增加，其过氧化程度也随着增加。由于过氧化物的生成，线粒体氧化磷酸化偶联受到抑制，微粒体也受到损伤，其结果是聚核糖体的解聚和蛋白质合成的抑制。溶酶体脂质过氧化造成溶酶体膜损伤，从而使溶酶体酶释放，其中分解大分子的酶（如脱氧核糖核酸酶）与蛋白水解酶可破坏细胞结构，引起细胞死亡。

（4）脂质过氧化与辐射损伤：辐射所致脂质过氧化与辐射损伤的发生，以及其相互关系的变化发展可能是由于生物膜内的多不饱和脂肪酸的过氧化引起膜的损伤以及脂质过氧化物对机体的毒害作用。生物膜的结构是磷脂双分子层和蛋白质相互交替的镶嵌复合体，其中含有较多的不饱和脂肪酸。膜的两侧含有氧及微量元素，因此辐射引起的脂质过氧化可损伤生物膜。生物膜的损伤主要发生于膜脂蛋白聚集的大分子易断裂的键，如双键、氢键及巯基等。照射后各个细胞器膜（如微粒体膜、溶酶体膜、线粒体膜）与核膜的损伤程度不完全一致，其中微粒体膜的损伤最为严重，它的损伤程度比溶酶体膜约高50倍。

脂质过氧化物对机体的毒害作用包括膜酶损伤、膜通透性增加、参与辐射所致DNA合成的抑制。①膜酶损伤：脂质过氧化物可损伤酶的结构，从而影响酶的功能，如整体照射后脂肪酸氧化酶活性增高，脂质过氧化物也增多。后者使巯基酶及核酸酶活性降低或失活，并破坏溶酶体，使水解酶或降解酶释放，从而影响细胞结构的完整性，致使细胞发生损伤。②膜通透性增加：电离辐射对红细胞作用所产生的超氧化物自由基、单线态氧或OH自由基可与膜的脂质发生反应，其脂质过氧化物可抑制ATP酶活性，从而破坏细胞膜的通透性，可使K^+丧失，Na^+潴留，导致细胞中酶的辅助因子丧失。③参与辐射所致DNA合成的抑制：核膜脂质发生过氧化，直接或间接地参与辐射所致

DNA合成的抑制。

2.酶与天然抗氧化剂对脂质过氧化的防护作用与清除作用 引发脂质过氧化的自由基为·OH、HO_2、O_2^-与$^1O_2$、H_2O_2等，在Fe^{3+}，尤其是在铁螯合物作用下，O_2^-与H_2O_2可以反应生成·OH、$^1O_2$，可能是其反应产物之一。

超氧化物歧化酶可清除O_2^-或HO_2，从而消除通过上述反应产生·OH与$^1O_2$的可能性，但是它不能清除辐射的直接作用或间接作用产生的·OH及$^1O_2$，因此它的防护效应是有限的。此外，照射后超氧化物歧化酶活性减弱，甚至本身受到辐射损伤使清除能力降低，从而造成·OH与$^1O_2$生成的机会增加，加剧了脂质过氧化，O_2^-与H_2O_2反应过程中需要Fe^{3+}或铁螯合物（如Fe^{3+}-ADP），而生物膜正好具备这些条件。

过氧化氢酶可以分解H_2O_2，从而减少·OH的产生，谷胱甘肽过氧化物酶可使有机过氧化物分解，故起到阻断脂质过氧化反应链的作用。

$$ROOH + 2\,GSH \xrightarrow{\text{谷胱甘肽过氧化物酶}} ROH + H_2O + GSSG$$

上述反应式可以看出，维持GSH的正常浓度是谷胱甘肽过氧化物酶催化反应得以继续进行的必要条件。在生物体内谷胱甘肽还原酶可使GSSG与NAD（P）H反应生成GSH与NAD（P）$^+$，同时通过磷酸戊酸途径，可不断将NAD（P）$^+$转变为NAD（P）H。因此在正常生理情况下，即使活性氧（如·OH、O_2^-与$^1O_2$）可以产生，引起了脂质过氧化，但依靠酶反应也可以消除或减轻脂质过氧化反应。正常组织中脂质过氧化值是很低的，但辐射损伤时清除能力减弱，故脂质过氧化值增高。

在生物体内还存在清除自由基的抗氧化剂，如维生素E、维生素C、还原型GSH、类胡萝卜素及其他作用类似的物质，但辐射损伤时，组织中抗氧化剂浓度可能发生改变，因此脂质过氧化程度增加。

第二节　放射治疗引起能量代谢障碍

生命活动所需的能量来自糖类、脂质和蛋白质代谢中产生的三磷酸腺苷（ATP），其中以糖代谢中ATP的产生最为重要。虽然糖酵解是从低等微生物到高等动物普遍存在的产生ATP的途径，但此途径中非氧化的反应与脱氢氧化生成的ATP量较有氧代谢中产生的ATP量少得多。因为1分子的葡萄糖转变为2分子的乳酸时，只能产生4分子的ATP，同时还要消耗2分子的ATP，实际净生成2分子的ATP，而有氧代谢时，1分子的葡萄糖氧化成为CO_2与H_2O的整个过程中，可产生38个ATP分子，与糖酵解相比较，高13～19倍。

在有氧代谢中，代谢物脱下的氢，由FAD或NAD$^+$通过电子传递体系逐步传递给氧，同时发生无机磷酸盐的酯化生成ATP，这就是氧化磷酸化，它是生物氧化过程中最重要的环节。辐射对机体中ATP产生的影响主要在于氧化磷酸化受到抑制。

一、氧化磷酸化的抑制

在线粒体中，通过电子传递的呼吸链反应，某些物质（如琥珀酸、苹果酸）被氧化，同时发生无机磷酸基团（P1）转移到ADP分子成为ATP的磷酸化反应。

电离辐射可使动物淋巴组织中氧化磷酸化作用受到抑制，如以7Gy全身照射后1h，大鼠脾的线粒体对无机磷的酯化减少；以5Gy照射后4h，小鼠脾的氧化磷酸化被抑制37%。动物脾及胸腺的线粒体的氧化磷酸化受抑制的程度随着照射量的增加而增加。值得注意的是，1Gy全身照射后脾线粒体的氧化磷酸化即明显地受到抑制，而且0.5Gy照射就可使大鼠胸腺中的磷/氧比（P/O）急剧下降。这些结果表明，线粒体氧化磷酸化的抑制是早期最敏感的辐射效应之一。这项生化指标仅适用于辐射敏感组织，对较不敏感的组织则不适用，因为整体照射后，肝中线粒体的P/O无明显变化。有些学者认为，淋巴组织对辐射极为敏感的原因之一就是氧化磷酸化受到抑制，依照表2-2所示，照射后脾的P/O下降不是由于氧的利用减低，而是由于无机磷酯化显著减少，即ATP生成受到抑制。虽然三磷酸腺苷酶（ATPase）活性增加也可使ATP含量下降，但有研究表明，照射后的ATPase活性增加前，氧化磷酸化作用已被抑制，所以ATP含量下降可能与ATPase活性变化无关。

表2-2　10Gy照射后4h大鼠脾中氧化磷酸的变化

组别	无机磷利用量（μmol/mg N）	氧摄取量（μmol/mg N）	P/O
对照	32.7±7.0	28.9±3.8	1.14±0.19
照射	17.1±5.0	22.8±4.8	0.82±0.24

在氧化磷酸化生成ATP的3个部位中以第3部位对辐射最为敏感，此部位的损伤在1.5Gy照射后2h即可出现，但加入细胞色素c可使照射后线粒体的氧化磷酸化抑制显著恢复。根据这些结果可以认为，照射后淋巴组织中电子传递链发生的缺陷可能是可溶性因子（如细胞色素c）丧失所致。有些学者强调电离辐射对胸腺及脾线粒体氧化磷酸化的影响是来自直接作用，但是离体照射线粒体时，照射量比整体照射增加100倍才能使氧化磷酸化受到抑制，而且在同样剂量照射下，细胞色素c才能从线粒体逸出。因此，整体照射后淋巴细胞的氧化磷酸化抑制是继发作用的影响。

照射后氧化磷酸化抑制还受其他因素的影响。9Gy照射后24h动物肝细胞匀浆中，加入天然结构DNA可改善氧化磷酸化的抑制程度，而加入解聚状态DNA却无改善效果。膜结构损伤引起K^+的丧失可影响NAD^+作为受氢体时氧化磷酸化的第1部位的偶联作用，加入钾离子可使氧化磷酸化作用恢复正常。

关于核氧化磷酸化，已有一些学者进行了系统研究。结果指出，小牛与大鼠的胸腺细胞核可进行三羧酸循环，并含有己糖旁路、糖酵解及三羧酸循环的酶，而且也存在呼吸链，并能进行ATP合成。由此可见，整体照射确能影响细胞核的氧化磷酸化，这可能是辐射生化损伤的早期最敏感指标。

二、组织与细胞的氧耗量

三羧酸循环中产生的NADH与$FADH_2$，经呼吸链将H^+和电子传递给氧，同时产生

ATP。因为三羧酸循环与氧化磷酸化是关联的生物氧化过程，所以三羧酸循环中任何障碍都可能影响氧化磷酸化。辐射对机体能量代谢的影响不仅是氧化磷酸化被抑制，而且与氧化磷酸化相关的环节（如三羧酸循环）也受到影响。

已知照射后脾与胸腺的柠檬酸合成受到抑制，苹果酸、琥珀酸与异柠檬酸的脱氢酶活性显著减低，这些都会影响到三羧酸循环的正常运转，从而使NADH与$FADH_2$的生成量下降，造成氧化磷酸化作用的原料不足，不仅影响ATP生成，也使氧耗量明显减低。在这种情况下，有些组织细胞的氧耗量在照射后开始增加，随后减少，如7Gy照射后，兔的骨髓氧耗量开始增加，但48h和72h后急剧减少（表2-3）。

表2-3 7Gy照射后兔的骨髓氧耗量

实验时间	氧耗量［ml/（10min·kg）］
照射前	218
照射后	640
照射后48h	120
照射后72h	82

从整个机体的氧耗量看，不一定减少，因为有些组织细胞氧耗量无变化，甚至增加。在这些组织细胞中ATP的生成机制可能受影响不大，即使ATP生成受到抑制，但由于机体迫切需要ATP维持生命，所以ATP也会有力求恢复的过程。既然正常能量代谢可维持体重，则体重下降就可反映热能消耗超过热能摄取。如果热能摄取量没有变化而体重下降，就可以表明代谢率或氧耗量增加。在一定条件下，氮排出量多寡常与代谢率呈平行关系，故氧排出量与体重可作为衡量代谢率变化的指标。照射后狗的食量减退，但与食量相同的未照射的狗比较，前者的体重下降程度高于后者，而且其尿中氮排出量也增加，因此可推断，照射后动物的基础代谢率增加。

参 考 文 献

［1］方允中，赖业馥. 辐射与营养. 北京：原子能出版社，1989.

［2］龚守良，刘晓冬，等. 医学放射生物学. 第4版. 北京：原子能出版社，2015.

［3］姜恩海，龚守良，曹永珍，等. 电离辐射损伤与临床诊治. 北京：人民军医出版社，2015.

［4］Saini N，Ramakrishnan S，Elango R，et al. Migrating bubble during break-induced replication drives conservative DNA synthesis. Nature，2013，502（7471）：389-392.

［5］Roos WP，Kaina B. DNA damage-induced apoptosis：From specific DNA lesions to the DNA damage response and apoptosis. Cancer Lett，2013，332（2）：237-248.

［6］Rashi-Elkeles S，Elkon R，Shavit S，et al. Transcriptional modulation induced by ionizing radiation：p53 remains a central player. Mol Oncol，2011，5（4）：336-348.

［7］Sokolov MV，Panyutin IV，Neumann RD. Unraveling the global microRNAome responses to ionizing radiation in human embryonic stem cells. PLoS One，2012，7（2）：310-318.

［8］Chaudhry MA. Expression pattern of small nucleolar RNA host genes and long non-coding RNA in Xrays-treated lymphoblastoid cells. Int J Mol Sci，2013，14（5）：9099-9110.

［9］Kumaraswamy S，Chinnaiyan P，Shankavaram UT，et al. Radiation-induced gene translation profiles reveal tumor type and cancer-specific components. Cancer Res，2008，68（10）：3819-3826.

［10］Klammer H，Zhang LH，Kadhim M，et al. Dependence of adaptive response and its bystander transmission on the genetic background of tested cells. Int J Radiat Biol，2012，88（10）：720-726.

◆ 第3章 ◆

营养对放射治疗的影响

营养不良在恶性肿瘤患者中的发生率高达40% ~ 80%。肿瘤相关的营养不良主要由肿瘤的局部效应、机体对肿瘤的反应和抗肿瘤治疗引起。约70%的肿瘤患者在肿瘤治疗过程中采用放射治疗，但在患者放射治疗过程中和治疗后伴随的多种急性和慢性反应，容易导致患者营养不良，引起治疗中断或延迟；由于治疗过程中体重下降，增加治疗摆位误差，影响肿瘤患者的生活质量和治疗效果，进而对预后产生不利影响。放射治疗过程中，营养治疗可帮助放疗患者度过不良反应期、降低放疗引起的毒性反应、改善患者机体状况、降低治疗不良事件的发生。因此应科学、全面地评估患者放疗过程中和放疗后的营养状况，并尽早进行个体化的营养指导和营养治疗，改善患者的营养状况和生存质量，并协助抗肿瘤治疗的进行、降低肿瘤进展风险、改善患者预后。

一、营养对放射治疗精确度的影响

营养不良使患者体重下降、身体轮廓发生变化，可导致患者治疗区域变化，发生摆位误差、放射线剂量分布改变，影响放射治疗精准性。精确放疗主要包括精确靶区、精确计划、精确实施。精确实施中减小摆位误差是提高放疗精度最重要、最有效的方法之一。摆位误差指的是肿瘤区域不被完全照射，而正常组织所受照射剂量超标，对患者疾病控制具有不利影响，且易导致复发。放疗摆位误差按有关规定不应超过5mm，但应用于多种癌症放疗中，因放射部位周围有较多的重要器官，且肿瘤周边的气管、肺、脊髓等危及器官对射线较为敏感，极易产生并发症，因此放射治疗对摆位精度具有更高要求。

龚蕾等报道了应用兆伏级锥形束CT分析鼻咽癌调强放射治疗过程中体重变化对摆位精度的影响。作者对15例行调强放射治疗的鼻咽癌患者，利用三维激光摆位，每周进行体重测量和兆伏级锥形束CT扫描（采用8MU），采用smoothing H&N滤波核函数进行三维图像重建（矩阵256×256，层厚1mm）。将重建的MV-CBCT图像与计划CT进行融合，记录等中心参考点在x、y、z坐标轴方向的摆位误差。在每次重建的MV-CBCT图像中都选择颅底和第1、3、5颈椎水平4个层面，测量4个层面的皮肤轮廓在身体左右方向（x轴）、头脚方向（y轴）、前后方向（z轴）的距离。以第1次扫描图像作为参考，计算每周皮肤轮廓缩小的距离，分析体重和皮肤轮廓缩小程度与摆位误差的关系。研究发现，15例患者在放疗过程中体重每周都有下降的趋势，至放疗结束，患者的体重平均下降了4.5kg，其中最多消瘦15.2kg。不同层面皮肤轮廓之间的距离逐渐缩小，但第1颈椎和第3颈椎水平皮肤轮廓收缩最明显；颅底和第5颈椎层面的皮肤轮廓距离缩小相对较小。整个治疗过程中，等中心参考点在x、y、z坐标轴方向的平均摆位误差分别为0.15mm、0.28mm、0.21mm。随着体重的下降，x、z轴方向的摆位误差轻微增加（$P>0.05$），但摆位误差均$\leqslant$3mm；而y轴方向的摆位误差明显增加（$P<0.05$），最大误差达到7mm（表3-1）。最终作者认为，鼻咽部肿瘤患者放疗过程中，体重有逐渐下降的趋势，不同层面皮肤轮廓之间的距离逐渐缩小，其中第1颈椎和第3颈椎水平皮肤轮廓收缩最明显；体重下降对x、z轴方向的摆位误差影响不明显，但对y轴的影响较大。

表3-1　15例鼻咽癌患者随治疗时间体重变化一览表

体重（kg）	第1周	第2周	第3周	第4周	第5周	第6周	第7周
最少下降	0	0.3	0.8	1.5	2.3	2.5	2.7
最多下降	0	3.1	6.7	10.2	14.7	15.0	15.2
平均±标准差	0	1.6±0.1	3.45±0.3	5.25±0.6	8.3±0.2	8.35±0.4	8.72±0.2

张伟亮等报道，以68例食管癌患者作为研究对象，所有患者定位前称重，然后进行CT模拟定位，获取CT图像后进行数字重建获得DRR图，放疗开始后每周拍验证片与DRR图进行骨性结构匹配，获取摆位误差数值，直至放疗结束。观察患者每周体重变化情况，并对比分析体重减轻3kg及以上、小于3kg患者的放疗摆位精度情况。患者前3周均未出现体重减轻3kg及以上的情况，第4～6周出现体重减轻3kg及以上的患者逐渐增多，体重减轻3kg及以上的患者x、y、z方向上摆位误差数据分别为（2.37±0.85）mm、（3.41±0.91）mm、（4.53±0.98）mm，较体重减轻小于3kg的患者摆位误差数据均更高（$P<0.05$）。作者认为，食管癌患者体重减轻是放疗摆位精度的影响因素，体重减轻越大，对其影响越大，放疗摆位误差越大（表3-2）。临床上应在尽量减少其他可控因素的影响时，对体重下降幅度较大的患者进行重新扫描定位，以保证放疗操作准确、有效。

表3-2　体重变化不同的两组患者摆位误差情况对比（n，mm）

分组	例次	x	y	z
3kg及以上	51	2.37±0.85	3.41±0.91	4.53±0.98
小于3kg	357	1.12±0.67	1.38±0.82	1.64±1.01
t值		12.02	16.31	19.18
P值		0.01	0.01	0.01

叶志雄等报道了直肠癌患者体重随时间变化的趋势及位移误差与体重下降的关系，并以此制定了不同治疗时期图像引导策略。作者选取2016年间直肠癌术后患者24例，放疗前记录每次体重、每周不同频率CBCT，并与计划CT进行在线配准，得到放疗前位移误差。研究发现，24例患者共进行了456次体重监测，456次CBCT与配准，2例

患者因中断治疗而排除。第1、2周体重无明显变化，第3周体重平均下降了1.53kg，第4周平均下降了2.48kg，第5周平均下降了3.24kg。由CBCT在线配准得到上下、前后、左右方向平均位移误差分别为0.19cm、0.20cm、0.18 cm（第1周），0.18cm、0.17cm、0.15cm（第2周），0.20cm、0.22cm、0.21 cm（第3周），0.19cm、0.25cm、0.24 cm（第4周），0.34cm、0.33cm、0.31cm（第5周）。相关分析显示，体重下降会增大位移误差（上下、前后、左右方向的P值分别为0.140、0.046、0.044）。直肠癌患者放疗后期（尤其第5周）体重呈明显下降趋势并影响位移误差，建议在直肠癌治疗日程到第4、5周时密切监测患者体重下降趋势，酌情于治疗前增加CBCT图像引导次数，以确保治疗精准化和最优化。

综上所述，在癌症患者放射治疗期间，头部、胸腹部肿瘤患者营养状态的变化均会对放射治疗过程中的治疗精度造成影响。在影响治疗精度的基础上，还会进一步增加照射正常组织的剂量，所以在放射治疗过程中要特别重视患者的体重变化情况，这个与重视患者的肿瘤退缩情况同等重要。重视患者体重变化的同时，也需要考虑到体重变化对治疗范围内器官的影响，不仅是位置的变化，还有器官的形状改变。

二、营养对放射治疗敏感性的影响

恶性肿瘤患者中，长期进食减少和饥饿导致患者体内构成肌肉或器官的结构蛋白分解，长期发展造成体内蛋白质代谢异常和快速肌萎缩，形成机体恶病质状态，进而影响机体对放射治疗的敏感性，降低放射治疗的疗效。肿瘤对射线的反应称为肿瘤的辐射敏感性，是指在一定剂量、时间和放射野内，各种组织细胞受放射线影响而产生程度不同的反应。临床上辐射敏感性指标用肿瘤体积消退率（tumor volume regression rate，Rv）表示，即$Rv = (V_0 - V_1)/V_0$，其中V_1为放疗结束时的肿瘤体积，V_0为放疗前的肿瘤体积。肿瘤的组织学类型是影响辐射敏感性的重要因素。通常来讲，同一组织来源的肿瘤对放疗具有相同的敏感性，目前根据辐射敏感性的不同将肿瘤分为以下3类：①放射敏感的肿瘤，如淋巴造血组织肿瘤、生殖细胞肿瘤及胚胎性肿瘤等；②较敏感的肿瘤，主要为来自被覆上皮的肿瘤及某些神经系统肿瘤；③不敏感的肿瘤，主要为来源于间叶组织、骨关节及间皮的肿瘤。肿瘤的辐射敏感性取决于肿瘤固有的敏感性、组织来源、分化程度、大体类型、瘤床、贫血、局部合并感染、生活指数及营养状况等。但是，辐射敏感性是一个十分复杂的问题，影响因素较多，各因素之间的关系也有待进一步研究。肿瘤患者的营养状况与辐射敏感性存在相关性，研究发现营养可以提高放射治疗的敏感性，其主要的机制可能是：①营养支持治疗能够促进肿瘤细胞从静止期进入分裂期，因而使处于染色体复制期的细胞增多，而处于染色体复制期的细胞对放疗的敏感性要高于处于静止期的细胞，从而使患者的辐射敏感性大大提高，促进放射治疗的效果，改善肿瘤患者的预后；②由于乏氧诱导的凋亡和放疗诱导的凋亡基因相同，因此乏氧导致的基因表达变化，可作用于免疫潜能细胞，减少凋亡，从而引起细胞对放射线的抵抗性，营养支持治疗改善了体内血红蛋白、红细胞的营养，增加了组织携带氧及输送氧的能力，从而减少了机体内乏氧细胞的生成，降低了免疫潜能细胞对放射线的抗拒性作用，提高了肿瘤对放射治疗的敏感性。

尽管存在营养治疗可能会使肿瘤细胞由于充分吸收营养而生长加快的说法，但是近年来的研究表明，营养治疗非但不会促进机体肿瘤生长，反而可以抑制其生长，起到了一定的抗肿瘤效果，主要原因是营养治疗改变了细胞周期进程。细胞周期由 G_1 期（DNA合成前期）、S期（DNA合成期）、G_2 期（DNA合成后期，亦称有丝分裂前期）、M期（有丝分裂期）组成，处于不同细胞周期的细胞，其染色体结构及内源性cAMP含量存在差异，导致辐射敏感性不同。G_2 期和M期敏感性最高，G_1 期次之，晚S期对射线最不敏感。细胞周期在周期蛋白依赖性蛋白激酶（cyclin-dependent kinases，CDKs）、相关周期蛋白及周期蛋白依赖性蛋白激酶抑制因子（cyclin-dependent kinase inhibitor，CKI）调控下运行，其中CDKs处于调控中心地位，对相关周期蛋白起正调节作用，CKI发挥负调节作用，细胞周期调控是辐射敏感性最重要的决定因素。照射致DNA损伤后，关键损伤监测相关基因（RAD、BRCA）与传递基因（ATM、CHK）启动细胞周期调控机制，细胞周期停滞于限制点，发生 G_1、G_2 期阻滞，对损伤的DNA进行修复，如果修复不成功则启动凋亡，从而使得放射的敏感性大大提高，促进放射治疗的效果，改善肿瘤患者的预后。综上所述，增加患者营养可以提高患者的治疗依从性和辐射敏感性。

三、营养对放射治疗疗效的影响

当肿瘤患者长期处于能量和营养缺乏时，对放射治疗的耐受性、依从性会下降。在放射治疗未达到有效肿瘤杀灭剂量时，机体就已发生明显的放射治疗毒性，如出现严重的放射治疗毒性，患者不得不中断或延迟治疗，影响治疗效果，增加患者治疗的并发症和死亡率。大量研究表明，营养状况较好的肿瘤患者对抗肿瘤治疗的副反应较轻，治疗过程中因不能耐受而暂停或中止治疗发生的概率较小，且治疗后无远处转移生存率、无局部复发生存率，中位生存期及总体生活质量都要明显高于营养不良的肿瘤患者。崔莉等收集了2005年7月至2006年6月经病理确诊的376例鼻咽癌患者的临床及随访资料，根据放疗前患者血红蛋白的浓度分为正常组（Hb≥120g/L）、轻度贫血组（Hb≥90g/L）和重度贫血组（Hb＜90g/L），全部病例均接受根治性放疗，分析放疗前血红蛋白的浓度对肿瘤局控率和1～4年生存率的影响。结果显示，正常组的局控率和1～4年生存率最高，重度贫血组的局控率和1～4年生存率最低，轻度贫血组界于二者之间，因此血红蛋白的浓度可影响鼻咽癌放射治疗的局控率和1～4年生存率。胡婧晔等从某肿瘤防治中心确诊为鼻咽癌的病例中随机抽取了1489例，探讨体重指数（BMI）对鼻咽癌患者预后的影响。以低体重组为对照组，正常组、超重组和肥胖组的生存率、无复发生存率和无转移生存率的相对危险度均小于1，并且随着体重的增加相对危险度逐渐降低。单因素生存分析结果显示，低体重组的生存率、无复发生存率和无转移生存率低于正常体重组和超重组、肥胖组（$P＜0.0001$）；多因素分析结果显示BMI分级可作为显著的独立预后因素（$P＜0.05$）。余意、陈龙华等通过对191例鼻咽癌初治患者的临床及随访资料的研究，探索鼻咽癌患者在治疗过程中营养状况对疗效的影响。结果表明，鼻咽癌患者治疗期间营养不良发生率较高，占49.7%（95/191），单因素分析显示，对照组Ⅰ～Ⅱ期鼻咽癌患者的3年生存率、无远处转移生存率和无局部复发生存率均高于营养不良组，但无统计学意义；而对照组Ⅲ～Ⅳ期鼻咽癌患者的3年生存率、无远处转移生存率显著高于营养不良组，差异有统计学意义（$P＜0.05$）。多因素分析显示，营养状况是Ⅲ～Ⅳ期鼻咽癌患者生存率的独立预后因素。

四、营养对放射治疗并发症的影响

放射治疗中患者通常会发生急性和慢性并发症，这些除了与放射治疗和化疗相关外，还与患者的营养状况及放疗急性毒性反应密切相关。严重营养不良常导致放疗中断，延误治疗，加重病情，增加患者的痛苦及经济负担，同时放疗引起的不良反应（如口腔黏膜炎、口腔干燥、疲乏无力等）也加重了营养不良。临床观察发现，体重减轻10kg以上、血清白蛋白低于28g/L的患者，其治疗效果和患者的耐受力明显低于组织学类型和临床分期相同但营养状况良好的患者。早在1932年，人们就意识到营养不良可作为患者预后的风向标，体重减轻、血清白蛋白低于28g/L和营养质量指数偏低，均有可能提高肿瘤患者死亡的发生率。Munshi等研究体重减轻与头颈部肿瘤患者放疗效果之间的联系，该研究表明，放疗期间严重的体重减轻将导致治疗需停止治疗5d才能继续。高凤莉等对21例颈部肿瘤患者放疗期间的营养状态变化及放疗不良反应进行研究，报道显示，头颈部肿瘤患者在接受放疗期间，由于疾病和治疗的影响，患者普遍出现体重下降，较大幅度地丢失脂肪和瘦体重，处于营养不良的状态，患者在整个治疗期间，放疗副反应较为严重，且营养不良程度越重，症状反应越重。高彤等通过对130例食管癌患者分组进行营养干预，发现干预组可以较好的保证患者完成治疗。Isenring等报道，头颈部及胃肠道肿瘤放化疗中，患者生活质量评分在第4周最低，营养状况是除了放疗之外影响患者生活质量的重要因素。Goldwaser等对头颈部肿瘤患者发生放射性骨坏死的危险因素进行研究，认为最佳的营养状况、类固醇的使用和总放射剂量的限制都可降低其危险因素。Lalla RV等对肿瘤患者的口腔黏膜炎进行了研究，认为口腔黏膜炎是影响患者营养状况、生存质量的重要因素。Friedlander AH等研究了头颈部肿瘤患者营养状况和咀嚼功能之间的关系，认为营养不良是引起不良反应的高危险因素。袁平等对2008年11月至2009年11月期间的130名接受放射治疗的头颈部肿瘤患者进行了统一的问卷调查，研究营养状态与急性、慢性放射并发症的相关性，发现患者出现的放疗急性毒性反应包括厌食（100%）、吞咽困难（99.8%）、口干（99.2%）、黏膜炎（93.2%）、疲劳（92.4%）、咽炎/喉炎（90.0%）、味觉障碍（59.2%），以上症状在整个放疗期间呈不断加重趋势。患者营养状况和放疗急性毒性反应之间的关系：患者营养不良状况与放射性皮炎、口腔干燥、咽炎/喉炎、疲劳、厌食存在线性关系，P值分别为0.0001、0.0001、0.0077、0.0001、0.0018，表明营养状况好的患者，放疗急性毒性反应的症状轻。

综上所述，肿瘤患者在放疗期间普遍存在体重下降和不同程度的营养问题，临床医师应根据影响营养状况的因素及营养评估动态变化结果分析判断，选择适宜的时机尽早给予患者营养支持。女性患者、老年患者可以更早（放疗前）地给予营养支持，以改善患者的营养状况，增强对放疗的耐受力，减少摆位误差，提高放疗精确性，减少放疗急性毒性反应的发生，提高患者的生存质量。

参 考 文 献

［1］高宏，赵云. 体重减轻对食管癌放疗摆位精度的影响. 现代肿瘤医学，2015，23（15）：2193-

2194.

［2］龚蔷，傅深，薛梅，等. 兆伏级锥形束CT引导的鼻咽癌放射治疗过程中的摆位精度分析. 现代肿瘤医学，2012，20（5）：1027-1031.

［3］张伟亮. 食管癌患者体重减轻对放疗摆位精度的影响分析. 中国医疗器械信息，2016，22（7）：39-40.

［4］叶志雄，许青，彭佳元，等. 直肠癌IMRT中患者体重下降与位移误差的相关性研究. 中华放射肿瘤学杂志，2017，6（26）：650-652.

［5］Kim BS，Cho SW，Min SK，et al. Differences in prognostic factors between early and advanced gastric cancer. Hepatogastroenterology，2011，58（107-108）：1032-1040.

［6］王绿化，朱广迎. 肿瘤放射敏感性. 肿瘤放射治疗学，2016.

［7］曹伟新. 围手术期肿瘤患者营养支持疗法的认识和实践. 中华临床营养杂志，2012，20（2）：65-68.

［8］全美盈，高志东，汤隽. 恶性肿瘤患者的代谢变化及营养支持. 感染、炎症、修复，2005，6（4）：245-247.

［9］李燕. 鼻咽癌同期放化疗患者营养状况进展. 现代临床护理，2012，11（4）：83-85.

［10］Esper DH HW. The cancer cachexia syndrome：a review of metabolic and clinical manifestations. Nutr Clin Pract，2005，20（1）：369-376.

［11］常鑫. 鼻咽癌患者营养不良现状及干预方法的研究进展. 中国癌症防治杂志，2011，3（4）：344-346.

［12］崔莉，王霍，鄂宏臣. 血红蛋白浓度对鼻咽癌放疗疗效的影响. 中国现代药物应用，2009，3（4）：74.

［13］胡婧晔，易炜，夏云飞，等. 治疗前体重指数对鼻咽癌患者预后的影响. 癌症，2009，28（10）：1043-1048.

［14］余意，陈龙华，黄瑜芳，等. 治疗期间营养状况对鼻咽癌预后的影响. 实用医学杂志，2009，25（6）：913-915.

［15］Munshi A，Pandey MB，Durga T，et al. Weight loss during radiotherapy for head and neck malignancies：what factors impact it? Nutr Cancer，2003，47（2）：136-140.

［16］高凤莉，张福泉，鲁重美. 头颈部肿瘤患者放疗期间营养状态变化及放疗毒副反应的研究. 临床消化病杂志，2008，20（4）：214-219.

［17］高彤，王晓燕，赵丽霞，等. 营养干预对食管癌同步放化疗患者的影响. 检验医学与临床，2015，13（12）：1944-1946.

［18］Isenring EA，Capra S，Bauer JD. Nutrition intervention is beneficial in oncology outpatients receiving radiotherapy to the gastrointestinal or head and neck area. Br J Cancer，2004，91（3）：447-452.

［19］Goldwaser BR，Chuang SK，Kaban LB，et al. Risk factor assessment for the development of osteoradionecrosis. J Oral Maxillofac Surg，2007，65（11）：2311-2316.

［20］Lalla RV，Sonis ST，Peterson DE. Management of oral mucositis in patients who have cancer. Dent Clin North Am，2008，52（1）：61-77.

［21］袁平，吴小南. 头颈部肿瘤患者营养状况与放射治疗急性毒性反应关系的探讨. 硕士学位论文，2010.

第4章

肿瘤放射治疗患者的营养诊断

　　尽管营养不良发病如此普遍，后果如此严重，但是，时至今日，全世界范围内没有一个通用、公认的营养不良诊断方法与标准。营养不良的诊断标准和分类问题是制约全世界营养不良防治的共性问题，也是亟须解决，而且可能解决的瓶颈问题。同其他恶性肿瘤患者一样，放疗患者也应该常规了解其营养状况，即实施营养诊断。中国抗癌协会肿瘤营养与支持治疗专业委员会推荐遵循营养筛查、营养评估、综合评价三级诊断原则，对放疗患者实施营养诊断。

第一节　一级诊断——营养筛查

　　营养不良诊断的第一步是营养筛查（nutritional screening），是最基本的一步，是所有患者都应该进行的项目。WHO将筛查定义为：采用简便的手段，在健康人群中发现有疾病而没有症状的患者。Kondrup J等认为：营养筛查是一个在全部患者中，快速识别需要营养支持的患者的过程，其内容、方法、筛查时机、实施人员及注意事项如下。

一、内容

　　临床实际工作中，营养筛查包括营养风险筛查、营养不良风险筛查及营养不良筛查三方面内容。

　　1.营养风险筛查　欧洲肠外肠内营养学会（ESPEN）将营养风险（nutrition risk）定义为现存的或潜在的、与营养因素相关的、导致患者出现不利临床结局的风险。营养风险主要关注的是营养方面的因素引起不良临床结局的风险，而不是指出现营养不良的风险。与营养不良风险（risk of malnutrition）是两个截然不同的概念。

　　2.营养不良风险筛查　美国肠外肠内营养学会（ASPEN）认为，营养风险筛查是识别与营养问题相关特点的过程，目的在于发现个体是否存在营养不足和营养不足的危险。从中可以看出，ASPEN与ESPEN对营养风险筛查的定义与结果有明显不同，ASPEN是营养不良风险的筛查，而ESPEN是不利临床结局风险的筛查。

　　3.营养不良筛查　通过筛查可直接得出营养不良及其严重程度的判断。

二、方法

　　1.营养风险筛查　ESPEN及中华医学会肠外肠内营养学分会（CSPEN）推荐采用

营养风险筛查2002（nutritional risk screening 2002，NRS 2002）筛查患者的营养风险，其适用对象为一般成年住院患者，包括肿瘤放疗患者。NRS 2002总分≥3说明营养风险存在，而不是说明营养不良。营养风险的存在提示需要制订营养支持计划，但并不是实施营养支持的适应证，是否需要营养支持应该进行进一步的营养评估。喻冰琪等采用NRS 2002对食管癌放疗患者进行营养风险筛查，以评价NRS 2002在放疗患者中的应用价值。研究结果发现，27%的患者在放疗前就存在营养风险，且这种风险随放疗进行而逐渐升高。入院时NRS 2002评分≤3分、≥4分的1年总生存时间（OS）分别为91%、62%（$P=0.010$）。治疗期间NRS 2002评分最高分≤2分、≥3分的1年OS分别为94%、78%（$P=0.012$），最低分≤3分、≥4分的1年OS分别为91%、55%（$P=0.018$）。入院时、放疗第1周的NRS 2002评分与前白蛋白有关（$P=0.000$、$P=0.002$），放疗第3周的NRS 2002评分与白蛋白有关（$P=0.036$）。多因素分析发现，食管癌TNM分期、治疗期间NRS 2002评分最高分是预后的影响因素（$P=0.001$、$P=0.005$）。因此，NRS 2002评分可作为食管癌放疗患者营养风险筛查工具，并能提示食管癌放疗患者的预后。

2.营养不良风险筛查　营养不良风险筛查方法首选营养不良通用筛查工具（malnutriton universal screening tool，MUST）、营养不良筛查工具（（malnutrition screening tool，MST）、营养风险指数（nutritional risk index，NRI）或简版微型营养评价（mini nutritional assessment-short form，MNA-SF）。MUST为BMI、体重下降程度及疾病原因导致近期禁食时间3项目的评分方法，结果分为低风险、中等风险和高风险。MST筛查体重下降及其程度、食欲缺乏两个内容，筛查结果为有风险与无风险。MUST、MST是国际上通用的筛查工具，两者均适用于不同医疗机构及不同专业人员，如护士、医师、营养师、社会工作者和学生等使用。MNA-SF是老年人营养筛查的首选。以上筛查具体操作方法与应用参见《营养筛查与评估》。

3.营养不良筛查　体重下降是恶性肿瘤放疗患者营养不良的主要表现之一。不同部位肿瘤患者的体重下降发生率和严重程度不同。Mallick I等发现，接受根治性放疗的头颈部恶性肿瘤患者在放疗过程中体重平均下降3.8%，而体重下降＞5%的患者达37.9%。Vangelov B分析了134例行放疗的口咽癌患者放疗前、放疗中的体重变化情况，67%的患者发生严重体重下降（1个月内下降≥5%），其中26%的患者体重下降≥10%。Jiang N等发现，40.3%的中晚期食管癌患者在放疗过程中体重下降≥5%。膳食咨询、肿瘤分期早和总能量摄入≥1441.3（kcal/d）是体重下降的保护性因素。Kiss N等回顾性分析了96例接受高姑息或根治性放疗的肺癌患者从放疗前到放疗开始后90d的体重下降情况发现，患者体重平均减轻8%，而体重下降≥5%的患者占31%。吕家华等研究发现，体重下降是接受新辅助放、化疗食管癌患者生存的不良预后因素，新辅助放、化疗期间保持患者体重稳定对于提高患者预后具有重要意义。研究者纳入了102例新辅助放、化疗联合手术治疗的食管鳞癌患者，按照治疗前、后体重下降百分比分为严重体重下降组（SWL，＞10%），高体重下降组（HWL，5%～10%），低体重下降组（LWL，＜5%）。研究结果显示，SWL组、HWL组和LWL组的中位总生存时间（OS）分别为25.1个月、35.4个月和49.7个月，差异有统计学意义（$P=0.041$）。SWL组、HWL组和LWL组的中位无进展生存期（PFS）分别为25.0个月、28.8个月和35.6个月（$P=0.411$）。SWL

组、HWL组和LWL组的1年OS分别为62.5%、85.0%和90.7%；3年OS分别为21.9%、47.3%和68.8%；5年OS分别为21.9%、31.0%和44.4%。多因素分析显示，病理完全缓解率和严重体重下降是患者生存的独立影响因素。严重体重下降组患者中性粒细胞减少（$P=0.024$），$\geqslant$3级中性粒细胞减少（$P=0.021$）和贫血（$P=0.042$）的发生率更高。

营养不良的筛查方法有多种，体重可作为肿瘤放疗患者最主要的筛查方法之一，其中以标准体重（ideal body weight，IBW）、体重下降率或BMI较为常用。①标准体重法：实际体重为标准体重的90%～109%为适宜，80%～89%为轻度营养不良，70%～79%为中度营养不良，60%～69%为重度营养不良；②体重下降：6个月内体重非主观下降＞5%定义为体重下降，3个月内体重下降＞5%或任何时间体重下降＞10%为营养不良；③BMI法：不同种族、不同地区的BMI标准不尽一致，中国标准为BMI＜18.5为低体重（营养不良），18.5～23.99为正常，24～27.99为超重，$\geqslant$28为肥胖。

营养风险筛查、营养不良风险筛查及营养不良筛查的具体内容见表4-1。

表4-1　营养筛查

	营养风险筛查	营养不良风险筛查	营养不良筛查
工具	NRS 2002	MUST、MST、NRI、MNA-SF	IBW、体重下降、BMI
目的	发现不利于临床结局的风险	发现营养不良的风险	发现营养不良，并对其进行分类
结果	有营养风险，无营养风险	高、中、低营养不良风险或有、无营养不良风险	营养不良及其严重程度

三、适用对象、实施时机与实施人员

1.适用对象　所有患者。

2.实施时机　美国医疗机构评审联合委员会（the Joint Commission on Accreditation of Healthcare Organizations，JCAHO）规定：营养筛查是入院流程中必不可少的环节，所有患者都应该在入院后24h内常规进行营养筛查。

3.实施人员　Kondrup J等认为，营养筛查工作应由办理入院手续的护士实施，门诊患者则由接诊的医务人员（如医师、营养师、护士等）实施。

四、注意事项

1.方法选择　临床上，实施营养筛查时并不需要分别采用上述所有不同方法对患者进行筛查，而只需要选择上述方法中的任何一种即可。不同地区采用的方法有一定的差异，中国较多使用NRS 2002，其他国家较多使用MUST或MST。《恶性肿瘤放疗患者营养治疗专家共识》推荐，营养不良在恶性肿瘤放疗患者中发生率高，因此推荐采用NRS 2002量表对放疗患者常规进行营养风险筛查。

2.后续处理　对营养筛查阳性的患者，应该进行营养评估，同时制订营养支持计划

或进行营养教育；对营养筛查阴性的患者，在一个治疗疗程结束后，应再次进行营养筛查。但是对特殊患者，如全部恶性肿瘤患者、老年患者（≥65岁）及危重病患者，即使营养风险筛查（NRS 2002）阴性，也应该常规进行营养评估，因为营养风险筛查对于这些人群具有较高的假阴性率。

第二节　二级诊断——营养评估

按照Kondrup J等的定义：营养评估是为少数有代谢或营养问题、可能需要特殊喂养技术的患者，制订个体化营养治疗方案的过程，该工作由营养专家完成。国际、国内对营养评估的定义和方法有不同意见，有专家将主观全面评定（subjective global assessment，SGA）、患者主观全面评定（patient generated subjective global assessment，PG-SGA）、微型营养评估（mini nutritional assessment，MNA）等归类为营养筛查方法，也有些专家将它们归类为营养评估工具，因此，有必要对其进行统一。目前，无论是ASPEN还是ESPEN均一致认为SGA、PG-SGA是营养评估方法。

一、内容

通过营养评估可发现患者有无营养不良，并判断其严重程度。

二、方法

营养评估的方法非常多，目前国际上较为常用的有SGA、PG-SGA、MNA等。

1.SGA　SGA是ASPEN推荐的临床营养评估工具，其目的是发现营养不良，并对营养不良进行分级。评估内容包括详细的疾病史与身体评估的参数。疾病史主要强调5个方面：①体重改变；②进食改变；③现存的消化道症状；④活动能力改变；⑤患者疾病状态下的代谢需求。身体评估主要包括3个方面：①皮下脂肪的丢失；②肌肉的消耗；③水肿（踝部、骶部）及腹水。SGA是目前临床营养评估的"金标准"，其信度和效度已经得到大量检验。Unsal D采用SGA对207例不同部位的恶性肿瘤患者放疗前和放疗后的营养状况进行评估发现，放疗前患者营养不良的发生率为31%，放疗后营养不良的发生率上升至43%，其中头颈部肿瘤患者放疗后更容易发生营养不良，由放疗前的24%增加到放疗后的88%。

2.PG-SGA　PG-SGA由美国Ottery FD于1994年提出，是专门为肿瘤患者设计的肿瘤特异性营养评估工具，是在SGA基础上发展而成的。PG-SGA由患者自我评估和医务人员评估两部分组成，具体内容包括体重、进食情况、症状、活动和身体功能、疾病与营养需求的关系、代谢需求、体格检查7个方面，前4个方面由患者自己评估，后3个方面由医务人员评估，评估结果包括定性评估及定量评估两种。定性评估将患者分为营养良好、可疑或中度营养不良、重度营养不良3类；定量评估将患者分为0～1分（营养良好）、2～3分（可疑营养不良）、4～8分（中度营养不良）、≥9分（重度营养不良）4类。

Amanda H等对73例胃肠道肿瘤放疗患者进行PG-SGA评估，同时观察患者的体重、放疗毒性反应、非计划性放疗中断和放疗完成率。结果发现，75.5%的患者出现不同程度的体重下降，放疗非计划中断和不能完成计划化疗周期数的患者体重下降更严重，放射毒性反应与PG-SGA评分密切相关（$P < 0.01$）。Isenring E等对60例恶性肿瘤放疗患者分别采用PG-SGA和SGA评估患者放疗中的营养状况变化情况，并采用生活质量量表（EORTC QLQ-C30 version 3）评估患者的生活质量。结果发现，放疗中通过PG-SGA和SGA量表评估的患者营养状况结果一致，均较放疗前有明显下降；PG-SGA评分与患者生活质量具有线性关系，可以准确预测患者生活质量的变化情况。

PG-SGA得到美国营养师协会（American Dietetic Association，ADA）等单位的大力推荐，是ADA推荐用于肿瘤患者营养评估的首选方法，中国抗癌协会肿瘤营养与支持治疗专业委员会推荐使用。《恶性肿瘤放疗患者营养治疗专家共识》推荐，采用PG-SGA量表对放疗患者进行营养评估。

3.MNA　MNA是专门为老年人开发的营养筛查与评估工具，有全面版本及简捷版本、老版本和新版本。新版MNA包括两步：第一步为营养筛查，第二步为营养评估。该工具的信度和效度已经得到研究证实，既可用于有营养风险的患者，也可用于已经发生营养不足的住院患者。MNA比SGA更适合于65岁以上的老年人。MNA主要用于社区居民，也适用于住院患者及家庭照护患者。

三、适用对象、实施时机与实施人员

1.适用对象　对营养筛查阳性（即有营养风险、营养不良风险或营养不良）的患者，应该进行二级诊断，即营养评估；对特殊患者群，如全部肿瘤患者、全部危重症患者及全部老年患者（≥65岁），无论其一级诊断（营养筛查）结果如何（即使为阴性），均应该常规进行营养评估。

2.实施时机　营养评估应该在患者入院后48h内完成。

3.实施人员　由营养护士、营养师或医师实施。

四、注意事项

1.方法选择　对不同人群实施营养评估时应该选择不同的方法。SGA是营养评估的金标准，适用于一般住院患者，包括肿瘤患者及老年患者；肿瘤患者优先选择PG-SGA；65岁以上非肿瘤老年人优先选择NMA。

2.后续处理　通过营养评估将患者分为营养良好、营养不良两类。对营养良好的患者，无须营养治疗；对营养不良的患者，应该进一步实施综合评价，或者同时实施营养治疗，营养治疗应该遵循五阶梯治疗模式。

第三节　三级诊断——综合评价

通过营养评估，患者的营养不良及其严重程度已经明确，临床上为了进一步了解营养不良的原因、营养不良的类型及营养不良的后果，需要对患者实施进一步的调查。通过疾病史采集、膳食调查对营养不良的原因进行分析；从能耗水平、应激程度、炎症反

应、代谢状况对营养不良进行四维度分析；从人体组成、体能、器官功能、心理状况、生活质量对营养不良的后果进行五层次分析。这些措施统称为综合评价（comprehensive measurement）。

综合评价与营养评估的重要区别：①营养评估仅限于调查营养相关状况；综合评价内容更广，不仅调查营养状况，还调查应激程度、炎症反应、代谢水平、器官功能、人体组成、心理状况等身体全面情况。②营养评估主要明确有无营养不良及其严重程度，目的在于确定患者是否有营养支持的适应证；综合评价重点在于明确营养不良的类型、导致营养不良原因及营养不良对机体的影响，目的在于确立营养不良的诊断、制订营养治疗及综合治疗方案。对于肿瘤放疗患者来说，营养不良的原因比较复杂，既包括肿瘤本身的原因，又包括治疗相关不良反应的因素，因此，在对放疗患者进行综合评价时，要关注患者的放疗不良反应及严重程度，明确与营养不良的关系，以便于后续制订合理的营养治疗方案。③综合评价的结果不是定性资料，而是定量数据，而营养评估是定性或半定量数据。

一、内容

综合评价的内容包括摄食变化、应激程度、炎症反应、能耗水平、代谢状况、器官功能、人体组成、心理状况等方面。

二、方法

综合评价的方法仍然是一般疾病诊断中常用的手段，如疾病史采集、体格检查、实验室检查、器械检查，但是其具体项目与一般疾病诊断有显著差别，具体内容是重点关注营养相关的问题。

1. 疾病史采集

（1）现病史及既往史：与其他疾病的诊断一样，营养不良的诊断同样需要询问现病史及既往史，但是应该重点关注营养相关病史，如体重变化、摄食量变化、消化道症状等。放疗患者还需要重点关注既往放疗史（既往是否进行过放疗、放疗部位、放疗剂量、分割方式、放疗反应及分级等几个方面的内容）。

（2）膳食调查：可以帮助了解患者营养不良的原因（如摄入不足、吸收障碍、消耗增加等）及营养不良的类型（能量缺乏型、蛋白质缺乏型及混合型），预测疾病对临床结局的可能影响。常用方法包括24h回顾法（可配合食品模型）、称量法、食物频率法，其中以24h回顾法应用较多。调查时可采用以食物成分表为数据库的膳食调查软件，计算患者每天的能量及各种营养素摄入情况。

（3）健康状况自我评分（KPS评分）：KPS评分询问重点为能否进行正常活动、身体有无不适、生活能否自理，以此三项进行级别划分。

（4）生活质量评估：常用的生活质量评价量表包括生活质量量表QLQ-C30、EQ-5D、SF-36，或者SF-6D，肿瘤患者常用QLQ-C30。用这些量表的评分能够计算出质量调整生命年（quality-adjusted life years，QALY），从而更好地评估营养不良对生活质量的影响，评价营养干预的效果。

（5）心理调查：包括医院焦虑抑郁量表（hospital anxiety and depression scale，

HADS）、患者健康问卷（the patient health questionnaire 9，PHQ-9）等。

2.体格和体能检查

（1）体格检查：为常规项目，应特别注意肌肉、脂肪及水肿情况。

（2）人体学测量：包括身高、体重、BMI、上臂中点周径（非利手）、上臂肌肉周径（非利手）、三头肌皮褶厚度（非利手）、双小腿最大周径。小腿围能够较好地反映肌肉情况。

（3）体能测定：肌力测定方法常用非利手握力，体能测定方法有平衡试验、4m定时行走试验、定时端坐起立试验、日常步速试验、计时起走试验、6min步行试验及爬楼试验等，实际工作中选择其中的任何一种均可，但是以6min步行试验应用较多，以计时起走试验最为准确、全面。

3.实验室检查

（1）血液学基础：如血常规、电解质、血糖、微量元素等。

（2）炎症反应：TNFα、IL-1、IL-6、CRP、硫代巴比妥酸反应产物（thiobarbituric acid reactive substances，TBARS）、SOD等。

（3）激素水平：皮质醇（糖皮质激素）、胰岛素、胰高血糖素、儿茶酚胺等。

（4）重要器官功能：肝功能、肾功能、血脂、肠黏膜屏障功能（二胺氧化酶、D-乳酸）等。

（5）营养组合：白蛋白、前白蛋白、运铁蛋白、视黄醇结合蛋白、游离脂肪酸（free fatty acids，FFA）等。

（6）代谢因子及产物：蛋白质水解诱导因子（proteolysis-inducing factor，PIF）、脂肪动员因子（lipid mobilizing factor，LAF）及血乳酸，分别判断蛋白质、脂肪及葡萄糖的代谢情况。

4.器械检查

（1）代谢车测定：静息能量消耗（resting energy expenditure，REE）、基础能量消耗（basal energy expenditure，BEE），计算REE/BEE比值。将二者比值＜90%、90%～110%、＞110%分别定义为低能量消耗（低代谢）、正常能量消耗（正常代谢）、高能量消耗（高代谢）。

（2）人体成分分析：了解脂肪量、体脂百分比、非脂肪量、骨骼肌量、推定骨量、蛋白质量、水分量、水分率、细胞外液量、细胞内液量、基础代谢率、内脏脂肪等级、体型等。

（3）PET-CT：根据机体器官、组织及病灶对葡萄糖的摄取情况（SUV值），了解机体器官、组织及病灶的代谢水平。由于价格昂贵，其应用受到限制。

（4）其他影像学检查：双能X射线、MRI、CT、B超测定人体不同组成成分，如肌肉、脂肪、水分。在实际工作中选择其中的任何一种方法均可。B超由于经济实用，可能更具优势。

表4-2归纳了三级诊断的常用方法及其内容。

表4-2　三级诊断的常用方法及其内容

疾病史采集	体格、体能检查	实验室检查	器械检查
现病史	体格检查	血液学基础	能量代谢测定
既往史	人体学测量	炎症反应	人体成分分析
膳食调查	体能测定	激素水平	PET-CT
健康状况评分		重要器官功能	其他影像学检查
生活质量评分		营养组合	
心理调查		代谢因子及产物	

三、适用对象、实施时机与实施人员

1.适用对象　理论上，任何营养不良患者都应该进行综合评价。但是在实际工作中，出于卫生经济学及成本-效益因素考虑，轻、中度营养不良患者可不常规进行综合评价，重度营养不良患者应该常规实施综合评价。

2.实施时机　一般来说，综合评价应该在入院后72h内完成。

3.实施人员　由不同学科人员实施。

四、注意事项

1.方法选择　由于医院的条件不同、患者的情况各异，对不同患者进行综合评价时，应该充分考虑医院条件、患者病情特点及社会经济能力，平衡需要与可能、理想与现实，因地制宜、因人制宜、因病制宜，选择合适的个体化综合评价方案。

2.后续处理　对综合评价发现异常的患者，要实施综合治疗，包括营养教育、营养补充、炎症抑制、代谢调节、体力活动、心理疏导等。此时，常规的营养支持常不能满足人体需要，而免疫营养、代谢调节治疗、精准或靶向营养治疗却恰逢其时。防治严重营养不良要多管齐下，即确切的原发病治疗是前提，规范的营养支持是基础，合理的代谢调节是关键，有效的炎症抑制是根本，从而达到抗消耗、抗炎症、抗疾病及免疫增强4个目的。

第四节　小　　结

肿瘤放疗患者营养不良的三级诊断是一个由浅至深的连续过程，其发展过程由简单到复杂，是一个集成创新的营养不良甄别系统。营养筛查、营养评估与综合评价既相互区别又密切联系，三者构成营养不良临床诊断的一个有机系统，见图4-1、表4-3。

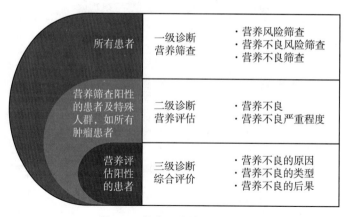

图4-1 营养不良的三级诊断

表4-3 营养筛查、营养评估与综合评价的区别

项目	营养筛查	营养评估	综合评价
内容	营养风险、营养不良风险及营养不良筛查	营养不良及其严重程度的评估	营养不良原因、类型及后果分析
时机	入院24h内	入院48h内	入院72h内
实施人员	护士	营养护士、营养师或医师	不同学科人员
方法	简要营养相关病史+体重	营养相关病史+营养相关体格检查	病史+体格检查+实验室检查+器械检查，上述项目仍然是与营养和代谢相关
结果	定性	半定量	定量数据
目的	初步判断有无营养风险或营养不良	明确有无营养不良及其严重程度	确立营养不良类型及原因，了解营养不良对机体的影响
诊断（结论）	有、无营养风险或营养不良	营养良好、营养不良（轻、中、重）	营养不良类型、原因及有无器官功能障碍
阳性患者的后续处理	制订营养计划，实施营养评估	实施营养干预，进行综合评价	综合治疗

营养不良的三级诊断与营养不良的治疗密切相关。一级诊断在于发现风险，是早期，患者此时可能只需要营养教育，不需要人工营养；二级诊断是发现营养不良，是中期，患者此时可能只需要营养支持（补充营养即可）；三级诊断是营养不良的严重阶段，已经影响了器官功能，此时的治疗是营养治疗，常需要综合治疗，而不仅是营养支持与补充的问题。因此，作者提出肿瘤放疗患者营养不良的三级诊断与治疗流程，见图4-2。

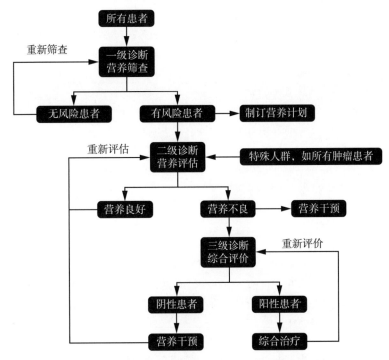

图4-2　肿瘤放疗患者营养不良的三级诊断与治疗流程

参 考 文 献

［1］Charney P. Nutrition screening vs nutrition assessment：how do they differ? Nutr Clin Pract，2008，23（4）：366-372.

［2］World Health Organization. Screening and Early Detection of Cancer. Available at：http：//www.who.int/cancer/detection/en/.

［3］Kondrup J，Allison SP，Elia M，et al. Educational and Clinical Practice Committee，European Society of Parenteral and Enteral Nutrition（ESPEN）. ESPEN guidelines for nutrition screening 2002. Clin Nutr，2003，22（4）：415-421.

［4］August DA，Huhmann MB. A. S. P. E. N. clinical guidelines：nutrition support therapy during adult anticancer treatment and in hematopoietic cell transplantation. JPEN J Parenter Enteral Nutr，2009，33（5）：472-500.

［5］White JV，Guenter P，Jensen G，et al. Consensus statement of the Academy of Nutrition and Dietetics/American Society for Parenteral and Enteral Nutrition：characteristics recommended for the identification and documentation of adult malnutrition（undernutrition）. J AcadNutr Diet，2012，112（5）：730-738.

［6］蒋朱明. 临床诊疗指南：肠外肠内营养学分册（2008版）. 北京：人民卫生出版社，2009.

［7］喻冰琪，王谨，谢淑萍，等. 营养风险筛查工具NRS 2002评估食管癌放疗患者营养状况的价值［J］. 中华放射肿瘤学杂志，2016，25（3）：234-238.

［8］石汉平，李薇，齐玉梅，等. 营养筛查与评估. 北京：人民卫生出版社，2014.

［9］Mallick I，Gupta SK，Ray R，et al. Predictors of weight loss during conformal radiotherapy for head and neck cancers-how important are planning target volumes? Clin Oncol（R Coll Radiol），2013，25（9）：557-563.

［10］Vangelov B，Venchiarutti RL，Smee RI．Critical weight loss in patients with oropharynx cancer during radiotherapy（±Chemotherapy）．Nutrition & Cancer，2017，69（8）：1211-1218.

［11］Jiang N，Zhao JZ，Chen XC，et al．Clinical determinants of weight loss in patients with esophageal carcinoma during radiotherapy：a prospective longitudinal view．Asian Pac J Cancer Prev，2014，15（5）：1943-1948.

［12］Kiss N，Isenring E，Gough K，et al．The prevalence of weight loss during（chemo）radiotherapy treatment for lung cancer and associated patient- and treatment-related factors．Clin Nutr，2014，33（6）：1074-1080.

［13］Joint Commission on Accreditation of Healthcare organizations．comprehensive accreditation manual for hospitals．Chicago，IL：Joint Commission on Accreditation of Healthcare Organizations，2007.

［14］李涛，吕家华，郎锦义，等．恶性肿瘤放疗患者营养治疗专家共识．肿瘤代谢与营养电子杂志，2018，5（4）：358-365.

［15］Unsal D，Mentes B，Akmansu M，et al．Evaluation of nutritional status in cancer patients receiving radiotherapy：a prospective study．Am J Clin Oncol，2006，29（2）：183-188.

［16］Ottery FD．Rethinking nutritional support of the cancer patient：the new field of nutritional oncology．Semin Oncol，1994，21（6）：770-778.

［17］石汉平，李薇，王昆华．PG-SGA——肿瘤病人营养状况评估操作手册．北京：人民卫生出版社，2013.

［18］Amanda H，Nicole K，Belinda H，et al．Associations between nutritional status，weight loss，radiotherapy treatment toxicity and treatment outcomes in gastrointestinal cancer patients．Clin Nutr，2011，30（1）：92-98.

［19］Isenring E，Bauer J，Capra S．The scored Patient-generated Subjective Global Assessment（PG-SGA）and its association with quality of life in ambulatory patients receiving radiotherapy．Eur J Clin Nutr，2003，57（2）：305-309.

［20］Guigoz Y，Lauque S，Vellas BJ．Identifying the elderly at risk for malnutrition．The Mini Nutritional Assessment．Clin Geriatr Med，2002，18（4）：737-757.

［21］Jensen GL，Mirtallo J，Compher C，et al．International Consensus Guideline Committee．Adult starvation and disease-related malnutrition：a proposal for etiology-based diagnosis in the clinical practice setting from the International Consensus Guideline Committee．JPEN J Parenter Enteral Nutr，2010，34（2）：156-159.

［22］Zigmond AS，Snaith RP．The hospital anxiety and depression scale. Acta Psychiatr Scand,1983,67（6）：361-370.

［23］Kroenke K，Spitzer RL，Williams JB．The PHQ-9：validity of a brief depression severity measure．J Gen Intern Med，2001，16（9）：606-613.

［24］陈梅梅，石汉平．肌肉功能评价方法．肿瘤代谢与营养电子杂志，2014，1（3）：49-52.

第 5 章

肿瘤放射治疗患者的营养治疗途径与通路

一、概述

肿瘤放疗患者常合并营养不良。头颈部放疗所致的味觉改变、口腔黏膜炎症及口干等症状，以及胸部放疗所致的食管炎症及腹盆腔放疗引起的肠道功能障碍，可能在营养物质摄入、消化和吸收的各个环节产生不良影响，进而影响放疗及其他肿瘤治疗的顺利进行和患者生存。对于放疗前已出现明显营养不良、放疗严重影响摄食并预期持续时间超过放疗疗程，或放疗终止后较长时间仍然不能恢复足够饮食者，应给予营养治疗。

根据营养成分是否经由肠道吸收进入人体，营养治疗途径可分为肠内营养（enteral nutrition，EN）及肠外营养（parenteral nutrition，PN）。EN符合人体营养素吸收的生理过程，且并发症少，是营养治疗的首选，其营养通路可以分为符合生理的口服（经口摄入）和管饲两大类。管饲途径依据置管入口可以分为经鼻置管、咽造口置管、胃造口及空肠造口置管等，依据营养管末端所在的部位又可分为胃管和空肠管。经鼻置管主要用于4周以内的临时置管，包括鼻胃管（naso-gastric tube，NGT）和鼻肠管（naso-intestinal tube，NIT）；各种造口术主要用于长期管饲（预计置管时间在4周以上）。PN主要指经静脉输液的方式输入营养物质，主要包括经外周静脉置管及经中央静脉置管。除静脉外，也有采用腹腔、骨髓腔等其他途径输注液体的方式。如果患者所需的营养物质全部经肠外供给，则称为全肠外营养（total parenteral nutrition，TPN）。

在放疗的不同阶段，根据肿瘤放疗患者营养不良程度及造成营养障碍的主要原因，需要及时调整营养治疗的途径，建立相应的营养治疗通路。营养治疗应该遵循阶梯原则，首先选择营养教育和饮食指导，合理经口进食，在强化饮食指导仍无法经口摄入足够营养时，鼓励口服营养补充（oral nutritional supplements，ONS）；对经口进食受限者，应积极开放并维持经口进食通路；口服不足或不能时，用管饲补充或替代；管饲仍然不能满足营养需求时，应启用PN以补充EN的不足；完全不能EN时使用TPN。

二、经口进食通路的开放与维持

ONS是肿瘤放疗患者的首选营养治疗方式。经口进食过程本身即营养物质消化的环节之一，食物在口腔经咀嚼研磨、被分泌的唾液所湿润的同时，不同营养成分也开始接受酶的化学消化，包括唾液腺产生的淀粉酶、舌产生的微量脂肪酶等。尽管与胰腺产生的消化酶相比，口腔内发生的食物化学消化作用微不足道，但是食物在口腔加工的过程可以经复杂的神经递质调节唤起机体的消化准备。此外，经口进食不但有益于辅助营养物质摄入，而且进食的愉悦和满足也会对人的心理产生重要的积极影响。

尽管经口是摄食的首选途径，但是肿瘤放疗患者可能因多种情况限制该途径的营养摄入，包括口腔咀嚼、唾液分泌和吞咽动作的障碍，以及各种原因所致的消化道瘘、狭窄和梗阻。其中吞咽障碍及消化道瘘、狭窄和梗阻的影响更为重要。

（一）吞咽障碍

广义的吞咽障碍既包括口腔、咽部和食管等器官结构和（或）功能受损的器质性障碍，也包括认知和精神心理等方面的问题引起的吞咽和进食问题，需要进行相应筛查和评估。对肿瘤放疗患者，头颈部放疗导致的环咽肌纤维化及头颈部肿瘤术后的食管瘢痕增生等是引起吞咽障碍的重要原因。对此，环咽肌导管球囊扩张术是一种有效的治疗手段。环咽肌导管球囊扩张术是以球囊导管经口/鼻孔插入食管，用注水/注气的方式充盈球囊，扩张环咽肌。部分有条件的气管切开患者，可在气管套管口安放吞咽说话瓣膜，减少误吸，重塑声门下压力和咽喉部感觉，重建声门反射和咳嗽反射。

（二）消化道瘘、狭窄和梗阻

肿瘤放疗患者可能因各种原因出现消化道瘘及管腔狭窄、梗阻，因此应尽可能创造条件恢复患者经口进食途径。除外科手术外，也可采用内镜下的消化道微创治疗手段，包括支架或狭窄扩张术开放经口进食通路，以及内镜下瘘口闭合、恢复消化道管壁完整性等。

1.重建经口进食通路　消化道支架是重建经口进食通路的重要手段，常用于恶性肿瘤晚期的姑息治疗，通过支撑狭窄段，可重新恢复患者自然经口进食获取营养的途径；亦可作为结肠恶性梗阻术前的"架桥"，缓解肠腔水肿，改善营养状态，为择期手术赢得时间。食管支架早期并发症有胸部疼痛、出血，出血率为3%～8%，通常是自限性的，但在同步放化疗的情况下，食管支架置入可能会增加患者疼痛感及穿孔风险，并可能因此影响EN的进行。相比之下，胃十二指肠支架、结肠支架导致穿孔的发生率较食管支架更高，这可能与解剖位置、支架对肿瘤的压迫有关；另一方面，一些抗血管形成的抗肿瘤药也有引发肠穿孔的可能，联合支架置入时也增加肠穿孔的风险。支架远端靠近肛门时，可能会发生里急后重的肛门刺激症状，因此术前应充分评估及告知，如支架远端在齿状线附近，常可引起明显疼痛不适，一般不采用。由于支架置入通常需要经由X线或内镜介入放置导丝引导，在十二指肠水平部以远的小肠置放困难，因此较少用于小肠狭窄，尤其是多段小肠狭窄。

放疗相关的消化道狭窄亦可采用内镜下狭窄扩张术或切开。狭窄扩张术主要是通过强力伸张狭窄环周的纤维组织，引起狭窄部一处或多处的撕裂，一般在X线或内镜直视下送入导丝，经导丝置入扩张器以达到扩张狭窄腔的目的。目前常用的扩张工具包括球囊扩张器和探条，前者主要依靠球囊膨胀的侧向扩张力，后者则同时还有推送时施加的纵向扩张力，相对而言，操作时患者不适感更明显，往往需要麻醉后进行。内镜下切开是通过内镜切开刀切开狭窄处瘢痕以扩大狭窄口，其主要并发症包括术后疼痛、穿孔、出血等，疼痛多轻微，可自行缓解，必要时可使用镇痛药。内镜下消化道狭窄切开的穿孔发生率可达3.5%，较小的穿孔可以考虑内镜下覆膜支架置入覆盖或金属夹夹闭，严重者需外科补救。绝大多数狭窄部位无丰富血管，切开后的出血多可保守处理。

2.恢复消化道管壁完整性　肿瘤放疗患者可因肿瘤本身破坏消化道管壁或放疗致相关组织损伤出现消化道瘘，其中以食管瘘最常见。瘘口的存在使得食物、消化液可进入异常腔隙，造成严重感染。长期禁食阻断了患者口服的营养途径，继发的营养不良不利于瘘口愈合，感染也难以控制。

随着内镜技术及其器械的发展，各种内镜封闭的微创技术成为瘘口封闭的常用治疗选择。内镜下覆膜支架封堵是最常用的瘘口封堵方式之一，用于食管瘘口形成的患者，操作成功率高；生物蛋白凝胶可凝固封堵创面，内镜下导入生物蛋白凝胶可用于封堵有出血风险的消化道瘘口，但对局部糜烂严重、坏死组织多者效果较差；较小的消化道瘘可在内镜下用经钳道释放的金属夹通过机械力封闭创面，较大者可采用金属夹联合尼龙绳的方法，即多个金属夹将尼龙绳环周固定于瘘口，进而收紧尼龙绳使瘘口封闭；对经钳道释放金属夹难以处理的瘘口，可尝试OTSC（over-the-scope-clip）金属夹，其咬合力强、翼展大，操作简单，适于1～3cm的消化道瘘口或穿孔，尤其是对于周围组织纤维化严重者。

三、管饲肠内营养

对于肿瘤放疗患者，即使经口进食通路开放，仍可能因放疗相关损害引起经口进食困难。在经口进食不能满足目标营养需求时应进行管饲EN。

（一）经鼻临时置管

NGT及NIT是短期管饲EN（＜4周）的两种经典途径。NGT置管无创，即便在条件有限的基层单位亦易于开展，但因对黏膜的压迫及刺激作用，容易引起局部炎症、水肿、溃疡等并发症，尤其在口咽部肿瘤患者需接受放化疗时，NGT的缺陷更加需要重视。利用NGT进行EN有一定的胃潴留发生率，如存在重度颅脑外伤、术后胃瘫等胃排空障碍，将大大增加患者呕吐、误吸及吸入性肺炎的风险。NIT即幽门后置管，食物不经过胃直接进入十二指肠或空肠段，很大程度上避免了胃潴留相关的反流及误吸的发生。尽管如此，NGT和NIT仍不可避免地因饲管长期压迫、摩擦引起鼻咽部、食管黏膜的糜烂，甚至溃疡，且患者鼻腔带管从外观上不便参加日常活动，较大程度地影响了生活质量。

对肿瘤放疗患者而言，何时开始管饲使患者获益更大，目前还缺乏共识。对头颈部肿瘤患者，放疗后经口进食困难十分常见，因此放疗前预防性置管成为一种建立放疗后营养通路的策略。但是一些研究发现，放疗前常规预先置入营养管对提升患者营养状况和放疗疗效并没有明显帮助，因此，ESPEN指南并不推荐放疗前常规预防性置管。但对于某些患者，如明显体重下降（1个月内大于5%或6个月内大于10%）、BMI＜18.5、严重吞咽困难或疼痛、严重厌食、头颈部恶性肿瘤预期将发生严重放射性口腔或食管黏膜炎者，尽管尚缺乏高级别循证证据支持，仍可考虑放疗前预防性置入营养管。一项针对晚期口咽癌患者的研究比较了放疗前预防性置入营养管和治疗过程中根据患者情况响应性置管管饲的情况，结果发现，双侧颈部淋巴结照射和同步放化疗的患者接受响应性管饲的比例更高，响应性管饲患者的体重下降较预防性管饲患者更明显，但5年生存率没有差异，这一结果提示，对双侧颈部淋巴结照射和同步放化疗的患者预防性管饲可能更为有益。

（二）长期肠内营养置管

肿瘤放疗患者如无法接受经鼻置管，或者预计4周以上无法恢复经口进食时，需建立经胃或经肠的长期管饲途径。美国胃肠病协会推荐将经皮内镜下胃造口术（percutaneous endoscopic gastrostomy，PEG）作为经胃长期EN的首选通路。PEG是借助内镜辅助进行腹壁穿刺点定位，经皮穿刺置入导丝，经导丝引导造口管进入胃腔的微创造口技术。随着内镜技术的快速发展及操作熟练程度的提高，其技术并发症发生率大大下降，目前仅需门诊条件即可完成，为临床广泛应用。与传统手术胃造口术相比，具有操作简单、所需条件便捷（无须全身或静脉麻醉、可在床边放置等）等优点，患者易于接受。值得一提的是，该方法由于置管隐蔽，可解决NGT和NIT所不具备的外表美观问题，患者可正常进行日常活动，提高生活质量。

通过外科手术空肠造口术是空肠置管的重要手段，包括腹腔镜下空肠造口术（percutaneous laparoscopic jejunostomy，PLJ）、空肠穿刺置管造口术（needle catheter jejunostomy，NCJ）、隧道式空肠造口术和Roux-en-Y空肠造口术等。随着技术的进步，临床上建立空肠内管饲的非外科途径越来越多，包括X线辅助、超声辅助等，而经内镜辅助的间接或直接空肠置管由于操作简单、安全，已越来越成为替代外科空肠置管的常用方法。间接法经皮内镜下空肠造口术是指在完成PEG后，经胃造口置入空肠延长管，这一方法常被称为经皮内镜下胃-空肠造口术（percutaneous endoscopic gastrojejunostomy，PEGJ）。经皮内镜下直接空肠造口术在1987年首见报道，也称为直接法经皮内镜下空肠造口术（direct percutaneous endoscopic jejunostomy，DPEJ）。

1. PEG　对于放疗相关的口腔和咽喉部放射性炎症反应或食管恶性梗阻的患者，PEG/PEGJ较NGT有明显优势。限制患者接受PEG的胃肠道原因主要包括：胃或残胃排空障碍；患者无法耐受胃内喂养，即反复出现无法控制的恶心、呕吐、胃食管反流症状或由此导致的吸入性肺炎；胃壁无法获得穿刺点；各种良、恶性疾病导致的胃流出道（即幽门、十二指肠或术后胃肠吻合口）梗阻等。同时，如果患者存在严重的凝血功能障碍、恶性肿瘤器官浸润（如结肠等）及腹膜种植、大量腹水、神经性厌食、严重精神病和预期生存期短等相关全身情况，也是PEG也的禁忌证。如果胃内存在严重溃疡、糜烂等，PEG将受到限制，因此术前进行普通内镜检查评估是必需的。

PEG的存在可导致一些并发症，造口周围皮肤感染是PEG最常见的并发症，文献报道其发生率可达21.9%，严重者还可发展为腹壁蜂窝织炎，由造口累及周边，甚至产生皮下气肿。主要处理方式为术后预防性使用抗生素，同时密切观察造口周围皮肤改变、换药时保持造口周围皮肤清洁、调整外固定器等。若有脓肿形成应切开引流，有严重皮下气肿者，需尽早切开，去除坏死组织。固定器植入综合征（buried bumper syndrome）也称包埋综合征，多由于内、外固定器间压力过大使得内固定器向外移行而嵌入到胃前壁或腹前壁，文献报道其发生率为1.5%～1.9%，危险因素包括老年人、肥胖、慢性咳嗽、营养不良及不当的人为操作等。临床上早期发现应及时内镜处理或移除造口管，否则有发生胃肠出血、穿孔及腹膜炎的风险，甚至死亡。为了预防包埋综合征，在胃造口管放置后应允许其外固定器相对于腹壁有10mm的自由活动范围。PEG术后出血的发生率约为12.8%，主要是由于操作时损伤胃壁、腹壁血管，渗血一般给予局部压迫，若出血量大，则需行外科干预。PEG穿刺过程中可能引发气腹，发生率在5%～50%，通常无须处理。若患者合并难以缓解的腹痛或腹膜炎表现，应警惕结肠损伤的可能。如出现皮肤垫盘外固定过松或移位，胃前壁与腹壁未紧密接触，可致造口管旁渗漏甚至腹膜炎，严重者常需外科手术处理。造口管移除后，造口于数小时内即可闭合，但有部分患者无法闭合，形成瘘管，其发生率约为3.5%，可能需要外科手术或内镜技术闭合。喂养相关并发症主要是吸入性肺炎，文献报道其发生率约为2.98%，主要原因包括管饲时体位不当，因平卧或床头过低而增加反流机会；胃潴留；管饲后短时间内吸痰等。导管护理相关并发症常见的有导管堵塞、老化、折损等，主要与留置时间长、护理不当有关。

2. PEGJ/DPEJ　因反流等因素无法耐受胃内给予管饲的患者，建立在PEG基础上的间接法经皮内镜下空肠造口术（PEGJ）可快速建立食物直接进入空肠的营养通路，简便易行，但所用管径细、易堵塞，且营养管可能回弹进入近端消化道，影响EN效果。PEGJ对全胃切除术或部分胃切除术后残留胃壁无法在内镜下选择合适造口穿刺点的患者则难以进行。DPEJ较PEG/PEGJ有更高的技术难度和设备要求，因此在EN中的应用不如PEG普遍，仅在患者无法施行PEG、PEG无效或有并发症时，方考虑建立PEGJ或DPEJ通路。

PEGJ/DPEJ术后并发症与PEG大致相同，现有的临床研究显示，两种方法所致的造口旁渗漏、切口血肿、出血等近期并发症相当，但DPEJ远期并发症更少，其导管通畅时间更长，发生导管移位的概率显著少于PEGJ（5.4%对33.3%），需再次干预的风险明显低于DPEJ。

3.经皮食管造口置管　尽管基于PEG的消化道置管技术已比较成熟，但针对合并未纠正的急、慢性腹膜炎，胃切除术等局部解剖异常，胃腔穿刺部位溃疡或肿瘤，脑室腹腔分流术，病态肥胖，穿刺部位前方内脏遮挡等情况的患者，PEG或DPEJ是不适合进行的，而经皮食管造口置管（percutaneous transesophageal gastrotubing，PTEG）的造口位于颈部，经皮穿刺后向食管内置管，避免了腹腔感染的风险，为无法进行PEG置管的患者提供了替代方案。PTEG技术可借助内镜或X线引导完成，其成功率及并发症与传统外科手术相当，且创伤小、康复快、对患者基础情况要求低。PTEG的主要并发症包括感染、局部出血、甲状腺及颈部神经血管损伤，以及皮下气肿等，一般可以通过非手术治疗解决。由于PTEG装置主要在日本销售，其他国家的应用经验有限。

4.长期营养通路的合理选择　尽管经PEG/PEGJ、DPEJ或PTEG进行EN具备明显的优势，可让患者在很大程度上获益，但放疗患者是否建立长期营养通路应综合考虑患者的临床情况、胃肠道功能、预后、生活质量、伦理问题及患者本身的意愿。PEG/PEGJ、DPEJ或PTEG只能作为一种医疗选择，而不能用于其他目的，如节省时间、金钱或人力资源等。放置PEG前应鼓励患者经口进食，如果不能改善营养状况，则应尽早建立长期EN通路减少营养丢失。对于接受腹部手术并且术后需要较长时间EN治疗的患者，可以考虑术中进行空肠造口术，放置空肠营养管；实施近端胃肠道吻合术且需要EN治疗的患者，应当经吻合口远端进行空肠造口术喂养。头颈部肿瘤接受放疗的患者，且口咽、食管无完全性梗阻内镜可通过时，则优先考虑建立PEG通路，当患者无法施行PEG、PEG无效或有并发症时，方考虑建立PEGJ或DPEJ通路。PTEG目前仅是无法接受PEG或DPEJ患者的替代方案。

PEG/PEGJ、DPEJ和PTEG可以在很大程度上解决无法经口进食患者长期的EN需求，但这些技术仅是多种营养通路建立的选择方案之一。几种技术之间存在利弊互补，不同病情的患者均可尝试获得合适的EN通路，临床上可根据个体化原则进行选择和制订。随着内镜技术的发展和进步，上述操作并发症发生率大幅度下降，处理并发症的方法和能力也大幅度提升，而各种衍生技术（包括超声引导下的胃肠吻合术等）的创新也为EN通路建立提供了新的策略，让更多患者可重新获得EN途径。

四、肠外营养静脉通路

当患者胃肠道有功能时，应首选EN，对肿瘤放疗患者亦是如此。ESPEN和ASPEN均不推荐肿瘤放疗患者常规使用PN，但在重度营养不良、严重胃肠道功能障碍等EN禁忌证、不能耐受EN或EN不能达到60%目标量超过7～10d时，可考虑PN或补充性肠外营养（supplemental parenteral nutrition，SPN）。在肿瘤放疗患者，特别是因放射性肠炎或消化道手术后肠道功能不全或丧失者，PN是早期、甚至长期营养素摄入的唯一途径。

静脉营养是PN的主要方式。短期PN或某些特殊情况下营养液可经外周静脉输注，即周围静脉营养（peripheral parenteral nutrition，PPN），由于高渗营养液易引起血栓性静脉炎，因而PN长于7d者，为弥补PPN的不足，通常应行中心静脉置管，包括中心静脉导管（central venous catheter，CVC）、经外周静脉穿刺的中心静脉导管（peripherally inserted central venous catheters，PICC）和完全植入式静脉输液港（输液港）。

（一）外周静脉置管

PPN的临床应用具有很多优点，如静脉途径建立简便、易于护理、营养给予及时、可避免中心静脉途径给予营养的相关并发症、费用相对较低等。同时PPN的应用也存在一些限制因素，如使用时间相对较短（＜2周）；输注液渗透压过高及浓度较大时不宜使用；周围静脉营养提供的能量、氮量及液体量有限；可出现液体外渗及血栓性周围静脉炎等并发症。外周静脉置管是指经外周静脉置入输液导管，且导管尖端仍位于外周静脉中的临床输注技术。外周静脉多选取上肢静脉，下肢外周静脉不适合PN，尤其是成人，发生血栓性静脉炎的危险性较高，且限制患者的床下活动。

若患者已恢复部分EN或由于疾病限制（如处于严重应激、烧伤、大手术）导致无法耐受高能量营养治疗，则无须通过PN提供高能量及高氮量，以减少大量液体、高渗透压及低pH对周围血管的损伤。在仅需PN提供低能量营养摄入时，PPN为首选途径；若患者需要全肠外营养（total parenteral nutrition，TPN），PPN给予全量营养制剂及高渗透压制剂将受到限制，这时应评估可能给予PN的时限，若为短期，则PPN作为选择之一，若为长期，则需经中心静脉途径；既往多次行经中心静脉肠外营养（central parenteral nutrition，CPN），再次穿刺置管困难，无法建立深静脉通路或出现导管相关性血行感染，已拔除中心静脉导管时，应避免即刻再次行深静脉置管，可给予PPN数日，防止血中致病菌于中心静脉导管上定植。

外周静脉置管分为短外周导管和中等长度外周导管两种类型。短外周导管通常适用于治疗时间少于1周的输液治疗方案，而中等长度外周导管通常适用于治疗时间持续1～4周的患者。在满足治疗方案的前提下，应选择管径最小、长度最短、创伤性最小的导管。

由于物理、化学或生物等因素对血管内壁的刺激而导致血管壁炎症，25%～70%的外周静脉置管患者会发生静脉炎，包括机械性、化学性、感染性及血栓性静脉炎等。外周静脉血栓性静脉炎最为常见，为避免、减少血栓性静脉炎的发生，需要注意选择正确的穿刺部位、控制营养制剂的浓度及渗透压，以及加强对穿刺、输注部位的观察。出现静脉炎后应抬高患肢、促进静脉回流；血栓性静脉炎避免按压炎症部位，防止栓子脱落形成栓塞；可使用多磺酸黏多糖乳膏促进纤维蛋白溶解，抗血栓形成；临床上亦有局部使用芦荟等以减轻症状。

（二）中心静脉置管

经皮穿刺中心静脉置管是将CVC经皮穿刺，导管尖端置入中心静脉的一种操作技术。主要经颈内静脉、锁骨下静脉、股静脉将导管插入到上、下腔静脉并留置。对于营养状况差、皮肤松弛的患者，常规置管后导管易脱出，局部皮肤穿刺点有感染或瘢痕的患者常规穿刺难以进行，此时可以采用隧道式中心静脉置管（central venous tunnel catheter，CVTC）技术。CVTC是将带有一层硅树脂鞘和涤纶袖套状结构的硅橡胶导管经前胸壁皮下隧道置入上腔静脉达右心房，建立血管通路。由于隧道式中心静脉导管的特制材料可使皮下组织粘连，有利于固定导管并防止导管脱出移位。

中心静脉置管适用于需长期PN的患者，也可为多种治疗及中心静脉压等生理参数检测提供直接便利的静脉通路。中心静脉置管具有应用时无疼痛、可长期使用、不影响患者活动及便于危重患者抢救用药等优势，但对穿刺置管技术及护理要求较高。

中心静脉置管最常见的并发症是锁骨下静脉穿刺相关的气胸，发生率为2.18%；其他常见并发症包括误穿伴行动脉、空气栓塞、导管异位及中心静脉导管相关性血流感染等。

（三）经外周静脉穿刺的中心静脉置管

PICC置管是由外周静脉置入输液导管，导管末端置于中心静脉，通常在右心房与上腔静脉交汇处的一种深静脉置管术，应用于需要PN时间超过2周、有锁骨下静脉或颈内静脉穿刺禁忌证的患者，以及接受家庭PN治疗的患者。

目前认为PICC没有绝对禁忌证，但其置管途径在有放疗史、手术史时应慎重选择。其他相对禁忌证包括无合适的穿刺置管血管、有严重的出凝血功能障碍或免疫抑制、穿刺部位或附近组织有感染、有静脉血栓形成史、存在动静脉瘘可能及上腔静脉压迫综合征等。

PICC置管首选的穿刺血管为贵要静脉，因其血管直、短且静脉瓣少，穿刺时经腋静脉、锁骨下静脉、头臂干达上腔静脉。其次选择为肘正中静脉、头静脉。

PICC的并发症包括与导管型号不适合及穿刺操作相关的机械性静脉炎、输注液体性质相关的化学性静脉炎、细菌性静脉炎、血栓性静脉炎、穿刺部位感染，以及导管断裂、移位、阻塞等与导管相关的并发症。

（四）完全植入式静脉输液港

完全植入式静脉输液港又称植入式中央静脉导管系统（central venous port access system，CVPASS），简称输液港，是一种可以完全植入体内的闭合静脉输液系统，使用寿命较长。主要由供穿刺的注射座和静脉导管系统组成，其材质具有高度相容性，可采取经皮穿刺导管植入法或切开式导管植入法，其全部装置均埋于皮下组织，对患者日常生活影响小。

输液港主要用于需要长期使用PN者，以及需输注高浓度、高渗透压药液，或者药液对外周静脉具有强刺激性的患者。

植入部位皮肤局部有破损或感染、全身感染且一般状况较差、上腔静脉综合征或出凝血功能障碍的患者不适合植入输液港。输液导管植入途径首选超声引导下经右侧颈内静脉途径，导管头端的最佳位置为上腔静脉和右心房交界处；输液座植于皮下，部位一般选择前胸壁，建立皮下隧道和皮袋，用不可吸收缝线与周围组织缝合固定。

输液港的主要并发症包括导管相关性血流感染、导管堵塞和导管夹闭综合征，以及导管移位、扭曲或破坏等。

五、其他营养治疗通路

对于前述均无法建立营养通路的患者，还可以考虑一些特殊通路进行营养治疗，但目前临床上应用报道少，经验有限，且主要用于补充水分。

（一）经骨髓腔输液

骨髓腔内输液是一种能够快速、安全、有效的建立血管通道的方法，主要用于急救。循环衰竭时，骨髓腔内静脉网仍然保持非塌陷状态且与体循环保持连接，可以作为输液通路，与外周静脉通路及中心静脉通路相比，骨髓腔内通路具有操作成功率高、耗时短、易掌握的优势。骨髓腔内输入药物的药动学、药效学及用药剂量与静脉用药相似。

任何疾病急需经血管通路补液治疗或药物治疗但无法建立常规静脉通路时，均可采用骨髓腔内输液技术。在危重症患者抢救过程中，如外周静脉穿刺2次不成功应马上建立骨髓腔内输液通路。

骨髓腔输液通路的绝对禁忌证包括穿刺部位骨折、穿刺部位感染、假肢等；相对禁忌证包括成骨不全、严重骨质疏松、缺少足够解剖标志、穿刺点48h之内接受过骨髓腔输液等。

（二）皮下输液

皮下输液是通过穿刺针将液体注入皮下组织的一种操作技术。实践证明，皮下输液同样可以达到对水及营养物质的吸收效果，与静脉输液具有相似的有效性及安全性。皮下输液可用于婴幼儿和成人，尤其适合静脉通路建立困难、营养状况较差的老年患者。由于老年患者皮肤松弛，皮下空间较大，对于皮肤输注的耐受性更好。最常用的刺入部位是腹部的侧面、大腿内/外侧、男性胸前区、前臂/上臂外侧面或头皮部，在多个部位同时输注可以增加总输注量。

皮下输液最常见的并发症为输注部位组织水肿，然而该情况无须特殊处理，可自行消散。皮下输液多用于短期（≤10d）的营养治疗，但理论上只要输注路径允许且不发生任何并发症，长期输注也是可行的。对于皮下输液液体渗透压，目前尚无明确指南提出，但多项临床研究结果认为，皮下输液渗透压应维持在154～845mOsm/L，渗透压在280～300mOsm/L时患者耐受性最好。

（三）经腹腔输液

理论上经腹腔输液的优点是腹膜面积大，密布血管和淋巴管，吸收能力强，补液速度快，对心脏负荷小。尽管在大型哺乳动物中有应用报道，但经腹腔输液营养治疗的安全性及有效性目前在人类尚未得到验证。

参 考 文 献

［1］Arends J，Bodoky G，Bozzetti F，et al. ESPEN guidelines on enteral nutrition：Non-surgical oncology. Clin Nutr，2006，25（2）：245-259.

［2］Loser C，Aschl G，Hebuterne X，et al. ESPEN guidelines on artificial enteral nutrition——percutaneous endoscopic gastrostomy（PEG）. Clin Nutr，2005，24（5）：848-861.

［3］吕家华，李涛，谢丛华，等. 食管癌放疗患者肠内营养专家共识. 肿瘤代谢与营养电子杂志，2015，2（4）：29-32.

［4］CSCO肿瘤营养治疗专家委员会. 恶性肿瘤患者的营养治疗专家共识. 临床肿瘤学杂志，2012，17（1）：59-73.

［5］中华医学会肠外肠内营养学分会. 成人补充性肠外营养中国专家共识. 中华胃肠外科杂志，2017，20（1）：9-13.

［6］Lu YF，Chung CS，Liu CY，et al. Esophageal metal stents with concurrent chemoradiation therapy for locally advanced esophageal cancer：safe or not?. oncologist，2018，23（12）：1426-1435.

［7］Vangelov B，Smeer RI. Clinical predictors for reactive tube feeding in patients with advanced oropharynx cancer receiving radiotherapy＋/－chemotherapy. Eur Arch Otorhinolaryngol，2017，274（10）：3741-3749.

［8］Forootan M，Tabatabaeefar M，Mosaffa N，et al. Investigating esophageal stent-placement outcomes in patients with inoperable non-cervical esophageal cancer. J Cancer，2018，9（1）：213-218.

［9］Lai A，Lipka S，Kumar A，et al. Role of esophageal metal stents placement and combination therapy in inoperable esophageal carcinoma：a systematic review and meta-analysis. Dig Dis Sci，2018，63（4）：1025-1034.

［10］Cerna M，Kocher M，Valek V，et al. Covered biodegradable stent：new therapeutic option for the management of esophageal perforation or anastomotic leak. Cardiovasc Intervent Radiol，2011，34（6）：1267-1271.

［11］Zhongmin W，Xunbo H，Jun C，et al. Intraluminal radioactive stent compared with covered stent alone for the treatment of malignant esophageal stricture. Cardiovasc Intervent Radiol，2012，35（2）：351-358.

［12］Wei JJ，Xie XP，Lian TT，et al. Over-the-scope-clip applications for perforated peptic ulcer. Surg Endosc，2019，33（12）：4122-4127.

［13］Yang ZY，Wei JJ，Zhuang ZH，et al. Balloon-assisted ultrasonic localization：a novel technique for direct percutaneous endoscopic jejunostomy. Eur J Clin Nutr，2018，72（4）：618-622.

［14］杨志勇，魏晶晶，庄则豪. 中国恶性肿瘤营养治疗通路专家共识解读：非外科空肠造口. 肿瘤代谢与营养电子杂志，2018，5（2）：139-143.

［15］魏晶晶，刘鹭鹏，庄则豪，等. 支架或导管缓解恶性大肠梗阻的回顾性队列研究. 肿瘤代谢与营养电子杂志，2017，4（1）：83-87.

［16］Moura LM，Carneiro TS，Cole AJ，et al. Association between addressing antiseizure drug side effects and patient-reported medication adherence in epilepsy. Patient Prefer Adherence，2016，102197-102207.

［17］Ponsky JL，Aszodi A. Percutaneous endoscopic jejunostomy. Am J Gastroenterol，1984，79（2）：113-116.

［18］Shike M，Schroy P，Ritchie MA，et al. Percutaneous endoscopic jejunostomy in cancer patients with previous gastric resection. Gastrointest Endosc，1987，33（5）：372-374.

［19］Rino Y，Tokunaga M，Morinaga S，et al. The buried bumper syndrome：an early complication of percutaneous endoscopic gastrostomy. Hepatogastroenterology，2002，49（46）：1183-1184.

［20］Lee SW，Lee JH，Cho H，et al. Comparison of clinical outcomes associated with pull-type and introducer-type percutaneous endoscopic gastrostomies. Clin Endosc，2014，47（6）：530-537.

［21］Dulabon GR，Abrams JE，Rutherford EJ. The incidence and significance of free air after percutaneous endoscopic gastrostomy. Am Surg，2002，68（6）：590-593.

［22］Patwardhan N，McHugh K，Drake D，et al. Gastroenteric fistula complicating percutaneous endoscopic gastrostomy. J Pediatr Surg，2004，39（4）：561-564.

［23］Heinrich H，Gubler C，Valli PV. Over-the-scope-clip closure of long lasting gastrocutaneous fistula after percutaneous endoscopic gastrostomy tube removal in immunocompromised patients：a single center case series. World J Gastrointest Endosc，2017，9（2）：85-90.

［24］Nugent B，Parker MJ，McIntyre IA. Nasogastric tube feeding and percutaneous endoscopic gastrostomy tube feeding in patients with head and neck cancer. J Hum Nutr Diet，2010，23（3）：277-284.

［25］Paxton JH，Knuth TE，Klausner HA. Proximal humerus intraosseous infusion：a preferred emergency venous access. J Trauma，2009，67（3）：606-611.

第6章

肿瘤放射治疗患者的营养需求

一、能量需求

能量是每一位肿瘤放疗患者赖以生存的基础，为了维持生命、生长、发育、繁衍和从事各种活动，患者每天必须从外界摄取一定的物质和能量。如果无法进行肿瘤放疗患者能量需求的个体化测量，可假定肿瘤患者的总能量消耗（total energy expendture，TEE）与健康人群类似，为25～30kcal/（kg·d），每日最低需水量为30～40ml/（kg·d）。为了保证患者的营养状态，饮食应满足机体的能量消耗，包括静息能量消耗（resting energy expenditure，REE）、机体活动和食物热效应等的能量需求。

肿瘤患者存在的系统性炎症与乏力、体能活动下降、厌食、体重减轻加重相关，通过传统的营养支持即使能恢复患者正常的能量摄入，这一炎症状态仍能损伤或妨碍骨骼肌的重建。过度的营养支持会导致过度喂养，出现代谢副反应，因此，对于所有肿瘤放疗患者都应制订合理的营养计划。另外，没有证据表明充足的营养支持会促进患者肿瘤生长，因此不必拒绝、减少或终止营养支持治疗。

1.静息能量消耗　评估肿瘤患者的总能量消耗需考虑静息能量消耗（REE）和体力活动相关的能量消耗。REE可由间接热量测定法测定，由可穿戴设备记录，确定体力活动消耗。有证据表明，REE在某些肿瘤患者中升高。以非荷瘤人群为对照，由间接热量测定法测得的肿瘤患者的REE可能与之相同、升高或降低。Lundholm的一项大样本临床研究显示，以体能、人体成分、年龄及体重减轻状况类似的人群作为对照，体重下降的肿瘤患者中，约50%为高代谢状态。同样，在新确诊的肿瘤患者中，约48%的患者是高代谢状态，其每千克瘦体重的REE测量值高于预测值。

目前，抗肿瘤治疗对REE影响的研究结论不统一。Fredrix等比较了健康受试者和104例胃癌或结直肠癌患者及40例非小细胞肺癌患者术前和术后1年的REE水平，发现胃肠道肿瘤患者术前REE多正常，术后稍升高；肺癌患者术前REE较正常水平升高，根治性手术后降低，如有肿瘤复发REE不会下降，12例新确诊的小细胞肺癌患者接受化疗后出现循环炎症介质和REE水平下降。

2.总能量消耗　虽然许多肿瘤患者的REE是升高的，然而晚期肿瘤患者的TEE与健康人群相比是减低的，其主要原因可能是这部分肿瘤患者的体力活动减少，次要原因可能是能量摄入减少等，能量摄入小于能量消耗时，患者体重会进一步下降。检测数据显示，体重稳定的白血病患者和卧床伴体重下降的胃肠道肿瘤患者的TEE分别为24kcal/（kg·d）和28kcal/（kg·d）。

TEE可由REE的标准公式及体力活动水平的标准值推算得到，也可以凭经验，根据患者的体力状态假定为25～30kcal/（kg·d），这样估计得到的TEE往往导致肥胖患者的TEE被高估，严重营养不良患者的TEE被低估。因此，建议在治疗过程中应根据患者营养状况的变化调整能量供给。

二、蛋白质需求

1.氨基酸需要量　肿瘤恶病质患者常存在合成代谢障碍，膳食中氨基酸的合成受到影响，造成肌肉蛋白质明显消耗，可通过同时补充胰岛素和氨基酸来解决。增加蛋白摄入可以促进肿瘤患者肌肉蛋白质的合成代谢。对于肿瘤患者的最佳氮供给量目前尚无定论，肿瘤患者的蛋白质需求量估计在1.2～1.5g/（kg·d），具体补充量应根据患者的肾功能及其他代谢紊乱程度等进行调整。目前专家推荐的范围在最低蛋白质供给量1g/（kg·d）到目标供给量1.2～2g/（kg·d），严重营养不良患者推荐供给量为1.5～2g/（kg·d）。确定是否满足患者的蛋白质需求量的最佳方法是监测和重新评估体重增加和氮潴留。高龄、缺乏运动和系统性炎症反应可诱导"合成代谢障碍"，如蛋白质合成对于合成代谢刺激的反应下降，因此，对于老年慢性疾病患者，循证医学推荐的蛋白质供给量在1.2～1.5g/（kg·d）。营养物质吸收后REE与氮需求量的平均比值估计是130kcal/g氮，由于氨基酸净利用率低于100%，因此任何营养混合物REE/氮的比值应小于并接近100kcal/g氮。

能够为肿瘤患者提供正氮平衡的氨基酸供给量可能接近2g/（kg·d）。有证据表明，肿瘤患者的肌肉蛋白质合成代谢并未完全停止，且对于氨基酸膳食仍有反应。Winter等的研究显示，中等程度的恶病质肺癌患者，虽然存在严重的胰岛素抵抗，包括葡萄糖利用受损及全身蛋白质合成代谢障碍，但高氨基酸血症可能重塑正常的蛋白合成代谢。肾功能正常的人群，摄入2g/（kg·d）及以上的蛋白质是安全的；急性或慢性肾衰竭的患者，蛋白质的补充分别不应超过1.0g/（kg·d）或1.2g/（kg·d）。

2.不同氨基酸的选择　虽然大部分肿瘤患者仅需短期的营养支持，在这种情况下，无须特定组方氨基酸混合物。然而对于存在严重营养不良、需要长达数周营养支持的患者，往往存在能量和营养物质的代谢异常，需要特定氨基酸混合物的支持。通过向恶病质患者肠外营养中补充支链氨基酸，能够增加亮氨酸的代谢和蛋白质合成，而蛋白质的分解代谢仍保持稳定。研究发现，相对于标准氨基酸溶液，富含支链氨基酸的全肠外营养制剂有利于改善蛋白质吸收和白蛋白合成。对于无营养不良的晚期肿瘤患者，供给富含亮氨酸和n-3脂肪酸的氨基酸达40g［0.48g/（kg·d）］，能够显著增加肌肉蛋白质的合成率。当通过肠外营养补充氨基酸以满足机体需求时，为避免过量输入，应注意肠外营养袋内氮的浓度比。

存在系统性炎症并接受抗肿瘤治疗的患者，口服补充富含亮氨酸的药膳食品组和对照药膳食品组比较，发现前组患者的肌肉合成速率增加。β-羟基-β-甲基丁酸盐（HMB）是亮氨酸的代谢产物，其在阻力训练中作为膳食的补充，有助于增加训练相关肌肉的力量和瘦体重。常规剂量（3g/d）的HMB可以减少蛋白质分解，在未受过阻力训练的年轻人中有一定作用，但对老年人的影响尚不明确。与等量氮的非必需氨基酸混合物相比，口服精氨酸、谷氨酰胺和HMB混合物24周，能够改善晚期肿瘤患者的瘦体重，虽然有部分数据支持，但由于数据的不一致，以及患者依从性的问题，目前没有普遍使用这些氨基酸混合物。

3.谷氨酰胺　分解代谢状态下的谷氨酰胺是条件必需氨基酸，肿瘤细胞可以快速摄取和代谢谷氨酰胺。据推测，谷氨酰胺可能通过对抗酸化来稳定细胞内环境。谷氨酰胺可用于保护放、化疗导致的肠黏膜损伤，促进治疗后造血系统及免疫系统的恢复，优化氮平衡和肌肉蛋白质合成，改善抗氧化系统。考虑到谷氨酰胺可参与众多代谢途径，因此在找到足够证据前，应避免给肿瘤恶病质患者长期补充谷氨酰胺。

谷氨酰胺对放射性黏膜炎和皮肤毒性具有潜在的益处。研究发现，与安慰剂（氯化钠）相比，用含谷氨酰胺的漱口液（16g/d），或静脉补充谷氨酰胺 [0.3g/（kg·d）]，或口服谷氨酰胺粉（30g/d），减少了放射性黏膜炎的发生率和严重程度，缩短了持续时间。在一项含58例患者的随机对照试验（RCT）中没有观察到谷氨酰胺的益处。在接受放疗的早期乳腺癌女性患者中，对比了口服谷氨酰胺 [0.5g/（kg·d）、15g/d] 与口服葡萄糖的效果，结果发现谷氨酰胺组皮肤毒性较轻。谷氨酰胺的安全性和有效性还需要更可靠的证据。

目前研究结果尚不支持谷氨酰胺可以防止放射性肠炎的发生。动物实验已经观察到谷氨酰胺对不同的损害所造成肠毒性具有保护作用。一项试验（36例患者中有23例患者补充谷氨酰胺，每天3次，每次15g，其余13例患者服用葡萄糖）观察到，补充谷氨酰胺组患者放射性肠炎的严重程度降低，而多项研究发现补充谷氨酰胺后放射性肠炎的发生并未减少。

三、脂肪需求

1.脂肪供能　Waterhouse 和 Kemperman 在1971年发现，肿瘤患者可以有效进行脂肪动员作为能量来源。随后的研究也证明了在体重稳定和体重下降的肿瘤患者中，内源性脂肪被吸收后，可以有效动员和氧化 0.7～1.9g/（kg·d）（即达到静息能量消耗的 60%～80%）。与健康受试者相比，体重稳定的肿瘤患者对不同脂肪乳的代谢清除要快一些，体重下降的肿瘤患者甚至更快。

在用肠外营养支持治疗时，用脂肪替代葡萄糖还有其他优势，如可能降低患者高血糖带来的感染风险，此外，还有利于降低由于使用葡萄糖导致的体液潴留。研究发现，葡萄糖会降低肾钠排泄和细胞外液丢失，还提出，这种效应由胰岛素介导，因为胰岛素可增加交感神经活动，是一种有效的抗利尿药和抗利尿激素（ADH）。肿瘤患者由于肿瘤本身、恶心或阿片类药物等会通过影响下丘脑释放抗利尿激素，使得血浆渗透压和钠低于正常值。此外，严重的营养不良导致细胞内水和溶质减少，结果造成游离水的清除减少，而内源性水的合成可通过糖类和脂肪的氧化维持稳定，因机体活动减少，非显性失水也减少。

2.脂肪/糖类的供能比　对于存在胰岛素抵抗，伴体重减轻的肿瘤患者，相对于糖类，增加脂肪摄入不仅可提高供能比例，还可以增加能量密度同时减少血糖负荷。在胰岛素抵抗的患者中，肌细胞对葡萄糖的摄取和氧化受损，而对脂肪的利用是正常或增加的，提示增加脂肪/糖类的供能比是有益的。饮食的能量密度对肠内营养非常重要，这可以通过增加脂肪的比例来实现。由于食欲缺乏、早饱感和肠蠕动减少限制了低能量密度食物的摄入，因此对于厌食的肿瘤患者的饮食建议，大多强调应提高膳食中的能量密度。

目前，肿瘤患者饮食中最佳的脂肪/糖类比例尚不确定。用低糖饮食饲养荷瘤小鼠，能延缓其肿瘤细胞的生长，延长小鼠寿命。在一项随机对照、前瞻性、多中心临床研究中，111例接受放化疗的头颈部肿瘤和食管癌患者，接受标准肠内营养（对照组）或疾病特异性肠内营养（试验组），疾病特异性肠内营养配方是专门为肿瘤患者设计的，因为它含有大量的脂肪（40%的能量）、蛋白质（27%的能量）和鱼油中的n3-PUFAs（2.0gEPA和0.85gDHA）及低糖（33%的能量）。接受放、化疗后，试验组患者的体细胞质量仅下降（0.82 ± 0.64）kg，而对照组为（2.82 ± 0.77）kg（$P = 0.055$），客观测量的营养参数，如体重和瘦体重，试验组有所改善，但差异不显著。

生酮饮食可以将糖类的摄入限制在一个较低的水平，从而耗尽肿瘤组织代谢所需要的葡萄糖。许多肿瘤细胞都表达低摩尔浓度的（$1.5 \sim 2mmol/L$）葡萄糖转运蛋白（葡萄糖转运蛋白1、葡萄糖转运蛋白3），然而，没有临床试验证明肿瘤患者应用生酮饮食可获益。由于生酮饮食口感差，可能导致能量摄入不足和体重下降。尽管很难证实生酮饮食对肿瘤治疗的效果，但对晚期肿瘤和炎症诱导的胰岛素抵抗患者优先选择脂肪作为能量来源应没有争议。

3.脂肪乳　脂肪乳可提供必需脂肪酸。然而，大量使用标准大豆脂肪乳受到质疑，因其n-6PUFA含量高，后者与促炎的类花生酸的产生增加相关。橄榄油脂肪乳含有约20%的n-6PUFA（足以提供必需脂肪酸需要量）和65%的油酸。n-3脂肪酸通过与n-6脂肪酸的竞争性拮抗作用，可下调PGE2的产生，激活过氧化物酶体增殖物激活受体，抑制参与炎症过程基因的激活，最终起到降低炎症活性的作用。大量的生化和临床证据表明，n-6的脂肪乳替代品可以减少炎症反应和免疫抑制，增加抗氧化作用，因此这类脂肪乳可能成为更佳的能量来源。由于缺乏不同脂肪乳对肿瘤患者结局影响的临床研究，这些替代脂肪乳的作用尚不明确。

4.低脂饮食　研究发现，在接受腹部放射治疗的患者的结肠中有高浓度的胆汁盐，这会干扰水和电解质的吸收和分泌，从而增加肠蠕动。使用胆甾胺治疗胆盐吸收不良已被证明是有效的，但它可能会引起恶心和腹部绞痛。实际上，几十年前就有科学家研究了低脂饮食对胃肠道辐射综合征的影响，通过放射治疗期间和治疗结束后2年的C_{14}-胆酸排泄率来测量胆盐吸收，患者给予极低脂肪饮食（40g），3 ~ 6个月后其胆盐排泄率由49%降至12%（$P < 0.01$）。有报道称，胆盐吸收不良是一种放疗引起的急性反应症状，在治疗结束后，这种症状会随着时间的推移而减少，因此，随着时间的推移，极低脂肪饮食对胆盐排泄的影响不能与其自然分解相区别，因为此研究不包括遵循常规饮食的对照组。

在接受腹部放射治疗的患者中，还发现低脂肪和低乳糖饮食（40g脂肪和5g乳糖）与正常饮食（80g脂肪）相比，这两种饮食似乎都降低了放射治疗期间腹泻的发生率和对止泻药物的需求：14名摄入改良饮食的患者报告腹泻，而对照组为32名患者；干预组每天使用0.6片止泻药，而对照组为1.1片。值得一提的是，尽管低脂肪、低乳糖饮食组的腹泻频率有所下降，但与对照组（35%对28%）相比，其体重下降大于5%。因此，目前还不能在接受放射治疗的患者中推荐低脂肪、低乳糖饮食，除非这种改良饮食对患者营养状况有积极影响，并且不限于胃肠道症状的治疗。

低脂肪饮食对腹部放疗患者营养状况有益的证据还很有限。一项随机临床试验研究了低脂肪或改良的脂肪饮食在预防胃肠道毒性方面的功效。一组患者接受低脂肪饮食（20%的总能量来自长链甘油三酯），另一组接受改良脂肪饮食（20%的总能量来自长链甘油三酯，20%的总能量来自中链甘油三酯）；对照组遵循正常饮食（40%的总能量来自长链甘油三酯）。使用炎性肠病患者生活质量评分表（IBDQ-B）评价胃肠道毒性的变化，配对的IBDQ-B评分平均（SE）减少为7.3（0.9）分，表明毒性恶化；三组之间没有显著差异（低脂肪饮食组与改良脂肪饮食组之间的$P = 0.914$；低脂肪饮食组与对照组之间的$P = 0.793$；而改良脂肪饮食组与对照组之间的$P = 0.89$）。作者的结论是，与正常饮食相比，腹部放疗期间的低脂肪饮食或改良脂肪饮食不能改善胃肠道症状。值得注意的是，各组间由于脂肪摄入和治疗不足，可能会干扰结果。

四、维生素及微量元素

1. 每天需要量　肿瘤患者使用生理剂量的多种维生素、多种微量元素补充剂（即营养素补充量约等于人体每日的推荐量）是有效和安全的，除非某些临床情况下需要额外补充摄入量，这也适用于化疗和放疗期间的肿瘤患者。为所有患者提供均衡营养的饮食包括每天所需的微量营养素。在所有形式的营养不良中都存在微量营养素缺乏的风险，特别是水溶性维生素的缺乏。对于口服和肠内营养，每日需要的微量营养素可以参考中华人民共和国国家卫生健康委员会发布的《恶性肿瘤患者膳食指导》（http://www.nhc.gov.cn/ewebeditor/uploadfile/2018/06/20180613134949368.pdf）或WHO/FAO的推荐（http://www.who.int/nutrition/topics/nutrecomm/en/）。肠外营养中也应常规补充维生素和微量元素，除非有禁忌证。给予肠外营养超过1周则必须补充维生素和微量元素。总的来说，肠外营养中补充微量元素可以避免血浆中这些元素水平的降低。

2. 维生素D　肿瘤患者中维生素D的缺乏非常常见，并且与肿瘤发病及预后有关。Bolland等通过荟萃分析7项记录肿瘤发病率的随机对照试验（RCT）研究，报道了对于补充含钙或不含钙维生素D的患者，减少骨骼或非骨骼事件的发病率不足15%。另外一项系统回顾性研究也得出了类似结论。然而，在缺乏状态下补充维生素D是否会改善肿瘤患者的预后仍不明确。

五、其他肿瘤放射治疗患者的特殊营养需求

1. n-3脂肪酸　鱼油中含有丰富的n-3脂肪酸，n-3脂肪酸也称作ω-3脂肪酸、Ω-3脂肪酸和Omega脂肪酸等，它不是一种单一的化合物，而是一组化学物质，或者说是一个家族。这个家族中最重要的物质有3种：二十碳五烯酸（EPA）、二十二碳六烯酸（DHA）和α-亚麻酸（ALA）。

当用常规剂量补充时，鱼油和长链n-3脂肪酸耐受性良好，鱼油及n-3脂肪酸可以减少肿瘤患者的炎症反应，改善患者的营养状况。与对照组相比，补充鱼油可以提高抗肿瘤药的疗效，甚至延长患者的生存期。接受含鱼油口服营养补充剂的晚期肺癌化疗患者，其厌食、乏力和神经毒性减少。鱼油可以改善化疗患者的体能和生活质量、能量和蛋白质的摄入、体重和瘦体重。但是，有些RCT研究未显示补充鱼油的益处。早期的

系统性综述认为，没有足够的证据支持推荐 n-3 脂肪酸用于治疗肿瘤恶病质。

另外，鱼腥味的余味或打嗝可能影响患者的依从性。欧洲食品安全局（EFSA）在 2012 年汇总了这方面的所有研究，认为长期补充 5g/d 以下的 EPA 和 DHA 并不增加自发性出血或出血性并发症的风险。临床数据显示，来源于鱼油的 n-3 脂肪酸似乎能够增强多种细胞毒性药物的治疗效果。有临床前数据认为，HTA（16：4十六碳三烯酸）能够诱导化疗耐药，而 EPA 则不会。鱼油可能能够减轻化疗诱导的神经毒性。一项含 70 例急性淋巴母细胞白血病患者的研究发现，以甲氨蝶呤维持治疗的 6 个月期间，鱼油组不良反应发生率没有增加，且改善了肝功能状态。对于使用鱼油减少化疗毒性的推荐仍需要长期临床结局的观察。

适当的 n-3/n-6 PUFAs 比例对内环境稳定、正常生长发育、保持健康及预防和治疗慢性疾病极其重要。中国营养学会在《中国居民膳食营养素参考摄入量》中提出，n-3/n-6 PUFAs 适宜比值为（4～6）：1。

研究发现，对于食管癌同步放、化疗及胃癌术后辅助化疗患者，营养支持中补充谷氨酰胺、EPA、支链氨基酸有利于维持患者的营养状况、降低并发症发生率、提高患者的治疗顺应性。104 例食管癌或胃癌患者随机分为两组，均进行膳食指导及常规营养支持，试验组给予补充谷氨酰胺（20g/d）、EPA（3.3g/d）、支链氨基酸（8g/d），对照组不进行补充。结果显示，试验组非脂肪组织及骨骼肌重量均显著增加，而对照组显著降低（$P < 0.05$）。试验组血液中白蛋白、红细胞、白细胞、血小板保持稳定（$P > 0.05$），而对照组均显著下降。对于感染相关并发症发生率，试验组显著低于对照组（6% 对 19%，$P < 0.05$），此外，试验组按治疗计划完成率显著高于对照组（96% 对 83%，$P < 0.05$）。另一项随机研究中，食管癌患者在接受放化疗过程中接受 n3-PUFAs、谷氨酰胺和精氨酸的联合治疗，与接受标准配方的对照组进行比较。结果显示，治疗期间对照组的 C 反应蛋白（CRP）（$P = 0.001$）和肿瘤坏死因子（TNF）（$P = 0.014$）水平均高于免疫肠内营养组；对照组的白细胞、中性粒细胞、CD3、CD4、CD8 和总淋巴细胞的下降幅度均高于免疫肠内营养组，两者没有显著差异。一项系统综述总结了在放疗和（或）化疗期间使用 DHA 和（或）EPA 的随机对照临床试验，认为在接受放疗和（或）化疗的患者中，n3-PUFAs 补充剂对不同的临床结果有益，其中保存身体成分的作用最为明显，然而一些重要的结果，如减少肿瘤大小和延长患者的生存期等，并没有被观察到。

2.乳糖 乳糖是一种仅存在于乳制品中的双糖，它在肠内被乳糖酶消化。乳糖不耐受是一种由乳糖酶缺乏引起的综合征，其特征是腹部痉挛、腹泻、恶心和腹胀。在接受腹部放疗的患者中，有 15% 的人存在乳糖酶缺乏，这是由于肠道黏膜受到辐射损伤，导致包括乳糖酶在内的刷状缘酶（brush border enzyme）随之减少，导致乳糖不耐受。

研究发现，在长期饮食中改变乳糖含量对胃肠道毒性无影响。当研究低乳糖和低纤维饮食对盆腔放疗期间胃肠道毒性的影响时，观察到有降低胃肠道症状发生率的趋势，但各组间的生活质量无差异，胃肠毒性无显著差异。一项随机临床研究比较了改良的乳糖饮食对腹部放射治疗患者放射性腹泻的预防作用。患者被分配到含有乳糖的饮食（480ml 全脂牛奶）组、含有乳糖酶的饮食（480ml 全脂牛奶并含有乳糖酶）组、接受乳糖限制饮食组。结论是乳糖限制饮食不能预防辐射引起的腹泻。因此，作者认为低乳糖饮食对接受骨盆放疗的患者可能没有有益的影响。

3.膳食纤维 膳食纤维由复杂的糖类组成，分为可溶性和不溶性。不溶性膳食纤维由于不能被消化而起到膨胀剂的作用，而可溶性膳食纤维由于能够吸收水分可改善粪便的完整性。在对接受腹部放射治疗的患者进行的一项初步研究中，采用了一种可吸收肠道中水分的亲水性可溶纤维浓缩物。通过补充这种亲水胶（5～20ml/d），降低了腹泻的发生率（试验组60%，对照组83%，$P = 0.049$）。此外，亲水胶组严重腹泻的发生率更低（试验组11例对对照组17例）。

在一项随机临床试验中，为了评估营养干预对腹部放射治疗患者的长期效果，接受干预的患者被建议减少不溶性纤维和乳糖的饮食摄入，而对照组则保持正常饮食。研究结果显示，饮食干预对胃肠道症状和患者的生活质量没有明显的长期影响。不过，研究者承认患者对饮食的依从性很差，而且在减少纤维和乳糖摄入方面没有设定具体目标。此外，还观察到不溶性和可溶性膳食纤维之间的区别比较复杂。作者的结论是，由放射治疗引起的长期胃肠道症状大部分较轻，减少不溶性纤维和乳糖的摄入在预防这些症状的发生方面并不优于普通饮食。因此，目前没有足够证据表明限制膳食纤维对腹部放疗患者有明显的益处。

六、小结

由于接受放射治疗的癌症患者的存活率增加，因此必须针对每位患者的特殊情况制订防治放疗不良反应的策略。目的之一在于减少这些不良反应对患者营养状况的不良影响，目前针对营养干预疗效的研究很少，而且缺乏方法论。因此，需要更多的高质量临床数据来证明营养素对改善接受放射治疗的患者的疗效、营养状况和生活质量的影响。

参 考 文 献

［1］Bossola M，Pacelli F，Rosa F，et al. Does nutrition support stimulate tumor growth in humans? Nutr Clin Pract，2011，26（2）：174-180.

［2］Bosaeus I，Daneryd P，Svanberg E，et al. Dietary intake and resting energy expenditure in relation to weight loss in unselected cancer patients. Int J Cancer，2001，93（3）：380-383.

［3］Cao DX，Wu GH，Zhang B，et al. Resting energy expenditure and body composition in patients with newly detected cancer. Clin Nutr，2010，29（1）：72-77.

［4］Fredrix EW，Soeters PB，Wouters EF，et al. Effect of different tumor types on resting energy expenditure. Cancer Res，1991，51（22）：6138-6141.

［5］Staal-van den Brekel AJ，Schols AM，Dentener MA，et al. The effects of treatment with chemotherapy on energy metabolism and inflammatory mediators in small-cell lung carcinoma. Br J Cancer，1997，76（12）：1630-1635.

［6］Silver HJ，Dietrich MS，Murphy BA. Changes in body mass，energy balance，physical function，and inflammatory state in patients with locally advanced head and neck cancer treated with concurrent chemoradiation after low-dose induction chemotherapy. Head Neck，2007，29（12）：893-900.

［7］Moses AW，Slater C，Preston T，et al. Reduced total energy expenditure and physical activity in cachectic patients with pancreatic cancer can be modulated by an energy and protein dense oral supplement enriched with n-3 fatty acids. Br J Cancer，2004，90（5）：996-1002.

［8］Cereda E，Turrini M，Ciapanna D，et al. Assessing energy expenditure in cancer patients：a pilot validation of a new wearable device. JPEN J Parenter Enteral Nutr，2007，31（6）：502-507.

［9］ Bozzetti F，Arends J，Lundholm K，et al. ESPEN guidelines on parenteral nutrition：non-surgical oncology. Clin Nutr，2009，28（4）：445-454.

［10］ Winter A，MacAdams J，Chevalier S. Normal protein anabolic response to hyperaminoacidemia in insulin-resistant patients with lung cancer cachexia. Clin Nutr，2012，31（5）：765-773.

［11］ Baracos VE. Skeletal muscle anabolism in patients with advanced cancer. Lancet Oncol，2015，16（1）：13-14.

［12］ R dLP，Majem M，J P-A，et al. SEOM clinical guidelines on nutrition in cancer patients（2018）. Clinical & translational oncology：official publication of the Federation of Spanish Oncology Societies and of the National Cancer Institute of Mexico，2019，21（1）：87-93.

［13］ Lyu J，Li T，Xie C，et al. Enteral nutrition in esophageal cancer patients treated with radiotherapy：a Chinese expert consensus 2018. Future Oncology，2019，15（5）：517-531.

［14］ Haran PH，Rivas DA，Fielding RA. Role and potential mechanisms of anabolic resistance in sarcopenia. J Cachexia Sarcopenia Muscle，2012，3（3）：157-162.

［15］ Deutz NE，Bauer JM，Barazzoni R，et al. Protein intake and exercise for optimal muscle function with aging：recommendations from the ESPEN Expert Group. Clin Nutr，2014，33（6）：929-936.

［16］ Bauer J，Biolo G，Cederholm T，et al，Evidence-based recommendations for optimal dietary protein intake in older people：a position paper from the PROT-AGE Study Group. J Am Med Dir Assoc，2013，14（8）：542-559.

［17］ Pirat A，Tucker AM，Taylor KA，et al. Comparison of measured versus predicted energy requirements in critically ill cancer patients. Respir Care，2009，54（4）：487-494.

［18］ Bozzetti F，Bozzetti V. Is the intravenous supplementation of amino acid to cancer patients adequate？A critical appraisal of literature. Clin Nutr，2013，32（1）：142-146.

［19］ MacDonald AJ，Johns N，Stephens N，et al. Habitual myofibrillar protein synthesis is normal in patients with upper GI cancer cachexia. Clin Cancer Res，2015，21（7）：1734-1740.

［20］ Martin WF，Armstrong LE，Rodriguez NR. Dietary protein intake and renal function. Nutr Metab（Lond），2005，2（1）：25-34.

［21］ Cano N，Fiaccadori E，Tesinsky P，et al. ESPEN guidelines on enteral nutrition：adult renal failure. Clin Nutr，2006，25（2）：295-310.

［22］ Hunter DC，Weintraub M，Blackburn GL，et al. Branched chain amino acids as the protein component of parenteral nutrition in cancer cachexia. Br J Surg，1989，76（2）：149-153.

［23］ Deutz NE，Safar A，Schutzler S，et al. Muscle protein synthesis in cancer patients can be stimulated with a specially formulated medical food. Clin Nutr，2011，30（6）：759-768.

［24］ Slater GJ，Jenkins D. Beta-hydroxy-beta-methylbutyrate（HMB）supplementation and the promotion of muscle growth and strength. Sports Med，2000，30（2）：105-116.

［25］ May PE，Barber A，D'Olimpio JT，et al. Reversal of cancer-related wasting using oral supplementation with a combination of beta-hydroxy-beta-methylbutyrate，arginine，and glutamine. Am J Surg，2002，183（4）：471-479.

［26］ DeBerardinis RJ，Mancuso A，Daikhin E，et al. Beyond aerobic glycolysis：transformed cells can engage in glutamine metabolism that exceeds the requirement for protein and nucleotide synthesis. Proc Natl Acad Sci USA，2007，104（49）：19345-19350.

［27］ Huang W，Choi W，Chen Y，et al. A proposed role for glutamine in cancer cell growth through acid resistance. Cell Res，2013，23（5）：724-727.

［28］Wilmore DW, Schloerb PR, Ziegler TR. Glutamine in the support of patients following bone marrow transplantation. Curr Opin Clin Nutr Metab Care, 1999, 2（4）: 323-327.

［29］Brown SA, Goringe A, Fegan C, et al. Parenteral glutamine protects hepatic function during bone marrow transplantation. Bone Marrow Transplant, 1998, 22（3）: 281-284.

［30］Holecek M. Side effects of long-term glutamine supplementation. JPEN J Parenter Enteral Nutr, 2013, 37（5）: 607-616.

［31］Huang EY, Leung SW, Wang CJ, et al. Oral glutamine to alleviate radiation-induced oral mucositis: a pilot randomized trial. Int J Radiat Oncol Biol Phys, 2000, 46（3）: 535-539.

［32］Cerchietti LC, Navigante AH, Lutteral MA, et al. Double-blinded, placebo-controlled trial on intravenous L-alanyl-L-glutamine in the incidence of oral mucositis following chemoradiotherapy in patients with head-and-neck cancer. Int J Radiat Oncol Biol Phys, 2006, 65（5）: 1330-1337.

［33］Topkan E, Parlak C, Topuk S, et al. Influence of oral glutamine supplementation on survival outcomes of patients treated with concurrent chemoradiotherapy for locally advanced non-small cell lung cancer. BMC Cancer, 2012, 12（1）: 502-512.

［34］Coghlin Dickson TM, Wong RM, offrin RS, et al. Effect of oral glutamine supplementation during bone marrow transplantation. JPEN J Parenter Enteral Nutr, 2000, 24（2）: 61-66.

［35］Rubio I, Suva LJ, Todorova V, et al. Oral glutamine reduces radiation morbidity in breast conservation surgery. JPEN J Parenter Enteral Nutr, 2013, 37（5）: 623-630.

［36］Eda K, Uzer K, Murat T, et al. The effects of enteral glutamine on radiotherapy induced dermatitis in breast cancer. Clin Nutr, 2016, 35（2）: 436-439.

［37］Crowther M, Avenell A, Culligan DJ, Systematic review and meta-analyses of studies of glutamine supplementation in haematopoietic stem cell transplantation. Bone Marrow Transplant, 2009, 44（7）: 413-425.

［38］Savarese DM, Savy G, Vahdat L, et al. Prevention of chemotherapy and radiation toxicity with glutamine. Cancer Treat Rev, 2003, 29（6）: 501-513.

［39］Kucuktulu E, Guner A, Kahraman I, et al. The protective effects of glutamine on radiation-induced diarrhea. Support Care Cancer, 2013, 21（4）: 1071-1075.

［40］Korber J, Pricelius S, Heidrich M, et al. Increased lipid utilization in weight losing and weight stable cancer patients with normal body weight. Eur J Clin Nutr, 1999, 53（9）: 740-745.

［41］Shaw JH, Wolfe RR. Fatty acid and glycerol kinetics in septic patients and in patients with gastrointestinal cancer. The response to glucose infusion and parenteral feeding. Ann Surg, 1987, 205（4）: 368-376.

［42］Gamble JL. The Harvey Lectures, Series XLIII, 1946 ～ 1947: Physiological information gained from studies on the life raft ration. Nutr Rev, 1989, 47（7）: 199-201.

［43］Steiner N, Bruera E, Methods of hydration in palliative care patients. J Palliat Care, 1998, 14（2）: 6-13.

［44］Bruera E, Miller MJ, Kuehn N, et al. Estimate of survival of patients admitted to a palliative care unit: a prospective study. J Pain Symptom Manage, 1992, 7（2）: 82-86.

［45］Arcidiacono B, Iiritano S, Nocera A, et al. Insulin resistance and cancer risk: an overview of the pathogenetic mechanisms. Exp Diabetes Res, 2012, 2012（1）: 789174-789186.

［46］Ho VW, Leung K, Hsu A, et al. A low carbohydrate, high protein diet slows tumor growth and prevents cancer initiation. Cancer research, 2011, 71（13）: 4484-4493.

［47］Poff AM, Ari C, Seyfried TN, et al. The ketogenic diet and hyperbaric oxygen therapy prolong survival in mice with systemic metastatic cancer. PloS One, 2013, 8（6）: e65522.

［48］Fietkau R, Lewitzki V, Kuhnt T, et al. A disease-specific enteral nutrition formula improves nutritional status and functional performance in patients with head and neck and esophageal cancer undergoing chemoradiotherapy: results of a randomized, controlled, multicenter trial. Cancer, 2013, 119（18）: 3343-3353.

［49］Bozzetti F, Zupec-Kania B. Toward a cancer-specific diet. Clin Nutr, 2016, 35（5）: 1188-1195.

［50］Macheda ML, Rogers S, Best JD. Molecular and cellular regulation of glucose transporter（GLUT）proteins in cancer. Journal of Cellular Physiology, 2005, 202（3）: 654-662.

［51］Schmidt M, Pfetzer N, Schwab M, et al. Effects of a ketogenic diet on the quality of life in 16 patients with advanced cancer: A pilot trial. Nutrition & Metabolism, 2011, 8（1）: 54.

［52］Vanek VW, Borum P, Buchman A, et al. A. S. P. E. N. position paper: recommendations for changes in commercially available parenteral multivitamin and multi-trace element products. Nutr Clin Pract, 2012, 27（4）: 440-491.

［53］Cabrero A, Laguna JC, Vazquez M. Peroxisome proliferator-activated receptors and the control of inflammation. Curr Drug Targets Inflamm Allergy, 2002, 1（3）: 243-248.

［54］Zhao Y, Joshi-Barve S, Barve S, et al. Eicosapentaenoic acid prevents LPS-induced TNF-alpha expression by preventing NF-kappaB activation. J Am Coll Nutr, 2004, 23（1）: 71-78.

［55］Bye A, Kaasa S, Ose T, et al. The influence of low fat, low lactose diet on diarrhoea during pelvic radiotherapy. Clinical Nutrition（Edinburgh, Scotland）, 1992, 11（3）: 147-153.

［56］Bosaeus I, Andersson H, Nyström C. Effect of a low-fat diet on bile salt excretion and diarrhoea in the gastrointestinal radiation syndrome. Acta radiologica: oncology, radiation, physics, biology, 1979, 18（5）: 460-464.

［57］Rock CL, Doyle C, Demark-Wahnefried W, et al. Nutrition and physical activity guidelines for cancer survivors. CA Cancer J Clin, 2012, 62（4）: 243-274.

［58］Norman HA, Butrum RR, Feldman E, et al. The role of dietary supplements during cancer therapy. J Nutr, 2003, 133（11）: 3794s-3799s.

［59］Mamede AC, Tavares SD, Abrantes AM, et al. The role of vitamins in cancer: a review. Nutr Cancer, 2011, 63（4）: 479-494.

［60］Akutsu Y, Kono T, Uesato M, et al. Are additional trace elements necessary in total parenteral nutrition for patients with esophageal cancer receiving cisplatin-based chemotherapy? Biol Trace Elem Res, 2012, 150（1-3）: 109-115.

［61］Zgaga L, Theodoratou E, Farrington SM, et al. Plasma vitamin D concentration influences survival outcome after a diagnosis of colorectal cancer. J Clin Oncol, 2014, 32（23）: 2430-2439.

［62］Bolland MJ, Grey A, Gamble GD, et al. The effect of vitamin D supplementation on skeletal, vascular, or cancer outcomes: a trial sequential meta-analysis. Lancet Diabetes Endocrinol, 2014, 2（4）: 307-320.

［63］Autier P, Boniol M, Pizot C, et al. Vitamin D status and ill health: a systematic review. The lancet Diabetes & Endocrinology, 2014, 2（1）: 76-89.

［64］Mocellin MC, Camargo CQ, Nunes EA, et al. A systematic review and meta-analysis of the n-3 polyunsaturated fatty acids effects on inflammatory markers in colorectal cancer. Clin Nutr, 2016, 35（2）: 359-369.

［65］Fearon KC, Von Meyenfeldt MF, Moses AG, et al. Effect of a protein and energy dense N-3 fatty

acid enriched oral supplement on loss of weight and lean tissue in cancer cachexia: a randomised dou-
ble blind trial. Gut, 2003, 52（10）: 1479-1486.

［66］Murphy RA, Mourtzakis M, Chu QS, et al. Supplementation with fish oil increases first-line
chemotherapy efficacy in patients with advanced nonsmall cell lung cancer. Cancer, 2011, 117（16）:
3774-3780.

［67］Gogos CA, Ginopoulos P, Salsa B, et al. Dietary omega-3 polyunsaturated fatty acids plus vitamin
E restore immunodeficiency and prolong survival for severely ill patients with generalized malignancy:
a randomized control trial. Cancer, 1998, 82（2）: 395-402.

［68］Sanchez-Lara K, Turcott JG, Juarez-Hernandez E, et al. Effects of an oral nutritional supplement
containing eicosapentaenoic acid on nutritional and clinical outcomes in patients with advanced non-
small cell lung cancer: randomised trial. Clin Nutr, 2014, 33（6）: 1017-1023.

［69］van der Meij BS, Langius JA, Spreeuwenberg MD, et al. Oral nutritional supplements containing
n-3 polyunsaturated fatty acids affect quality of life and functional status in lung cancer patients during
multimodality treatment: an RCT. Eur J Clin Nutr, 2012, 66（3）: 399-404.

［70］Murphy RA, Mourtzakis M, Chu QS, et al. Nutritional intervention with fish oil provides a benefit
over standard of care for weight and skeletal muscle mass in patients with nonsmall cell lung cancer
receiving chemotherapy. Cancer, 2011, 117（8）: 1775-1782.

［71］Bruera E, Strasser F, Palmer JL, et al. Effect of fish oil on appetite and other symptoms in patients
with advanced cancer and anorexia/cachexia: a double-blind, placebo-controlled study. J Clin On-
col, 2003, 21（1）: 129-134.

［72］Fearon KC, Barber MD, Moses AG, et al. Double-blind, placebo-controlled, randomized study
of eicosapentaenoic acid diester in patients with cancer cachexia. J Clin Oncol, 2006, 24（21）:
3401-3407.

［73］Ries A, Trottenberg P, Elsner F, et al. A systematic review on the role of fish oil for the treatment
of cachexia in advanced cancer: an EPCRC cachexia guidelines project. Palliat Med, 2012, 26（4）:
294-304.

［74］Mazzotta P, Jeney CM. Anorexia-cachexia syndrome: a systematic review of the role of dietary
polyunsaturated Fatty acids in the management of symptoms, survival, and quality of life. J Pain
Symptom Manage, 2009, 37（6）: 1069-1077.

［75］EFSA Panel on Dietetic Products NaAN. Scientific Opinion related to the Tolerable Upper Intake
Level of eicosapentaenoic acid（EPA）, docosahexaenoic acid（DHA）and docosapentaenoic acid
（DPA）. EFSA Journal, 2012, 10（7）: 2815.

［76］Murphy RA, Clandinin MT, Chu QS, et al. A fishy conclusion regarding n-3 fatty acid supplemen-
tation in cancer patients. Clin Nutr, 2013, 32（3）: 466-467.

［77］Haqq J, Howells LM, Garcea G, et al. Targeting pancreatic cancer using a combination of gemcit-
abine with the omega-3 polyunsaturated fatty acid emulsion, Lipidem. Mol Nutr Food Res, 2016,
60（6）: 1437-1447.

［78］Roodhart JM, Daenen LG, Stigter EC, et al. Mesenchymal stem cells induce resistance to chemo-
therapy through the release of platinum-induced fatty acids. Cancer Cell, 2011, 20（3）: 370-383.

［79］Michael-Titus AT, Priestley JV. Omega-3 fatty acids and traumatic neurological injury: from neuro-
protection to neuroplasticity? Trends Neurosci, 2014, 37（1）: 30-38.

［80］Ghoreishi Z, Esfahani A, Djazayeri A, et al. Omega-3 fatty acids are protective against paclitax-
el-induced peripheral neuropathy: a randomized double-blind placebo controlled trial. BMC Cancer,

2012, 12（1）: 355-363.

［81］Elbarbary NS, Ismail EA, Farahat RK, et al. Omega-3 fatty acids as an adjuvant therapy ameliorates methotrexate-induced hepatotoxicity in children and adolescents with acute lymphoblastic leukemia: A randomized placebo-controlled study. Nutrition, 2016, 32（1）: 41-47.

［82］Cong M, Song C, Zou B, et al. Impact of glutamine, eicosapntemacnioc acid, branched-chain amino acid supplements on nutritional status and treatment compliance of esophageal cancer patients on concurrent chemoradiotherapy and gastric cancer patients on chemotherapy. Zhonghua Yi Xue Za Zhi, 2015, 95（10）: 766-769.

［83］Sunpaweravong S, Puttawibul P, Ruangsin S, et al. Randomized study of antiinflammatory and immune-modulatory effects of enteral immunonutrition during concurrent chemoradiotherapy for esophageal Cancer, Nutrition and Cancer, 2014, 66（1）: 1-5.

［84］De Aguiar Pastore Silva J, Emilia de Souza Fabre M, Waitzberg DL. Omega-3 supplements for patients in chemotherapy and/or radiotherapy: A systematic review. Clin Nutr, 2015, 34（3）: 359-366.

［85］Wedlake LJ, Shaw C, Whelan K, et al. Systematic review: the efficacy of nutritional interventions to counteract acute gastrointestinal toxicity during therapeutic pelvic radiotherapy. Alimentary Pharmacology & Therapeutics, 2013, 37（11）: 1046-1056.

［86］Pettersson A, Nygren P, Persson C, et al. Effects of a dietary intervention on gastrointestinal symptoms after prostate cancer radiotherapy: long-term results from a randomized controlled trial. Radiotherapy and oncology: journal of the European Society for Therapeutic Radiology and oncology, 2014, 113（2）: 240-247.

［87］Stryker JA, Bartholomew M. Failure of lactose-restricted diets to prevent radiation-induced diarrhea in patients undergoing whole pelvis irradiation. International Journal of Radiation Oncology, Biology, Physics, 1986, 12（5）: 789-792.

［88］Elia M, Cummings JH. Physiological aspects of energy metabolism and gastrointestinal effects of carbohydrates. European Journal of Clinical Nutrition, 2007, 61（Suppl1）: S40-74.

［89］Murphy J, Stacey D, Crook J, et al. Testing control of radiation-induced diarrhea ith a psyllium bulking agent: a pilot study. Canadian Oncology Nursing Journal Revue Canadienne De Nursing Oncologique, 2000, 10（3）: 96-100.

第7章

营养制剂的选择

第一节　肠内营养制剂

一、概述

　　放疗患者肠内营养是经胃肠道提供机体代谢需要的营养物质及其他各种营养成分的营养支持治疗方式。肠内营养的途径包括口服营养补充和管饲两种，其中管饲途径包括鼻胃管、鼻十二指肠管、鼻空肠管和经皮胃造口术、空肠造口术等。由于肠内营养可帮助消化道黏膜修复，有助于维护胃肠道黏膜屏障，防止细菌移位，因此，欧洲肠外肠内营养协会（ESPEN）推荐肠内营养作为临床上首选的营养治疗手段。口服营养补充（oral nutritional supplements，ONS）是指用特殊医学用途食品经口服途径摄入，以补充日常饮食的不足，《中国肿瘤营养治疗指南》推荐ONS为胃肠道功能正常的肿瘤患者接受肠内营养的首选途径。2017年我国《成人口服营养补充专家共识》也指出，合并营养不良或营养不良风险的肿瘤患者，当经口进食无法满足机体营养需要时，应早期给予口服营养补充。进行放、化疗的患者应使用个体化的营养教育或联合ONS以避免营养状态恶化，维持营养素的摄入，增加治疗耐受性，减少放、化疗中断。然而部分患者（如头颈部肿瘤、食管癌患者）因肿瘤本身或放射治疗不良反应（如严重的口腔黏膜炎、吞咽障碍等）影响了进食，导致单纯的ONS无法满足全部营养需要，此时常需要进行管饲。经鼻置管是最常用的肠内营养管饲途径，具有微创、简便、经济等优点，但有可能由于局部的刺激而导致溃疡形成、出血、导管脱落或堵塞等缺点，一般用于喂养时间小于4周的短期喂养患者。若肠内营养时间超过4周，则考虑行经皮内镜下胃造口（percutaneous endoscopic gastrostomy，PEG）或空肠造口术（percutaneous endoscopic jejunostomy，PEJ）以满足长期营养的需求。由于患者接受放疗部位不同，以及患者接受放射治疗的强度不同，所导致的营养风险、营养不良状态也不尽相同，因此，目前尚无针对放疗患者的特殊配方肠内营养制剂，但放疗患者的肠内营养制剂可参照针对恶性肿瘤的配方进行补充。

二、肠内营养制剂的分类

　　肠内营养制剂按照其组成和来源可分为要素型和非要素型。

1. **要素型** 又称要素膳型肠内营养制剂，包括氨基酸型和短肽型，为低聚配方，主要以单体物质为基质，包括氨基酸、短肽、葡萄糖、脂肪、矿物质和维生素等。这类制剂成分明确，无需消化即可直接吸收，低脂、无渣，适用于胃肠道消化和吸收功能部分受损的患者，但通常渗透压较高，口感较差，更常用于管饲。氨基酸型常见的有肠内营养粉（AA）（维沃）、氨基酸氮源要素营养（爱伦多）等，此类制剂不刺激消化液分泌，不需要消化，吸收完全，适用于重症代谢障碍及胃肠道功能障碍的患者；短肽型肠内营养制剂常见的有肠内营养混悬液（SP）（百普力）、短肽型肠内营养剂（百普素）等，短肽型低渣，需少量消化液吸收，排粪便量少，适用于有胃肠道功能或部分胃肠道功能的患者。

2. **非要素型** 又称整蛋白型肠内营养制剂，此类肠内营养制剂以完整蛋白质或蛋白质游离物为氮源，辅以低聚糖、麦芽糊精或淀粉、植物油等构成，微量元素含量丰富，不含乳糖，属于高聚配方，渗透压多为300～450mOsm/L，接近于等渗，适口性佳，可口服也可用于管饲，适合用于消化道功能正常的患者。此类制剂包括肠内营养粉剂（TP）（安素）、肠内营养乳剂（TPF-T）（瑞能）等。

按照营养素的组成，肠内营养制剂又可分为全营养素配方和组件配方两大类。

1. **全营养素配方** 包括普通全营养素配方和疾病特异性配方，其中普通全营养素配方最为常见，包括肠内营养制剂（TP）（安素）、肠内营养乳剂（TP）（瑞素）等。不同的营养制剂由于其配方及添加成分的不同，拥有不同的目的和功能。某些配方中含有中链甘油三酯，其成分有利于脂肪的代谢、吸收，代表产品为肠内营养乳剂（TP）（瑞素）。有些制剂为了控制摄入液体总量而制成高能量密度，每毫升液体可提供高达1.3～1.5kcal的能量，此类产品常见的有肠内营养乳剂（TP-HE）（瑞高）、肠内营养混悬液（TPF）（能全力1.5）。还有些制剂添加了膳食纤维以改善胃肠道功能，如肠内营养乳剂（TPF-D）（瑞代）、肠内营养混悬液（TPF）（能全力）、肠内营养乳剂（TPF）（瑞先）等。不同的肠内营养制剂可因配方特色不同而同时属于不同的类型，因此在对肠内营养制剂进行分类时应综合考虑其配方特点、制剂形式、使用方式。

还有一大类全营养素配方制剂，即疾病特异性配方，其针对不同疾病的病理生理特点及营养需求进行配方调整，以达到最优的营养治疗效果。临床常见的有适用于糖尿病患者的肠内营养制剂，如肠内营养乳剂（TPF-D）（瑞代）；适用于烧伤、心功能不全、持续腹膜透析患者的高蛋白质、高能量肠内营养乳剂，如肠内营养乳剂（TP HE）（瑞高）；适用于肿瘤患者的疾病特异性配方制剂有肠内营养乳剂（TPF-T）（瑞能）、肠内营养乳剂（TPF）（瑞先）、肠内营养合剂（茚沛）等。

2. **组件配方** 这类肠内营养制剂由不同的营养素组件构成，包括氨基酸组件、整蛋白质组件、糖类组件、长链甘油三酯组件、中长链甘油三酯组件、维生素组件、电解质配方组件、增稠组件、流质配方组合、氨基酸代谢障碍配方组件等。这类产品由于配方较为单一，需与其他营养制剂、食品等配合使用，不能作为满足目标人群营养需求的单一营养来源。

三、放射治疗患者肠内营养制剂的选择

一般而言，放疗患者选择全营养素配方产品时，应适当提高蛋白质的含量，并调整

与机体免疫功能相关的营养素含量，选择高脂肪、高能量、低糖的配方，通常建议配方应满足如下要求。

1.蛋白质在放疗患者肠内营养中地位尤为重要，建议配方中蛋白质的含量应不低于3.3g/100kcal。

2. ω-3脂肪酸在配方中的供能比应为1%～6%，同时对亚油酸和α-亚麻酸的供能比不再做相应要求。可选择性添加精氨酸、谷氨酰胺、亮氨酸等免疫营养成分。如果添加精氨酸，其在产品中的含量应不低于0.5g/100kcal；如果添加谷氨酰胺，其在产品中的含量应为0.15～2.22g/100kcal；如果添加亮氨酸，其含量应不低于0.13g/100kcal。

对于放疗患者而言，在选择肠内营养制剂时，由于患者自身基础情况、治疗部位、治疗强度及营养状态不尽相同，因此，除以上配方成分外，还应综合考虑以下因素，进行个体化的肠内营养制剂选择。

（1）患者一般情况：对于患者一般情况，应考虑以下几点。

①年龄：老年人基础代谢率降低，肾功能也相对降低，更适合低热量、低蛋白质配方的肠内营养制剂。

②患者有无特殊配方过敏：合并乳糖不耐受的患者，应选用不含乳糖的制剂。

③蛋白质过敏：若患者对蛋白质过敏，则应选用水解配方。

（2）放疗相关因素：放疗相关因素包括患者接受放疗的部位及放疗分割模式。

①患者接受放疗的部位：头颈部、胸部及大部分腹盆部肿瘤放疗的患者，在胃肠道功能相对正常时，可给予整蛋白型肠内营养制剂，部分整蛋白型肠内营养制剂含有膳食纤维，对于长期肠内营养支持或合并便秘的患者非常有益；消化道、腹盆部肿瘤放射治疗的患者，若本身胃肠道功能异常，或者因放射治疗出现严重不良反应（如严重放射性肠炎）时，应给予要素型肠内营养制剂为佳；胰腺癌、胃癌患者接受胰腺或上腹部照射时，可因为疾病本身或放射治疗引起的消化道水肿、胰腺炎等导致显著吸收不良、严重胰腺外分泌不足等情况，此时宜选用极低脂肪型制剂，减轻消化道负担。

②患者接受放疗的剂量分割模式：一般而言，常用的放疗分割模式有常规分割、超分割、大分割、立体定向放疗等，相较于接受常规分割的患者而言，接受大分割、立体定向放疗的患者，因接受的单次放射剂量较大，机体处于高度应激状态，营养需求相对更高，治疗期间宜配合更高强度的肠内营养支持。已经有多个临床试验表明，接受胸部病灶超分割放射治疗的患者，出现急性放射性食管炎的时间及严重程度较常规分割更早、更严重，因此，对于这部分患者，肠内营养应更早介入，若患者无法经口进食，可考虑采用管饲等手段满足患者营养需求。

（3）营养治疗途径：可根据不同的营养治疗途径选择不同的肠内营养制剂。总的来说，非要素型肠内营养制剂通常适口性好，可口服也可管饲，而要素型相对口感较差，更常用于管饲。

四、常见肠内营养制剂介绍

2017年我国《国家基本医疗保险、工伤保险和生育保险药品目录》中肠内营养制剂包括：肠内营养粉剂（AA-PA）、肠内营养粉剂（AA）、短肽型肠内营养制剂、整蛋白型肠内营养制剂（粉剂）、肠内营养混悬液Ⅱ（TP）、肠内营养混悬液（TPSPA）、肠内营养混悬液（TP-MCT）、肠内营养乳剂（TP-HE）、肠内营养乳剂（TPF-T）、肠内营养混悬液（TPF-FOS）、肠内营养混悬液（TPF-DM）、肠内营养乳剂（TPF-D）、肠内营养混悬液（TPF-D）、肠内营养乳剂（TPF）、肠内营养混悬液（TPF）、肠内营养乳剂（TP）、肠内营养混悬液（TP）、肠内营养粉剂（TP）、肠内营养混悬液（SP）。

肠内营养制剂后附有的英文缩写代表了其配方特点。AA代表氨基酸型，TP代表整蛋白型，TPF代表整蛋白型含有膳食纤维成分，SP代表短肽型。后缀则表明其特点，如后缀D代表适合糖尿病患者，后缀FOS代表含低聚果糖，后缀HE代表高能量配方等。

第二节　肠外营养制剂

一、概述

肠外营养（parenteral nutrtion，PN）是指由静脉供给机体所需营养物质。若全部营养物质均由肠外供给，则称为完全肠外营养（total parenteral nutrtion，TPN）。若在肠内营养的基础上同时给予肠外营养，即补充性肠外营养（supplementary parenteral nutrition，SPN）。肠外营养物质主要包括氨基酸、脂肪、糖类、维生素、微量元素等，输注途径可通过外周静脉导管或中心静脉导管进行。

1.肠外营养的注意事项　对于放疗患者的肠外营养，参照《中国肿瘤营养治疗指南》，推荐如下。

（1）经口进食或肠内营养可达到正常营养需求的放疗患者，不常规推荐PN，若在放疗过程中或放疗结束后出现严重的肠道黏膜炎症或放射性肠炎时，应考虑PN。

（2）长时间（≥10d）无法通过肠内营养途径获得正常营养需要量的可考虑联合SPN。

（3）若放疗患者大部分情况下一般情况较好，可自由活动，则推荐每日能量需求为25～30kcal/kg；若患者一般情况较差，长期卧床，则推荐能量需求为20～25kcal/（kg·d）（卧床）。

（4）放疗患者若需接受长期PN，可选择考虑含有较高脂肪比例（葡萄糖∶脂肪酸供能比＝1∶1）的配方；有高脂血症（甘油三酯＞3.5mmol/L）和脂代谢异常的患者，应根据实际情况决定是否使用脂肪乳；重度甘油三酯血症（超过4～5mmol/L）的患者应避免使用脂肪乳。

（5）长时间使用PN者需补充适量谷氨酰胺保护肠道黏膜屏障，有条件者可使用ω-3不饱和脂肪酸。

（6）家庭肠外营养对EN摄入不足且预期生存期＞3个月的放疗患者是安全有效的，对肠衰竭患者也是安全有效的，但需要专业人员进行实施。

由指南推荐可看出，尽管肠外营养可能合并置管并发症、感染、代谢紊乱、器官功能损害、再喂养综合征等不良反应，但目前越来越多的证据表明，对于许多接受放射治疗的肿瘤患者，尤其是胃肠道功能严重障碍的患者，单纯的肠内营养无法达到满意的效果时，仍强烈推荐肿瘤患者进行肠外营养治疗，以提高放/化疗的耐受性，减轻放/化疗的不良反应。但需指出，肠外营养必须是肠内营养不充分或不能实施时，才考虑进行。放疗患者的营养支持应以肠内为主，肠外为辅，相互转化，相互补充。

2.肠外营养的适应证　对于接受放射治疗的恶性肿瘤患者，常见的肠外营养适应证包括以下几个方面。

（1）接受高强度的放疗，机体处于高度应激或分解代谢增强的情况下，如接受立体定向放射治疗、同步放化疗、超分割或加速超分割放疗等。

（2）放疗过程中出现中、重度急性胰腺炎。

（3）患者因疾病本身或放疗相关不良反应而出现严重营养不良伴胃肠道功能障碍，如合并短肠综合征、严重放射性肠炎、消化道梗阻等。

（4）放疗过程中出现腹膜炎。

（5）放疗或放化疗导致的难治性呕吐和腹泻。

肠外营养可在放疗期间全程或分段介入，需综合考虑患者的一般情况、基础疾病、肿瘤特点、放射治疗部位及强度，以及患者的耐受性，对患者的营养状态进行动态的评估分析，以明确最佳的介入时机和方式。对于放疗结束后出现亚急性、慢性放射性肠炎的患者，有证据表明，长期肠外营养也是可接受的营养支持策略。

二、肠外营养制剂的选择

从20世纪40～50年代肠外营养制剂出现起至今，一直在不断完善和发展过程中。从单糖到多糖，从普通氨基酸到高浓度氨基酸、疾病专用氨基酸，从橄榄油、大豆油脂肪乳到结构脂肪乳，无论是成分还是配方，都有突飞猛进的发展。

下文主要介绍常见的PN营养制剂的分类及特点，以期为读者的临床实践提供帮助和参考。TPN营养制剂的成分包括以下几大类。

1.糖类　一般而言，糖类占总供能的50%～60%，但在肿瘤患者中，可适当降低糖类的供能比，使得糖类与脂肪的供能比达1∶1左右。临床上常见的糖类PN制剂包括可溶性单糖和多个单糖组成的可溶性多聚体等，主要包括以下几类。

（1）葡萄糖：最常见的糖类来源，也是临床常用的配伍溶液、肠外营养功能制剂。

优点：可以被机体器官直接利用，来源丰富且价格低廉，配伍禁忌少，与氨基酸同时使用时还有保留氮的效应，而且可提供蛋白质合成需要的能量，抑制糖异生，有较好的节省蛋白质的作用。

缺点：长期使用葡萄糖易导致高血糖、血糖波动等不良反应，在体内的利用依赖胰岛素，尤其是机体处于应激状态时，胰岛素分泌受限，作用减弱，葡萄糖的利用率也相应下降。临床上常见的葡萄糖制剂浓度为5%～50%，肠外营养配方中常需要使用高浓度的葡萄糖溶液，使用时应配以相应的胰岛素，以增加机体对葡萄糖的耐受性和利用率，同时避免血糖波动过大。

（2）果糖：一种可溶性单糖，在机体内需要经过小肠、肝、肾等器官吸收代谢，由果糖激酶催化生成1-磷酸果糖，之后在1-磷酸果糖醛缩酶作用下进入糖代谢途径，从而被机体利用。

优点：果糖的机体利用率与葡萄糖类似，但代谢时不依赖胰岛素，可迅速转化为肝糖原，避免血糖波动，更适宜患有糖尿病、慢性肝病的患者使用，与葡萄糖联合使用效果更佳。

缺点：由于果糖激酶无负性反馈调控，大量输注果糖时，果糖被转化为乳酸，可导致血液中乳酸堆积，产生高乳酸血症；同时，果糖迅速被磷酸化可导致细胞内磷酸化减弱，ATP耗竭，从而活化嘌呤代谢酶，经过一系列反应生成尿酸，导致高尿酸血症；患者可出现恶心、腹痛等症状；对于酸中毒、严重肝功能不全、痛风的患者不宜使用。此外，少部分人因先天体内缺乏果糖激酶或1-磷酸果糖醛缩酶B而对果糖不耐受，因此，在使用前应常规询问患者有无相关不耐受史。

（3）转化糖：转化糖由蔗糖水解而成，是葡萄糖与果糖的1∶1等量混合物。临床上常见的转化糖注射液一般有5%、10%、20%等不同浓度，规格常见的有250ml、500ml两种。还有厂家将转化糖与钠、钾、镁等电解质配伍，制成各种转化糖电解质制剂。

优点：果糖与葡萄糖的混合配比，可有效提高葡萄糖的利用率，快速满足机体能量需求，同时避免了大量输注葡萄糖导致的血糖波动、胰岛素抵抗等不良反应。此外，转化糖中的葡萄糖可以快速发挥作用，而果糖可转化为糖原储存，缓慢释放，以保证血糖和供能的稳定，尤其适合于糖尿病患者及处于应激状态的患者。

缺点：由于含有果糖，对于遗传性果糖不耐受症、痛风、酸中毒、严重肝功能不全等不适宜输注果糖的患者也不适合使用转化糖制剂。与葡萄糖注射液、果糖注射液相比，转化糖注射液价格相对高昂。

（4）麦芽糖：为常见的双糖，输入体内的麦芽糖可进入细胞内，在酶的催化下水解为葡萄糖，无须依赖胰岛素，所供能量是相同浓度葡萄糖注射液的1倍，对肝功能影响较小，但在体内的利用率个体差异比较大，目前国内尚无相关产品上市，故不做过多介绍。

2.氨基酸　PN时氨基酸注射液常作为氮源，为机体合成蛋白质提供所需要的原材料，维持机体正氮平衡。常以复方成分出现。氨基酸按照人体所需要分为必需氨基酸（EAA）、非必需氨基酸（NEAA）和半必需氨基酸。随着对不同成分、类别的氨基酸功能认识的不断深化，氨基酸制剂的配方也随之不断改进、优化。20世纪40年代的氨基酸制剂以纤维蛋白、酪蛋白水解物为主，常导致发热、过敏等不良反应，且易导致酸中毒和肝功能损害，临床上早已淘汰。20世纪50年代的复方氨基酸制剂多以必需氨基酸为主，由于氨基酸利用率差，也逐渐遭到淘汰。随着对非必需氨基酸功能和作用认识的不断深入，人们发现NEAA可以有效地促进EAA的利用，由此开发出提高NEAA比例的新一代复方氨基酸制剂，即平衡型氨基酸制剂。同时，由于不同疾病、不同年龄对氮源需求量的不同，为了满足不同的生理、病理需求，疾病专用型氨基酸制剂也应运而生。目前，临床上常见的氨基酸注射液可分为以下三大类。

（1）平衡型氨基酸注射液：它根据人体生理需要由8种EAA和多种NEAA按一定比例配制而成，通常EAA∶NEAA约为1∶1，大部分平衡型氨基酸注射液含有14种以上的氨基酸，最常见的为18种氨基酸组成的复方制剂。由于NEAA的加入，机体可有效地利用氨基酸合成蛋白质，维持正氮平衡。同时，为了避免输入的氨基酸被机体利用于功能而非合成蛋白质，有的氨基酸注射液中加入了一定量的糖类，常见的包括葡萄糖、山梨醇、木糖醇等，还有的配方中加入了电解质成分，以维持渗透压和水、电解质平衡。临床常见的平衡型氨基酸制剂包括复方氨基酸注射液17AA、18AA-Ⅰ、18AA-Ⅱ、18AA-Ⅲ、18AA-Ⅳ、I8AA-Ⅴ等。

（2）疾病专用型氨基酸注射液：为特殊疾病而设计专用的配方比例，常见的有肝病专用型、肾病专用型和创伤专用型等。肝病专用型配方一般含有较高的支链氨基酸，但目前市面上肝病专用的有含有6种、15种氨基酸等配方的制剂。肾病专用型氨基酸制剂由8种EAA和组氨酸构成，可减少氮终末代谢产物的生成，纠正钙磷代谢紊乱，改善患者的营养状态。创伤专用型氨基酸制剂以富含支链氨基酸为特点，机体严重受创后，体内分解代谢加快，其中支链氨基酸减少最为明显，输注富含支链氨基酸的制剂可有效减少蛋白质分解，纠正负氮平衡，促进创伤患者的功能恢复。

（3）特殊型氨基酸制剂：临床常见的为含有谷氨酰胺的制剂，如丙氨酰谷氨酰胺注射液。在应激状态和疾病危重状态时，体内对谷氨酰胺需求量增加，丙氨酰谷氨酰胺可分解为谷氨酰胺和丙氨酸，以供机体利用。此外，谷氨酰胺也属于免疫营养制剂，可保护肠道功能，调节肠道的免疫功能。除了静脉应用谷氨酰胺双肽，谷氨酰胺还有口服制剂。在放疗患者中应用谷氨酰胺减轻放射性肠炎的随机对照研究有许多，但结果并不一致，因此ESPEN并不推荐常规使用谷氨酰胺预防放射性肠炎，但对于接受放射治疗的患者，由于疾病本身或严重的不良反应而需要长期PN时，《中国肿瘤营养治疗指南》仍推荐补充适量谷氨酰胺以保护肠道黏膜屏障。

表7-1比较介绍了临床常见的复方氨基酸制剂及其特点，供读者参考。

表7-1 临床常见复方氨基酸制剂配方及其特点

名称	类型	氨基酸种类	支链氨基酸含量（%）	EAA/NEAA	特点
复方氨基酸注射液（17AA）	平衡型	17	NA	1:2.5	丙氨酸、脯氨酸含量较高，适合创伤患者
复方氨基酸注射液（18AA-Ⅰ）	平衡型	18	NA	NA	不易发生高氨血症，无L-胱氨酸而采用L-半胱氨酸，L-赖氨酸为醋酸盐
复方氨基酸注射液（18AA-Ⅴ）	平衡型	18	21	1.04	含有木糖醇功能，可减少氨基酸功能消耗
复方氨基酸注射液（18AA-Ⅶ）	平衡型	18	35.9	1.7	支链氨基酸含量较高
复方氨基酸注射液（6AA）	疾病专用型	6	28.9	NA	主要含有亮氨酸、异亮氨酸、缬氨酸等支链氨基酸，防止肝性脑病，为肝病专用型配方
复方氨基酸注射液（9AA）	疾病专用型	9	37.14	20.54	8种EAA加组氨酸组成，肾病专用型，减轻尿毒症症状
丙氨酰谷氨酰胺	特殊型	2	NA	NA	用于长期PN，保护肠道功能。本品浓度高，不可直接输注，应加入其他氨基酸溶液中

3.脂肪乳 脂肪作为营养物质，主要是提供能量及必需脂肪酸等。脂肪直接输入静脉会造成脂肪栓塞，因此临床上常将其制成微小颗粒乳剂，以供静脉滴注。临床使用的

脂肪乳按照其组成的脂肪酸碳链长度分为长链甘油三酯（long-chain triglycerides，LCT）和中链甘油三酯（medium-chain triglycerides，MCT）。LCT由 $14\sim24$ 个碳原子组成，包含人体必需的脂肪酸，包括 ω-3 和 ω-6 多不饱和脂肪酸，也称亚麻酸和亚油酸，与细胞功能密切相关，但进入线粒体代谢需要卡尼汀协助；MCT常由 $6\sim12$ 个碳原子组成，进入线粒体代谢时无须卡尼汀参与，因而代谢速度较快，容易被充分氧化利用，但由于MCT不含有必需脂肪酸，因此临床上并不单独使用，常采用LCT/MCT的混合制剂。临床上常见的脂肪乳注射液包括以下几种。

（1）长链脂肪乳：包括大豆油、橄榄油、鱼油脂肪乳。大豆油脂肪乳在20世纪60年代问世，主要由大豆油和卵磷脂制成，含有油酸、亚油酸和亚麻酸。ω-6 和 ω-3 多不饱和脂肪酸比例通常为 $6:1$ 左右，ω-6 多不饱和脂肪酸比例较高，有一定的促炎效应。含有橄榄油和鱼油的脂肪乳提高了 ω-3 脂肪酸的比例，同时也减轻了大豆油脂肪乳带来的脂质过氧化和促炎的不良反应。鱼油脂肪乳中 ω-6 : ω-3 可高达 $1:7$，并非理想的比例，因此，临床上常将鱼油脂肪乳和大豆油脂肪乳混合使用，使得 ω-6 和 ω-3 比例维持在 $(2\sim4):1$，以维持满意的免疫应答状态。

（2）中长链物理混合脂肪乳：MCT运输无须与载脂蛋白结合，进入线粒体也不需要卡尼汀参与，因此代谢速度较快，容易被充分氧化利用，但由于MCT不含有必需脂肪酸，且快速使用可导致血酮水平升高，因此临床上必须与LCT联合使用，市面上的中长链物理混合脂肪乳大多为等质量的大豆油与MCT混合，辅以卵磷脂、甘油制成，糖尿病、酸中毒的患者应谨慎使用此类制剂，脂代谢异常的患者不宜使用。

（3）结构脂肪乳：中长链脂肪乳仅是物理混合，并不能达到理想的均匀混合的状态。为了达到理想的混合状态，人们将等摩尔质量的LCT和MCT进行水解，得到游离的甘油、MCT和LCT，从而再组合，形成不同的甘油三酯混合物，在一个甘油分子上可同时连接MCT和LCT，达到真正的均匀混合状态。结构脂肪乳输入体内后MCT不会迅速释放，可更为安全、有效地提供能量，调节机体炎症反应。

（4）全合一脂肪乳：全合一脂肪乳又称SMOF脂肪乳，SMOF四个英文字母代表其构成成分来源：大豆油（soy oil，S），中链脂肪酸（MCT，M），橄榄油（olive oil，O）和鱼油（fish oil，F）。SMOF脂肪乳中4种成分含量的比通常为 $60:60:50:30$，ω-6 : ω-3 比值约为 $2.5:1$，同时含有维生素E、卵磷脂和甘油。大豆油可提供必需脂肪酸，MCT有快速氧化功能，橄榄油不易过氧化，可替换 ω-6 脂肪酸，鱼油中含有丰富的 ω-3 脂肪酸，可调节免疫，对抗炎症反应。SMOF脂肪乳有较好的安全性和耐受性，同时长期使用不增加肝负担。

4.维生素及微量元素　除了三大营养物质外，PN时还常涉及维生素及微量元素制剂，尤其是进行TPN时。

（1）维生素制剂：包括水溶性和脂溶性两种。水溶性维生素可以由尿液排出，经PN补给即使超过饮食补充量也不易导致中毒，而脂溶性维生素（如维生素A、维生素D、维生素E、维生素K等）可在体内储存较长时间，故经PN补充的量不宜超过日常需求，否则易导致蓄积中毒。维生素制剂一般需要稀释后使用，不用于直接静脉滴注。水溶性维生素制剂的代表产品是水乐维他，含9种水溶性维生素，包括维生素B_1、维生素B_2、维生素B_5、维生素B_6、维生素B_{12}、维生素C、维生素H、叶酸、维生素PP，由于水溶性维生素体内无法储存，因此需要每天进行补充。常见的脂溶性维生素制剂有脂溶性维生素注射液Ⅱ（维他利匹特），它含有维生素A、维生素D、维生素E和维生素K 4种脂溶性维生素，一般与水溶性维生素混合，加入脂肪乳中使用。

（2）微量元素制剂：微量元素常指人体内低于体重0.01%的矿物质，人体通常对其需求量非常少，但某些微量元素可参与机体的合成代谢，因此长时间不摄入此类微量元素会对机体的营养状况造成一定的影响。一般而言，PN时间超过1周就应该考虑补充微量元素。临床常见的微量元素多为复方制剂，如多种微量元素注射液Ⅱ（安达美），含有铬、铜、铁、锰、钼、硒、锌、氟和碘等微量元素，可满足日常需求，常加入到复方氨基酸或葡萄糖注射液中一起使用。

5.电解质制剂　电解质用于维持人体的酸碱平衡和水及电解质平衡，患者每日的水和电解质补给量由于生理、病理需求不同而常产生变化，需要根据患者的电解质水平适当调整和补充。常用的电解质溶液包括氯化钠、氯化钾、葡萄糖酸钙、硫酸镁、有机磷制剂等。

第三节　肿瘤免疫营养制剂

2016年发布的《肿瘤免疫营养指南》指出，肿瘤免疫营养（cancer immunonutrition）是指应用一些特定的、能改善肿瘤患者营养状况及调节机体免疫和炎症反应的营养物质，从而实现减少感染及非感染并发症、缩短住院时间、提高治疗效果的作用。应用于临床的免疫营养素主要包括氨基酸、脂肪酸、核苷酸、维生素、微量元素、益生菌和益生元等。其中，氨基酸类包括谷氨酰胺、精氨酸和支链氨基酸；脂肪酸中主要是ω-3多不饱和脂肪酸；维生素类主要包括维生素C、维生素D和维生素E等；微量元素主要包括锌、硒等。

免疫营养素的作用机制尚未完全清楚，可能是通过调控应激状态下的机体代谢过程、炎症介质的产生和释放及调节免疫应答，从而维持肠道黏膜屏障功能、抗氧化及直接抗肿瘤作用。免疫营养制剂可分为单一成分和复方成分，目前，单一的免疫营养素作用不确切，也很少在临床中应用，但复方免疫营养配方的研究较多，表现出了缩短住院时间、减少感染并发症的趋势。目前，关于免疫营养在放疗中的应用主要有以下几类。

1.谷氨酰胺　谷氨酰胺为半必需氨基酸，机体在遭受创伤、手术等应激状态下，谷氨酰胺含量显著减少，可导致免疫功能下降、肠道细菌移位等，加重营养不良状态。由于谷氨酰胺有黏膜保护作用，在放疗患者中，曾被研究用作黏膜保护剂以减轻放射性口腔黏膜炎、放射性肠炎、放射性皮肤损伤等不良反应。在头颈部肿瘤放疗的研究中，有2项小样本RCT研究采用了谷氨酰胺漱口或静脉滴注与安慰剂进行比较，发现谷氨酰胺可减少口腔黏膜炎发生的概率和严重程度，然而这一结论在另一些研究中并未被证实。在胸部肿瘤放射治疗中，一项纳入104例接受肺癌放射治疗的研究显示，服用谷氨酰胺口服制剂的患者与未服用者相比，放射性食管炎的严重程度有所下降。有2项小规模的关于乳腺癌放疗的研究显示，采用不同剂量的谷氨酰胺口服，可减少患者的皮肤毒性，但相关的研究多为小样本，缺乏高级别证据支持。有4项RCT研究采用口服谷氨酰胺对比安慰剂研究谷氨酰胺对于盆腔放疗患者的肠道保护作用，然而结果并不一致，其中一项研究观察到使用谷氨酰胺组放射性肠炎的严重程度减少，然而另一项研究却观察到相反的结果。基于以上结果，ESPEN不推荐单一使用谷氨酰胺预防放射性肠炎或放疗相关的腹泻、口腔黏膜炎、食管炎及皮肤毒性。

2. 维生素和微量元素　维生素和微量元素的缺乏存在于各种类型的营养不良中。对于肿瘤患者，美国癌症协会建议：对于饮食受限的肿瘤患者，应使用多种维生素和微量元素进行生理需要量的补充，补充至推荐膳食营养供给量是安全、有效的，这也适用于接受化疗和（或）放疗的患者。因此，对于接受放射治疗的患者，应补充维生素和微量元素至推荐的膳食营养供给量。目前对单一维生素或微量元素是否进行补充尚有争议，许多肿瘤患者常伴随维生素D的缺乏，也有关于维生素D缺乏与肿瘤发生及预后的相关报道，但肿瘤患者是否应该常规使用维生素D进行补充尚不清楚。补充维生素E、维生素C、硒、β-胡萝卜素等的研究显示，单一补充以上的营养制剂并不能带来复发率或生存率的改善，一些研究反而显示过多的补充微量元素硒可使死亡风险上升。因此，ESPEN指南建议避免单一使用大剂量的微量元素和维生素。

3. 益生菌　益生菌是一些活的微生物，在适当摄入的情况下，可以为宿主带来健康获益。益生菌也被认为是免疫营养制剂的一种，可以通过激活抗凋亡信号通路AKT，活化COX-2途径抑制炎症反应，保护肠黏膜屏障，改善细菌移位，调节肠道微环境等机制调节机体免疫状态，保护和减轻放疗诱导的肠道损伤。国内外有许多关于益生菌预防放射性肠道损伤的研究，其中有6项RCT研究报道了阳性的结果，然而另外3项研究则并没有观察到使用益生菌在预防放疗相关腹泻方面的获益。由于这些临床试验在采用的益生菌制剂类型、菌群种类、活菌浓度及研究方式上都各不相同，因此结论不一致也不为奇怪。此外，由于益生菌为活菌制剂，在免疫缺陷的人群中的应用也值得慎重探讨。基于以上原因，ESPEN不推荐常规使用益生菌制剂预防放疗相关的腹泻反应。2017年发表的一项荟萃分析的结果显示，使用益生菌与安慰剂相比，可有效减少放疗相关腹泻的发生。此外，目前越来越多的研究表明，肠道菌群在调节机体免疫状态及肿瘤的发生、发展过程中扮演了重要的角色，甚至可以影响免疫治疗的疗效，因此，作为调节肠道菌群的制剂，益生菌在未来还有相当广阔的应用，值得深入研究和探索。

4. 鱼油和ω-3不饱和脂肪酸　在肿瘤患者中，鱼油或ω-3不饱和脂肪酸被推荐用于减轻机体炎症反应。研究发现，补充鱼油或ω-3不饱和脂肪酸可以降低体内白介素-6或C反应蛋白的含量，而以上两者通常被认为是反映机体炎症水平的指标。目前关于鱼油和ω-3不饱和脂肪酸与抗肿瘤治疗的相互作用尚无充足的临床数据支持，但目前的一些研究显示，摄入鱼油和ω-3不饱和脂肪酸并不会弱化化疗的疗效，反而对于化疗的不良反应有一定的保护作用。目前鱼油和ω-3不饱和脂肪酸主要被推荐用于改善放疗患者的营养状况。Fearon等在一项随机、对照、双盲的研究中使用富含ω-3不饱和脂肪酸的口服营养补充，可显著改善恶病质患者的体重下降。鱼油和ω-3不饱和脂肪酸不仅有抗炎作用，还可改善肿瘤患者的食欲、能量摄入，从而改善患者的营养状态。常用的剂量为鱼油4～6g/d，ω-3不饱和脂肪酸1～2g/d。

5. 复合免疫营养制剂　国外一些研究中采用了含有精氨酸、谷氨酰胺、核苷酸和ω-3不饱和脂肪酸的复合免疫营养制剂。对于消化道肿瘤的患者，一些随机对照研究显示，在围术期采用复合免疫营养制剂，能显著降低手术患者发生感染及并发症的概率，显著缩短住院时间，一些荟萃分析的结果也肯定这一结论。基于这些循证医学证据，ESPEN推荐对于接受消化道肿瘤手术的患者，围术期可口服复合免疫营养制剂（证据级别：高；推荐等级：强）；ASPEN指南也建议，对于接受重要手术的患者，推荐使用复合免疫营养制剂；我国《肿瘤免疫营养治疗指南》也推荐使用复合免疫营养制剂而非单一配方。对于放疗患者，目前使用复合免疫营养制剂的研究还相对较少，可以参照我国《肿瘤免疫营养治疗指南》；对于非手术的胃肠道肿瘤患者，可以应用免疫营养治疗（证据级别：低；推荐级别：弱）；对于肝癌、胰腺癌、膀胱癌、妇科肿瘤患者，酌情使用免疫营养治疗（证据疾病：低；推荐级别：弱）。参照ESPEN指南，对于存在系统性炎症的放疗患者，除了营养治疗外，也可应用免疫营养制剂调节炎症反应（C级证据）。

参 考 文 献

[1] Arends J，Baracos V，Bertz H，et al. ESPEN expert group recommendations for action against cancer-related malnutrition. Clin Nutr，2017，36（5）：1187-1196.

[2] Arends J，Bachmann P，Baracos V，et al. ESPEN guidelines on nutrition in cancer patients. Clin Nutr，2017，36（5）：1187-1196.

[3] Deutz NE，Bauer JM，Barazzoni R，et al. Protein intake and exercise for optimal muscle function with aging：recommendations from the ESPEN Expert Group. Clin Nutr，2014，33（6）：929-936.

[4] McCurdy B，Nejatinamini S，Debenham BJ，et al. Meeting minimum ESPEN energy recommendations is not enough to maintain muscle mass in head and neck cancer patients. Nutrients，2019，11（11）：2743.

[5] Aronson JK. Defining nutraceuticals：neither nutritious nor pharmaceutical. Br J Clin Pharmacol，2017，83（1）：18-19.

[6] Coppens P，da Silva MF，Pettman S. European regulations on nutraceuticals，dietary supplements and functional foods：a framework based on safety. Toxicology，2006，221（1）：59-74.

[7] Prasad S，Gupta SC，Tyagi AK. Reactive oxygen species（ROS）and cancer：Role of antioxidative nutraceuticals. Cancer Lett，2017，387（1）：95-105.

[8] Gul K，Singh AK，Jabeen R. Nutraceuticals and functional foods：the foods for the future world. Crit Rev Food Sci Nutr，2016，56（16）：2617-2627.

[9] Rossi M，Mirbagheri SEYEDS，Keshavarzian A，et al. Nutraceuticals in colorectal cancer：a mechanistic approach. Eur J Pharmacol，2018，833（1）：396-402.

[10] Sapienza C，Issa JP. Diet nutrition and cancer epigenetics. Annu Rev Nutr，2016，36：665-681.

第8章

肿瘤放射治疗患者营养治疗的疗效评估

放疗在治疗肿瘤的同时，也对正常的机体组织细胞有一定的杀伤作用，尤其是对消化道黏膜造成损伤，可影响患者的饮食摄入量、吸收功能，造成营养不良的发生。患者放疗前应该进行常规的营养筛查和全面评价，对需要营养治疗的患者，应该进行个体化、规范化的营养治疗，制订适合患者实际情况的营养治疗方案。由于患者的营养状况和放射性损伤不断发生变化，因此在肿瘤放疗患者围放疗期的营养管理中需要定期进行随访和记录，注意观察不良反应、评估放疗损伤、评价治疗效果，以便及时调整治疗方案。鉴于放疗后部分患者会出现治疗的迟发效应，建议营养师在治疗后进行定期随访，每周2次，持续3个月以上，及时发现由于放疗引起的体重下降和摄入不足等营养问题，尽早采取必要的干预措施。

放疗患者营养治疗的疗效评价要求动态监测营养治疗前、中、后的相关评价指标，各种评价指标根据不同反应时间，可以分成快速、中速及慢速3类。①快速反应指标：如实验室检查、膳食调查、身体功能等，每1～2周检测1次；②中速反应指标：如人体学测量、人体成分分析、影像学检查、肿瘤相关指标、生活质量及心理评估，每4～12周复查1次；③慢速反应指标：生存时间，每年评估1次。由于营养治疗是一种整体治疗，其作用涉及生理、心理、行为、功能与结构等多个方面，因此疗效也需要整体评价。

一、膳食调查

放疗引起的黏膜损伤、吞咽困难、口干、食管纤维化、放射性肠炎等副作用，常导致患者出现食欲缺乏、进食减少、消化吸收不良，从而导致营养不良的发生。及时合理的营养支持，可改善患者的营养状况，减少黏膜炎症的发生，改善患者的食欲和增加患者的进食量。患者食欲和饮食量的增加是评价营养治疗效果较为敏感和快速的指标。

膳食调查是指食物种类及常用膳食摄入量的调查，通过膳食调查可以了解患者饮食营养摄入情况，并且进行能量及各类营养素摄入的评估。通常可采用以下几种方法进行饮食情况的调查，包括称重法、记账法、化学分析法、食物频率法及询问法，后者包括膳食史回顾法和24h膳食回顾法，临床上以24h膳食回顾法最为常用。为方便使用，建议同时使用食欲刻度尺（图8-1）、摄食量变化调查镜像尺（图8-2）对膳食量/摄食变化进行标准化处理，请患者根据自己的摄食情况及其变化情况，选择相应的数字。

1.称重法　指运用称量工具对食物量进行称重或估计，从而了解被调查家庭食物消耗情况。该法主要用于家庭、个人及特殊工作人员的膳食调查，不适合大规模或长期的调查工作。

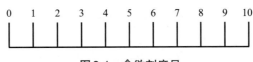

图8-1　食欲刻度尺

2.记账法　查阅被调查单位或家庭账目在一定期间内食物的消费总量、用餐人数。该方法一般适用于有详细账目、就餐人数变动不大的集体单位或家庭。

3.化学分析法　收集食物消耗量并在实验室中测定被调查对象在一日内全部食物的营养成分，准确地获得各种营养素的摄入量。该方法操作复杂，不适用于现场营养调查。

4.食物频率法　是估计被调查者在指定的一段时期内吃某些食物的频率的一种方法，分为定性、定量及半定量食物频率法。主要用于研究膳食与疾病的关系。

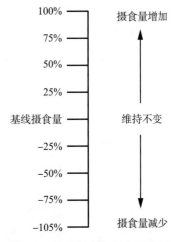

图8-2　摄食量变化调查镜像尺

5.询问法　是根据询问被调查对象所提供的膳食情况，对其食物摄入量进行计算和评价的一种方法。询问法通常包括膳食史回顾法和24h膳食回顾法。该方法可以用于放疗患者治疗前、后效果评价。

（1）膳食史回顾法：核心是获得被调查者一个时期的膳食习惯和日常膳食模式。时间为过去的1个月、6个月、1年或更长。如果进餐时记录进食的食物及其数量，那么饮食日记或记录（表8-1）是最准确可靠的，能将因为回忆进食内容而导致的误差减少到最小。

表8-1　膳食日记格式

食物日记：　　　　　　　　　　　　　　　　　　　　　　　　　　　日期：

餐次　食物（列表）	进食量（g）	烹饪方法	在何处进餐
早餐：			
加餐：			
午餐：			
晚餐：			
加餐：			
食物补充剂	剂量/天：	名称：	
维生素/微量元素补充剂	剂量/天：	名称：	

（2）24h膳食回顾法：指从最后一餐吃东西开始向前推24h。实际工作中，一般选用3d连续24h调查方法，记录摄入的所有食物量（包括在外就餐），计算每人营养素的摄入量，可以得到比较准确的结果。24h回顾法调查表见表8-2。

表8-2　24h膳食回顾调查表

进餐时间	食物名称	原料名称	原料重量（g）	进餐地点

调查者：　　　　　　　调查日期：　　　　　　　审核者：　　　　　　　审核日期：

二、实验室检查

实验室检查是评价放疗患者个体营养状况和营养治疗效果较客观的指标，主要包括血常规、肝肾功能、电解质、维生素、微量元素、炎症因子（IL-1、IL-6、TNF）、血浆蛋白质水平（白蛋白、运铁蛋白、前白蛋白、C反应蛋白）等指标，其中作为营养治疗效果最常用的指标为血常规、肝肾功能检查。

1.血浆蛋白质　血浆蛋白质可反映机体蛋白质的营养状况，常用指标包括白蛋白、前白蛋白、运铁蛋白、视黄醇结合蛋白等。白蛋白的合成代谢受多方面因素影响，半衰期约为20d。前白蛋白半衰期非常短，为1.9d，能够及时地反映短时间的急性蛋白质缺乏，但易受多种疾病的影响。运铁蛋白能反映营养治疗后的效果及免疫功能的恢复状况，但属于非特异性指标。视黄醇结合蛋白是一种低分子量的亲脂载体，是早期诊断营养不良的敏感指标，可快速反映营养治疗的效果，也称为体内快速反应蛋白，在评价营养状况上，其敏感性高于前白蛋白。

（1）视黄醇结合蛋白（retinol-binding protein，RBP）：是半衰期最短（12h）的肝转运蛋白，因为它与前白蛋白形成复合物进行循环，是不能通过肾小球滤过的小分子血浆蛋白质。血浆RBP浓度在轻度蛋白质-能量营养不良时已开始下降。

（2）运铁蛋白（transferrin，TEN）：是一种转运铁到骨髓合成血红蛋白的球蛋白。它的半衰期（8d）比白蛋白的短。在急性炎症反应、恶性肿瘤、骨血管疾病和肝病时其水平下降。虽然运铁蛋白的半衰期比白蛋白的短，但仍然不能对营养素摄入的变化做出快速反应。

（3）白蛋白（albumin，ALB）：约占血清总蛋白的60%。白蛋白运输血液中的主要成分、激素、酶、药物、微量元素、离子、脂肪酸、氨基酸和代谢产物。白蛋白的半衰期为18～21d，所以其代谢变化对浓度的影响需要经过一段时间后才能显现出来。持续的低蛋白血症被认为是判定营养不良的可靠指标。

（4）前白蛋白（prealbmin，PAB）：半衰期短（2d），常作为体内蛋白质状态的指标。炎症应激时PAB水平直线下降，积极的营养支持往往也不能使之改善。炎症、恶性肿瘤、肠道疾病或肾病引起蛋白质消耗时，其血清水平下降。锌缺乏时其血清水平也会下降，因为肝合成和分泌PAB时需要锌参与。当解释血浆低PAB水平时，不仅要考虑膳食锌摄入情况和机体储存的锌，还要考虑炎症的存在。轻微营养不良时PAB的水平往往保持正常，当机体近期处于应激或创伤时，PAB水平下降。

2.C反应蛋白　　C反应蛋白（c-reactive protein，CRP）属于急性反应蛋白，有助于确定炎症反应的急性高代谢期何时减弱，在急性应激期早期（通常在手术或其他创伤后4～6h）CRP升高。CRP水平开始下降时，患者已进入炎症反应的合成代谢期，强化的营养治疗可能是有益的。为了解营养状况的变化，需要进行后续评估和随访。

3.免疫功能

（1）外周血总淋巴细胞计数（total lymphoeyte count，TLC）：指外周血中总淋巴细胞的数量，可反映细胞免疫功能。正常值≥1.5×10/L，营养不良时TLC下降。

$$TLC＝白细胞×淋巴细胞所占百分比$$

（2）外周血T细胞亚群：机体T细胞的免疫应答反应对抵抗力或免疫功能非常重要，目前临床上常用的指标主要是$CD3^+$、$CD4^+$、$CD8^+$、$CD4^+/CD8^+$等，在营养不良时下降。

4.其他　　一些常规生化检查可协助了解营养状态，如肝功能、肾功能（BUN、Cr）、血脂（TG、TC）、血电解质水平（钾、钠、钙、磷、镁）等都有助于判断营养状态，并用于监测营养治疗的安全性。

三、体格检查

体格检查是放疗营养治疗效果评价中最直接、最简便的一种方法，通常包括以下几个内容：身高、体重、上臂围、上臂肌围、三头肌皮褶厚度及体成分分析。

1.身高测量　　身高是指头部、脊柱与下肢长度的总和。连续测两次，间隔30s，两次测量的结果应大致相同。身高计的误差不得超过0.5cm。

2.体重测量　　体重（body weight，BW）不仅能反映人体骨骼、肌肉、脂肪及脏器的发育状况，而且可以间接反映机体营养状况。连续监测和记录体重变化是营养评价中最重要、最简便的方法。体重的测量可受进食、排泄、衣着、测量时间及疾病等多种因素影响，测量时应予以排除。连续测量两次取平均值，数据记录以千克（kg）为单位，精确到0.1kg。

3.三头肌皮褶厚度　　皮褶厚度是通过测定皮下脂肪的厚度来推算体脂储备和消耗，间接反映能量变化，评价能量摄入是否合适的指标。其中三头肌皮褶厚度（triceps skinfold thickness，TSF）是临床上最常用的测定指标。

TSF正常参考值成年男性为8.3mm，成年女性为15.3mm。计算实测值占参考值的百分比，测量值为参考值的90%以上为正常；测量值为参考值的80%～90%为体脂轻度减少；测量值为参考值的60%～80%为体脂中度减少；测量值为参考值的60%以下为体脂重度减少；若＜5mm表示机体脂肪消耗殆尽；如果测得数值超过参考值120%以上，则为体脂过多。

4.上臂围和上臂肌围　　上臂围本身可反映营养状况，与体重密切相关，此外，还可以通过上臂围计算上臂肌围和上臂肌面积，这些都是反映肌蛋白质储存和消耗程度的营养评价指标。

我国成年男性平均上臂围为27.5cm，女性为25.8cm。测量值超过标准值的90%为营养正常，80%～90%为轻度营养不良，60%～80%为中度营养不良，＜60%为严重营养不良。

上臂肌围是反映肌蛋白质消耗程度的简易评价指标，广泛应用于营养调查或住院患者的营养状况评价。正常参考值：男性为24.8cm，女性为21.0cm（日本）。评价标准：计算值相当于正常参考值的80%～90%为轻度营养不良，60%～80%为中度营养不良，<60%为重度营养不良。

5.人体成分分析检测　生物电阻抗分析（bioelectrical impedance analysis，BIA）是根据水分量及其导电能力，向人体通入微量交流电，用产生的阻抗测量人体水分的方法。是近年来常用的一种简单、无创的、经济的分析方法。通过人体成分分析测定，可以测定营养治疗后患者身体内水分及瘦体重的变化，从而评价治疗的效果。

四、功能评价

营养状况的改善，可直接影响放疗患者的肌细胞质量及肌肉功能，后者是影响生活质量及创伤、疾病康复能力的关键因素。肌肉质量及炎症活性可通过肌肉力量综合测量进行评估。

1.使用握力测量肌力量　是临床上进行营养评价和监测有用的工具，可以用来监测放疗营养治疗的效果。

2.直接肌肉刺激　对拇收肌进行电刺激后直接测量肌肉收缩、舒张的力量，可追踪力频率曲线。在饥饿和再喂养早期就可以检测出改变。

3.六分钟步行试验　是一种对中、重度心肺疾病患者功能状态的运动试验，也可以用于放疗患者营养治疗后肌肉功能评价。

4.呼吸功能　最大呼气量的峰流量代表了呼吸肌的力量，会随着营养状况改变而变化。

五、营养状况评价

动态评估营养状况是营养治疗疗效评价的要求。可采用SGA（表8-3）、PG-SGA（表8-4）营养评估的方法进行动态评估。刘碧竹等探讨采用PG-SGA表进行进展期肿瘤患者营养状况有效性的筛查，结果发现该筛查表具有简单、有效、易行、无创及快速等优点，可以反复进行测量来动态评价患者营养状态变化，及早发现潜在的营养不良患者，并及时给予营养支持干预。

表8-3　SGA评价内容和评价标准

评价内容			评价结果
近期（2周）体重变化	A无变化或增加	B＜5%	C＞5%
膳食变化	A无变化或增加	B轻微变化	C显著变化
胃肠症状	A无	B较轻	C较重
应激反应	A无	B较度	C重度
活动能力	A减退	B能起床走动	C卧床休息
肌肉消耗	A无	B轻度	C重度

评价内容		评价结果	
三头肌皮褶厚度（mm）	A＞8	B＜8	C＜6.5
踝部水肿	A无	B轻度	C重度

注：1.体重变化，考虑过去6个月或近2周的，若过去5个月变化显著，但近1个月无下降或增加，或近2周经治疗后体重稳定，则体重下降一项不予考虑。

2.胃肠症状，如食欲缺乏、恶心、呕吐、腹泻等，至少持续2周，偶尔1～2次不予考虑。

3.应激反应：大面积烧伤、高热或大量出血属高应激；长期发热、慢性腹泻属中应激；长期低热或恶性肿瘤属低应激。

4.评价结果中，有五项以上属于C组或B组，可定位重度或中度营养不良。

表8-4　PG-SGA评分表

一、基本信息

医院名称	患者姓名	住院号	性别	年龄
主要诊断	电话			

二、患者自评表（A评分）

1.体重	目前我的体重约为　　　kg　　　目前我的身高约为　　　cm
	1个月前体重约为　　　kg　　　6个月前体重约为　　　kg

在过去的2周，我的体重增加（0）

□减轻（1）　　□没变化（0）　　□增加（0）

本项记分（　　　）

2.进食情况　在过去的1个月里，我的进食情况与平常对比

□没变化（0）　　□比以往多（0）　　□比以往少（1）

我目前进食

□正常饮食（0）　　　　□正常饮食，但比正常情况少（1）

□少量固体食物（2）　　□只能进食流质（3）

□只能口服营养制剂（3）　　□几乎吃不下什么（4）

□只能通过管饲进食或静脉营养（0）

本项记分（　　　）

3.症状　近2周来，我有以下问题，影响我的进食

□吃饭没有问题（0）　　□没有食欲，不想吃（3）

□恶心（1）　　　　　　□呕吐（3）

□口腔溃疡（2）　　　　□便秘（1）

□腹泻（3）　　　　　　□口干（1）

□食品没味（1）　　　　□食品气味不好（1）

□吞咽困难（2）　　　　□一会儿就饱了（1）

□疼痛（部位）（3）　　□其他（如抑郁、经济、牙齿）（1）

本项记分（　　　）

4.活动和身体功能	在过去的1个月里，我的活动 □正常，无限制（0） □不像往常，但还能起床进行轻微的活动（1） □多数时候不想起床活动，但卧床或坐椅时间不超过半天（2） □几乎干不了什么，一天大多时候都卧床或坐在椅子上（3） □几乎完全卧床，无法起床（3） 本项记分（　　　）

三、医务人员评估表

1.疾病与营养需求的关系（B评分）	相关诊断（特定）　　　年龄　　　岁 原发疾病的分期Ⅰ、Ⅱ、Ⅲ、Ⅳ；其他 本项记分（　　　）
2.疾病与营养需求的关系（B评分）	相关诊断（特定）　　年龄　　　岁 原发疾病的分期Ⅰ、Ⅱ、Ⅲ、Ⅳ；其他 本项记分（　　　）
3.代谢方面的需要（C评分）	□无应激（0）　　　　　□低度应激（1） ☑中度应激（2）　　　　□高度应激（3） 本项记分（　　　）
4.体格检查（D评分）	本项记分（　　　）

四、结果评价

1.定性评价	□A（营养良好）　　　　　　□B（可疑或中度营养不良） □C（重度营养不良）
2.定量评价 （A＋B＋C＋D）	□0～1（无营养不良，暂不干预，一个疗程后再次评估） □2～3（可疑或轻度营养不良，由营养师对患者及其家属进行营养指导） □4～8（中度营养不良，需要营养干预和对症治疗） □≥9（重度营养不良，迫切需要改善状况的治疗和营养干预）

调查者：　　　　　　　　　　　　　　　　　　　　　　　年　　月　　日

六、放疗反应的评价

恶性肿瘤患者有40%～80%存在营养相关问题，在头颈部肿瘤和消化道肿瘤患者中更常见。对于接受肿瘤放疗的患者而言，一方面恶性肿瘤的消耗导致患者营养不良风险增加；另一方面来自于放疗的细胞杀伤作用可能导致患者出现摄入、吸收障碍，更进一步加剧了营养不良。放疗所致的口腔黏膜炎症、味觉改变、口干、食欲缺乏、放射性肠炎、皮肤症状等不良反应可导致患者进食量减少，体重下降，代谢免疫功能改变，进一步加重了营养不良及不良的临床结局。

高凤莉等的研究显示，营养状态分级与肿瘤患者吞咽困难、厌食、恶心及口腔干燥等放疗不良反应的严重程度之间存在统计学差异。营养不良程度越重，放疗不良反应的程度越重。陈文政调查了174例肺癌患者放疗前的营养状况，并在放疗前和放疗2周末、

4周末、放疗结束时评价放疗不良反应。研究认为，患者的营养状况与放射性皮炎、放射性食管炎、放射性肺炎、疲劳具有相关性，两者之间存在线性关系，说明放疗前患者的营养状况越差，其放射性皮炎、放射性食管炎、放射性肺炎、疲劳等放疗不良反应越严重。及时的营养治疗可以缓解放疗带来的口腔黏膜、肠道的放射性损伤，从而提高患者的治疗耐受性。因此，放疗副作用的改善也是营养治疗效果的重要评价指标之一。

研究发现，头颈部肿瘤患者在放疗±化疗的过程中，营养不良的发生率高达44%～88%，其中重度营养不良为20%～40%。因为解剖结构的复杂性，大多数头颈肿瘤患者初诊时已处于局部晚期，且头颈肿瘤因其解剖部位特殊，与患者的吞咽功能密切相关，因此，绝大部分头颈肿瘤患者常出现吞咽困难、吞咽疼痛等症状，尤其是对于局部晚期的患者，因其肿瘤较大、范围较广，严重影响了患者进食，大大增加了患者营养不良的风险。此外，肿瘤患者的人体基础代谢率增高，碳水化合物、脂肪及蛋白质等代谢紊乱等也会导致营养不良。对于头颈部肿瘤放疗患者而言，放疗靶区常与口腔、咽喉、会厌等进食结构关系紧密，放疗期间及放疗后常发生程度不等的急性放射性口腔黏膜炎、放射性咽喉炎等急性放射性损伤。急性放射性损伤引起的口干、味觉改变、吞咽疼痛及吞咽功能障碍等症状可导致患者的饮食结构发生改变，进一步加重了患者营养不良的发生。同步化疗和（或）靶向治疗引起的不良反应，如食欲缺乏、恶心、呕吐、腹泻、便秘、口腔黏膜炎等也会进一步加重患者营养不良的发生。严重的放、化疗不良反应（如口腔黏膜炎）的发生会导致较多的计划外中断和放疗延迟。在许多患者中，这种毒性可能非常严重，甚至危及生命，并可能导致治疗中断，而治疗中断总是与较差的预后有关。

Shen等分析了2433例鼻咽癌患者，发现放疗期间体重下降严重的患者预后更差。体重下降的患者更容易出现非计划性放疗中断，在喉癌患者中，与没有放疗中断的患者相比，放疗中断患者的死亡风险增加了68%。多项研究均证实了营养干预可以维持肿瘤患者放疗期间的体重，纠正治疗期间营养不良状态，提高患者对治疗的耐受性及依从性，从而降低非计划性治疗中断的发生率。Cereda等的随机临床研究发现，对采用放疗或放、化疗的患者而言，早期口服营养补充纠正和延缓了患者体重的下降，改善了患者的生活质量，肠内营养治疗组患者拥有更好的治疗耐受性。Ravasco P等对75例转诊放疗的头颈部癌患者进行了研究，接受营养咨询＋饮食、口服补充商业化营养制剂与不进行任何干预的患者相比较，结果发现接受营养咨询＋饮食的患者能量摄入和蛋白质摄入均有增加，厌食症、恶心、干呕、口干症有下降趋势，生活功能评分改善，并且在观察中后期，只有营养咨询会对患者的预后产生重大影响。Kang WX等对40例头颈部肿瘤放疗患者采用SGA评分进行营养状况评估，并给予强化饮食咨询和营养治疗，结果发现及时的营养治疗可以有效防止体重下降和肌萎缩。曹远东等回顾性调查了87例鼻咽癌放疗患者的治疗依从性，发现营养支持治疗能提高患者的治疗依从性。两组患者放疗前的依从率均为100%，放疗30次后，试验组放疗依从率为88.5%（23/26），高于对照组的37.7%（23/61），差异有统计学意义（$P < 0.05$）。

对于食管癌患者而言，由于食管特殊的解剖和生理功能，食管癌患者营养不良发生率更高。研究报道，60%～85%的食管癌患者存在不同程度的营养不良，居所有肿瘤第一位。食管癌患者营养不良的发生原因及机制复杂，主要包括肿瘤本身的因素及治疗相关因素。肿瘤本身的因素又分为局部因素和全身因素。局部因素包括食管肿瘤引起的吞咽梗阻、吞咽疼痛、胃食管反流、呛咳等；全身因素则包括肿瘤引起的厌食、早饱、基础代谢率增加及葡萄糖、蛋白质、脂肪的代谢紊乱等。放疗是食管癌综合治疗的主要手段，80%的食管癌患者在其治疗的不同时期需要接受放疗。接受放疗的食管癌患者可能会发生不同程度的放射性食管炎、放射性肺炎等并发症，导致吞咽疼痛、厌食、恐惧进食、咳嗽等症状，在一定程度上导致或加重了营养不良的发生。

Qiu YF等对85名患者营养干预前后的并发症（放射性食管炎）进行了研究，结果发现全程营养管理可以改善同步放、化疗的食管癌患者的营养状况，减轻放射性食管炎和放射性皮肤反应的严重程度，改善生活质量。吕家华等对203名食管癌同步放、化疗的患者进行肠内营养治疗，评价其对体重、营养状况、治疗不良反应及近期预后的影响，结果发现，肠内营养组患者体重减轻较少（$P < 0.05$）；血清白蛋白和血红蛋白的下降低于对照组（$P < 0.05$）；放射性肺炎和食管炎的发生率较低，尽管差异不显著。接受肠内营养治疗的患者放化疗完成率更高，未采用肠内营养治疗组发生≥3级白细胞减少和感染率明显高于肠内营养治疗组（$P < 0.05$），说明肠内营养能减少食管癌患者放、化疗期间的体重减轻，改善营养状况，提高治疗耐受性，降低毒性。王晓燕等对80例上消化道肿瘤放、化疗患者进行营养治疗，发现试验组患者发生3～4级消化道不良反应、口腔黏膜损伤、皮肤反应均明显少于对照组。

对于进行放疗的肺癌患者而言，放疗相关的急性毒性反应包括食管炎、吞咽困难、厌食和疲劳等，而放疗同时接受同步化疗的患者更容易出现恶心、呕吐和脱发，这些症状可能会影响患者的饮食结构及摄入量，从而增加体重减轻和营养不良的发生。国外学者对接受了放疗的207例患者进行前瞻性的研究，评估了放疗开始时和结束时患者的营养状况。在该研究中包括了36例肺癌患者，有33%的患者在治疗开始时即有营养不良，到治疗结束时增加到50%，表明放疗增加了肺癌患者发生营养不良的风险。显然，营养不良在肺癌患者中普遍存在，据研究报道，在治疗期间体重明显减轻并且营养不良率上升，这表明营养风险与肺癌及其治疗有关。肺癌患者的营养状况与放疗不良反应之间存在着明显的相关性，建议营养不良的患者在放疗前应给予营养支持。此外，Carayol M等的研究发现，饮食与运动可以改善乳腺癌放、化疗患者的生活质量，认为饮食运动干预应纳入乳腺癌患者的早期管理。

胃肠道肿瘤患者常伴有营养不良，其患病率为42%～87%。胃肠道肿瘤患者由于多种原因特别容易发生营养不良，包括与肿瘤相关的代谢异常、肿瘤相关的胃肠道症状、饮食摄入减少。据报道，48%～80%的胃肠道癌症患者在初诊时即存在体重减轻。胃肠道肿瘤的治疗模式常采用放、化疗，单独或作为术前新辅助或术后的辅助治疗。化疗和放疗都可能导致相关的毒性反应，同步放、化疗的毒性反应发生率和严重程度会更高，对于胃肠道肿瘤放疗患者而言，放疗后出现胃肠道黏膜损伤，可引起食欲缺乏、恶心、呕吐及腹泻等不良反应，从而导致摄入不足或吸收障碍。放疗的副反应在放疗的第3～4周出现，并可持续到放疗结束后2周以上。治疗毒性反应也会降低患者的生活质量，如果毒性反应非常严重，会导致治疗强度降低或暂停治疗。对于化疗患者而言，不足疗程的治疗方案已被证明会导致肿瘤反应率降低，导致疾病进展和生存率下降。目前已有研究证实，营养不良和低营养状态是可以预防和逆转的，营养治疗会降低治疗相关毒性反应的发生率和程度。

在 Ravasco 等的前瞻性临床试验中，研究者将 111 名结直肠癌门诊患者随机分为饮食咨询组（G1；$n=37$）；蛋白补充剂组（G2；$n=37$）和随意饮食组（G3；$n=37$）。在放疗前、放疗结束时和放疗后 3 个月评估营养摄入量（饮食史）、营养状况和生活质量。研究结果显示，在放疗结束时 G1/G2 组能量摄入增加（$P \leqslant 0.04$），G1 组大于 G2 组（$P=0.001$），G3 组下降（$P<0.01$）。G1/G2 组蛋白质摄入量增加（$P<0.007$），G1 组小于 G2 组（不显著），G3 组下降（$P<0.01$）。放疗后 3 个月，G3 组患者的厌食、恶心、呕吐和腹泻发生率均较高（$P<0.05$）。在放射治疗结束时，G1 组生活质量功能评分均与营养状况成正比（$P<0.05$），在 G1/G2 组，生活质量的改善/恶化分别与较好或较差的营养状况相关（$P<0.03$）。

全程营养支持治疗可以明显改善放疗患者的营养状况，降低急性放射性反应发生率和发生级别，改善同步放化疗期间的生活质量，使得患者能够更好地接受治疗，放疗中断率下降，按期完成同步化疗，提高患者同步放、化疗的耐受性，最终提高放疗疗效。因此放疗近期疗效也是侧面评价营养治疗效果的指标之一。郭延玲等对 120 例鼻咽癌住院患者进行肠内营养治疗，试验组的总有效率为 83.3%，高于对照组的 53.3%，两组差异具有统计学意义（$P<0.05$）。张仲汇等对 38 例食管癌同步放、化疗的患者进行肠内营养，发现营养治疗组患者的客观缓解率为 83.3%；对照组的客观缓解率为 77.8%。尽管两组患者的肿瘤客观缓解率之间无统计学意义（$P>0.05$），但观察到了营养治疗组有更好的肿瘤客观缓解率［近期疗效评价根据实体瘤评价标准（RECIST1.1）］。在吕家华等的临床研究中也得到了相同的结论，试验组患者肿瘤客观缓解率高于对照组，分别为 84.2% 和 76.6%（$P=0.240$）。于娇等对 98 例局部晚期宫颈癌患者随机进行营养治疗，发现试验组患者拥有更好的客观缓解率，试验组与对照组的客观缓解率分别为 93.48%（43/46）和 74.42%（32/43），差异具有统计学意义（$P=0.014$）。

七、认知行为评价

中国抗癌协会肿瘤营养与支持治疗专业委员会调查发现，营养认知误区是我国肿瘤患者营养不良的第一原因。营养教育和营养咨询可以为行为改变提供信息和动机，通过行为调整改变患者对环境因素的反应，消除不适行为。从营养学角度看，教育和咨询都能够帮助患者进行有意义的膳食行为改变，可以增加患者能量和蛋白质的摄入，从而改变患者的营养不良。对患者进行营养教育的效果是评价肿瘤营养治疗非常重要的一项指标。Britton B 等对 156 名头颈部肿瘤放疗患者（151 名对照）进行基于动机访谈和认知行为疗法的干预，在每个时间点的营养状况均得到评估的可能性更高，体重减轻的比例更小，治疗中断的次数更少，抑郁评分更低，并且生活质量更高。尽管结果没有统计学意义，但接受干预的患者计划外住院的人数越来越少。

八、其他

生活质量是营养治疗效果评价的另一个重要方面，有效的营养支持可以改善患者的食欲、增加进食量，以及减轻恶心、呕吐及改善精神状况、增加患者日常身体活动能力等。生活质量评估常采用 EORTC QLQ-C30 量表。

心理评价是营养治疗疗效的另外一项评价指标，营养不良患者常合并焦虑、抑郁等情绪，营养改善有助于患者改善不良情绪。抑郁自评量表（SDS）、焦虑自评量表（SAS）、汉密尔顿抑郁量表（HAMD）、汉密尔顿焦虑量表（HAMA）、症状自评量表（SCL-90）是几种常见的用于肿瘤心理评估干预的量表，在临床中得到了广泛运用，因此需要医务人员进行专门培训、学习后指导患者进行填写。

严重营养不良的放疗患者在短时间内大量补充肠内或肠外营养，易出现再喂养综合征，此时机体血糖升高，胰岛素分泌恢复，胰岛素作用于机体各组织，导致钾、磷、镁转移入细胞内，形成低磷血症、低钾血症、低镁血症；糖代谢和蛋白质合成的增强还消耗维生素 B_1。因此，在进行临床营养治疗期间，可采取以下措施，减少再喂养综合征的发生：①筛查和评估高危患者；②能量供给从低能量缓慢增加至全量；③可经验性补充钾、磷、镁、维生素 B_1、复合维生素 B，检查心电图；④注意监测液体平衡、生命体征、生化指标等。

科学、合理的营养治疗是肿瘤患者最基本、最必需的基础治疗措施。医务人员对放疗患者的定期随访及营养治疗效果的评估，是有效进行个体化、规范化营养治疗的重要保障。

参 考 文 献

［1］中华医学会放射肿瘤治疗学分会. 肿瘤放疗患者口服营养补充专家共识（2017）. 中华放射肿瘤学杂志，2017，26（11）：1239-1247.

［2］石汉平. 肿瘤营养石汉平2018观点. 北京：科学技术文献出版社，2018.

［3］Sobotka L. 临床营养基础（第4版）. 蔡威，译. 上海：交通大学出版社，2013.

［4］刘碧竹，江志伟，佴永军，等. 对进展期肿瘤病人整体营养状况筛查的研究. 肠外与肠内营养，2007，14（2）：101-104.

［5］高凤莉，张福泉，鲁重美. 头颈部肿瘤病人放疗期间营养状态变化及放疗毒副反应的研究. 临床消化病杂志，2008，20（4）：214-216，219.

［6］陈文政，张春华，王晓松. 肺癌患者营养状况与放疗不良反应的相关性研究. 实用癌症杂志，2018，33（9）：1439-1460.

［7］Langius JAE, Doornaert P, Spreeuwenberg MD, et al. Radiotherapy on the neck nodes predicts severe weight loss in patients with early stage laryngeal cancer. Radiother Oncol, 2010, 97（1）：80-85.

［8］De Luis DA, Aller R, Izaola O, et al. Influence of insulin resistance in obese patients on elevated serum alanine aminotransferase. Eur Rev Med Pharmacol Sci, 2007, 11（1）：21-25.

［9］Unsal D, Mentes B, Akmansu M, et al. Evaluation of nutritional status in cancer patients receiving radiotherapy: a prospective study. Am J Clin Oncol, 2006, 29（2）：183-188.

［10］Shen LJ, Chen C, Li BF, et al. High weight loss during radiation treatment changes the prognosis in under-/normal weight nasopharyngeal carcinoma patients for the worse: a retrospective analysis of 2433 cases. PLoS One, 2013, 8（7）：e68660.

［11］Fesinmeyer MD, Mehta V, Blough D, et al. Effect of radiotherapy interruptions on survival in medicare enrollees with local and regional head-and-neck cancer. Int J Radiat Oncol Biol Phys, 2010, 78（3）：675-681.

［12］Cereda E，Cappello S，Colombo S，et al．Nutritional counseling with or without systematic use of oral nutritional supplements in head and neck cancer patients undergoing radiotherapy．Radiother Oncol，2018，126（1）：81-88.

［13］Ravasco P，Monteiro-Grillo I，Vidal PM，et al．Impact of nutrition on outcome：a prospective randomized controlled trial in patients with head and neck cancer undergoing radiotherapy．Head & Neck，2005，27（8）：659-668.

［14］Kang WX，Li W，Huang SG，et al．Effects of nutritional intervention in head and neck cancer patients undergoing radiotherapy：a prospective randomized clinical trial．Molecular and Clinical Oncology，2016，5（3）：279-282.

［15］曹远东，孙新臣，唐心宇，等．全程营养支持治疗对鼻咽癌急性放疗反应及治疗依从性的影响．临床肿瘤学杂志，2016，21（4）：349-352.

［16］Bozzetti F，Mariani L，Lo VS，et al．The nutritional risk in oncology：a study of 1453 cancer outpatients．Support Care Cancer，2012，20（8）：1919-1928.

［17］Gupta R，Ihmaidat H．Nutritional effects of oesophageal，gastric and pancreatic carcinoma．Eur J Surg Oncol，2003，29（8）：634-643.

［18］Cooper JS，Guo MD，Herskovic A，et al．Chemoradiotherapy of locally advanced esophageal cancer：long-term follow-up of a prospective randomized trial（RTOG 85-01）．Radiation Therapy Oncology Group．JAMA，1999，281（17）：1623-1627.

［19］李苏宜．营养治疗是食管癌综合治疗重要组成部分．肿瘤学杂志，2011，17（6）：401-403.

［20］Qiu YF，You J，Wang KL，et al．Effect of whole-course nutrition management on patients with esophageal cancer undergoing concurrent chemoradiotherapy：a randomized control trial．Nutrition，2020，69（1）：110558-110567.

［21］吕家华，李涛，朱广迎，等．肠内营养对食管癌同步放化疗患者营养状况、不良反应和近期疗效影响——前瞻性、多中心、随机对照临床研究（NCT02399306）．中华放射肿瘤学杂志，2018，27（1）：44-48.

［22］王晓燕，高彤．肠外营养联合放化疗治疗上消化道恶性肿瘤的临床观察．临床肿瘤学杂志，2018，23（9）：840-844.

［23］Cooley ME．Symptoms in adults with lung cancer．A systematic research review．J Pain Symptom Manage，2000，19（2）：137-153.

［24］Unsal D，Mentes B，Akmansu M，et al．Evaluation of nutritional status in cancer patients receiving radiotherapy：a prospective study．Am J Clin Oncol，2006，29（2）：183-188.

［25］Carayol M，Ninot G，Senesse P，et al．Short-and long-term impact of adapted physical activity and diet counseling during adjuvant breast cancer therapy：Open Access the "APAD1" randomized controlled trial．BMC Cancer，2019，19（1）：737-757.

［26］Ryan AM，Healy LA，Power DG，et al．Short-term nutritional implications of total gastrectomy for malignancy，and the impact of parenteral nutritional support．Clin Nutr，2007，26（6）：718-727.

［27］Wakahara T，Shiraki M，Murase K，et al．Nutritional screening with Subjective Global Assessment predicts hospital stay in patients with digestive diseases．Nutrition，2007，23（9）：634-639.

［28］Khalid U，Spiro A，Baldwin C，et al．Symptoms and weight loss in patients with gastrointestinal and lung cancer at presentation．Support Care Cancer，2007，15（1）：39-46.

［29］Andreyev HJ，Norman AR，Oates J，et al．Why do patients with weight loss have a worse outcome when undergoing chemotherapy for gastrointestinal malignancies? Eur J Cancer，1998，34（4）：503-509.

［30］Ravasco P，Monteiro-Grillo I，Vidal PM，et al. Dietary counseling improves patient outcomes：a prospective，randomized，controlled trial in colorectal cancer patients undergoing radiotherapy. J Clin Oncol，2005，23（7）：1431-1438.

［31］郭延玲，贺婧，张福林，等. 补充性肠外营养联合肠内营养对鼻咽癌住院患者临床结局的影响研究. 中国肿瘤临床与康复，2019，26（11）：1184-1187.

［32］张仲汇，王勇强. 肠内营养支持在放化疗食管癌患者中的应用. 天津医科大学学报，2019，25（3）：256-259.

［33］于娇，喻凤，曹席明. 全程营养支持治疗对宫颈癌患者急性放射反应、耐受性和疗效影响的临床观察. 临床肿瘤学杂志，2018，23（7）：635-639.

［34］Mahan LK，Escott-Stump S，Raymond JL. Krause营养诊疗学. 杜寿玢，陈伟，译. 北京：人民卫生出版社，2016.

［35］Britton B，Baker AL，Wolfenden L，et al. Eating as treatment（EAT）：a stepped-wedge，randomized controlled trial of a health behavior change intervention provided by dietitians to improve nutrition in patients with head and neck cancer undergoing radiation therapy（TROG 12. 03）. Int J Radiat Oncol Biol Phys，2019，103（2）：353-362.

◇◇ **第9章** ◇◇

肿瘤放射治疗患者营养治疗并发症的预防与治疗

合理的营养治疗是肿瘤放射治疗中不可或缺的一部分，营养治疗通过肠内营养和肠外营养两条途径提供人体所需的热能、蛋白质、脂肪、糖类、维生素、微量元素、水等营养物质，以达到营养治疗的要求。营养治疗的途径分为肠内营养和肠外营养，具体如下。

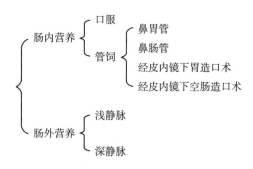

第一节　肠内营养治疗并发症的预防与治疗

当胃肠道有功能时，应尽可能利用它给予营养补充；当胃肠道功能不全或无功能时，应选用补充性肠外营养或完全肠外营养给予营养补充。适宜的营养治疗可以改善肿瘤放疗患者的营养状况，减少放疗的副作用，增强机体的免疫能力，使患者顺利进行放射治疗，提高生活质量。应用营养治疗中需做到选用适宜的营养支持途径，也应注意定期评估与监测营养治疗中的指标，避免营养治疗并发症的发生。营养治疗中肠内营养的并发症包括4个方面：①胃肠道并发症；②机械性并发症；③代谢性并发症；④精神心理并发症。

一、胃肠道并发症

胃肠道并发症常见的有恶心、呕吐与腹胀、腹泻、便秘。

1.恶心、呕吐、腹胀　主要是由于患者胃肠蠕动功能下降、肠内营养制剂输入速度过快，如脂肪过快输入而引起，应根据病因采取相应的防治措施，包括使用胃肠促动药；应用胃肠营养输注泵，根据胃肠道耐受情况调整输注营养液的数量及速度；根据不同疾病、不同的疾病阶段及不同的喂养途径给予相匹配的营养制剂，如胰腺癌、胆囊癌患者可选用低脂的肠内营养液为宜，以减少腹胀不适。

胃肠道肿瘤患者放疗后，肠道易出现辐射损伤，以恶心、呕吐、腹胀等症状起病。小肠能够进行食物的消化和营养物质的吸收，如维生素及微量元素等物质，同时能够分泌多种消化酶。小肠属于辐射敏感器官，辐射应激通常会引起小肠功能紊乱，无法更好地协调食物的消化及营养吸收，不仅造成患者营养吸收障碍及营养不良，还会增加后续营养治疗的难度及营养治疗并发症。因此，除了合理安排肠内营养制剂及喂养途径，还需要针对性的减轻肠道辐射损伤，改善肠道环境，对于防治营养治疗并发症同样十分关键。

2. 腹泻　腹泻是指排便次数增多（＞3次/天）、粪便量增加（＞200g/d）、粪质稀薄（含水量＞85%）。腹泻是肠内营养最常见的并发症，发生率为10%～20%，常见的原因有以下几种：①病变部位切除及受损；②营养不良；③长期抗生素的使用；④使用营养液的品种与数量；⑤输注营养液的温度与速度。胃肠道肿瘤放疗患者由于辐射损伤造成的炎症反应及肠道菌群失调十分常见，因此，在接受肠内营养后，更易出现腹泻等消化道反应。

胆囊癌、回肠癌、肝癌切除后，可造成脂肪酶的缺乏，使用肠内营养制剂时，尤其疾病恢复初期使用含脂肪、含膳食纤维的肠内营养液也可出现腹泻，因此应选用低脂、低膳食纤维的肠内营养液少量缓慢给予，待胃肠道适应后再逐渐增加剂量乃至选含脂肪、含膳食纤维的肠内营养液，使患者能充分吸收营养物质。

营养不良、能量与蛋白质摄入不足、低蛋白血症，可造成胃肠道黏膜水肿，肠道吸收功能障碍，若输入整蛋白质、含脂肪与膳食纤维的营养液则不能吸收而引起腹泻，因此应给予低脂、低膳食纤维的短肽营养液，少量多次或用营养输入泵低速加温给予，同时给予助消化的酶剂，必要时静脉补充白蛋白，纠正低蛋白血症，纠正腹泻，促进营养物质的吸收。

长期使用抗生素时，可抑制肠道正常菌群生长，降低正常菌群对病原微生物的拮抗作用而使得肠道菌群紊乱。研究显示，使用抗生素会促使肠道梭状芽胞杆菌增生，导致假膜性结肠炎，可造成腹泻；化疗药物、放射（尤其腹部放射）治疗中，肠黏膜受损，导致其吸收水分功能下降，也可引起腹泻，此时粪便细菌涂片可出现球杆比异常。因此，应规范使用抗生素，避免滥用抗生素，合理给予放、化疗治疗，还可给予止泻药、益生菌与益生元，以防治腹泻的发生，同时应定期化验监测血电解质，如钾、钠、钙、镁等元素浓度，必要时补充之。

肠内营养液内含有蛋白质、短肽、脂肪酸、糊精等元素，应根据不同疾病、疾病的不同阶段及消化道的功能选用与其匹配的营养制剂，是预防腹泻的重要一环。

使用肠内营养液时，温度低、注入速度快，营养物质尚未在胃肠道消化、吸收，也会出现腹泻，故使用营养液时，温度应保持在37～40℃，少量多次口服，如喂养速度可从20ml/h逐渐增加至100ml/h，可借助营养液输液泵操作完成。

另外，使用肠内营养液时，须注意卫生。盛装营养液的器具应清洁、消毒后方可使用，操作者应洗手后配制营养液，开封后的营养液应在24h内用完，以免造成营养液被污染而引起腹泻。

3.便秘　便秘也是使用营养液时出现的并发症之一，排便次数减少、粪便干结和（或）排便困难可判定为便秘。发生的主要原因为：①摄入食物或营养液的数量减少；②摄入膳食纤维不足；③摄入水分不足；④活动量不足；⑤焦虑状态；⑥腹肌力量弱，无力排便。

放、化疗期间患者往往存在恶心、呕吐等胃肠道反应，使得患者不敢或不愿意多吃食物和水；患者也常因食欲缺乏而引起反射性减少食物和水分的摄入，以致低纤维进食量过少，难以引起排便反射；化疗药的神经毒性作用于肠道平滑肌，使肠蠕动减慢；另外，国内研究发现，鼻咽癌患者放疗期间可出现味觉改变、口咽喉部疼痛、咀嚼或吞咽障碍，且严重程度为中度以上，可导致患者进食精细低纤维饮食及饮水量受到限制，以致发生便秘。因此，放、化疗间歇期（放、化疗2～3d后）可给予富含膳食纤维的山芋糊、碎菜沫米汤、萝卜汤等富含膳食纤维的流质、半流质或能全力营养液等；放、化疗的休整期间，以每日蔬菜400～500g、水果200g为宜，可选用西蓝花、秋葵、青菜、茼蒿、橘橙、猕猴桃、香蕉、火龙果等；对饮水量不足者，可选用少量多次的饮水或含水量丰富的米汤、豆浆、蔬果汁、蔬菜汤等，以保证每日摄入液体量达到1700～2000ml；引导和关心患者，建立其正确对待疾病及治疗中副作用，必要时进行心理治疗；鼓励患者活动，可步行或床上运动（如伸腿、空中蹬踩自行车、揉腹等），平时坚持提肛肌、腹肌训练，同时增加营养摄入，提高腹肌力量，促进排便。

二、机械性并发症

机械性并发症是肠内营养主要并发症之一，常发生于管饲喂养的患者，主要有喂养管异位、误吸、堵管。

1.喂养管异位　鼻咽癌放疗患者最常见的并发症为放射性口腔黏膜反应，主要症状为口腔疼痛、黏膜糜烂、溃疡甚至口腔感染，使患者进食困难甚至无法经口进食，导致营养不良，因此临床上通常采用留置鼻饲的方法，为患者解决进食困难的问题。喂养管异位主要发生于鼻胃管、鼻肠管喂养患者，插管时误将喂养管置入气管、支气管内，严重者可伤及支气管黏膜和肺组织，由于鼻咽癌患者鼻咽部肿物较大并且放疗期间鼻咽部及咽喉部黏膜水肿明显，均会增加置管的难度及风险。一旦发现鼻饲管误入，应立即拔出导管，并观察患者有无气胸、血胸、血气胸表现，并做相应处理。预防方法为开始给予插鼻饲管时，严格插管操作程序和原则，应认真、细致、规范操作将鼻饲管置入应到的器官部位，并经X线摄片证实其在位，并且在导管进入鼻孔处做标志后方可输注。每次输注肠内营养液前必须重新检查导管进入鼻孔处的标志，确认位置满意后方可再次使用，如果发现导管移位，必须纠正导管位置，并经X线摄片再证实后才可输注。

2.误吸　误吸是常见且严重的并发症，误吸引起的吸入性肺炎可使者肺部感染不愈，甚至危及生命。误吸最容易发生在给予鼻胃管喂养者。胃排空障碍、体位、胃食管反流性疾病、鼻饲喂养方式、高龄、护理质量不佳等均是发生误吸的风险因素。

给予鼻饲喂养时应先认真评估患者的疾病状况、喂养途径、喂养的时间，选用与其匹配的喂养途径（鼻胃管或鼻肠管或经皮内镜下胃造口术或经皮内镜下空肠造口术）给予喂养。

研究证实，误吸的发生率与胃排空速度及胃残余量关系密切。因此管饲患者肠内营养过程中应每隔6～8h检查胃残余量1次，对于有误吸高危风险的患者，需提高检测频率。如果胃液残留量（GRV）＜200ml，可继续维持肠内营养液输注的速度，2次GRV＞250ml时，应严密观察患者，重复检查GRV，并给予胃肠促动药，如仍未改善、给予喂养后6h胃残留量≥500ml者，应暂停喂养，以降低反流致误吸的风险，并将鼻饲管放至十二指肠悬韧带以下，应给予鼻肠管喂养。

对于卧床患者应抬高床头30°～40°，维持此抬高位置30min，促进胃排空，这段时间避免叩背、吸痰等操作，以减少或避免呕吐引起的误吸，防止肠内营养液发生反流，避免吸入口咽部分泌物，同时还有利于减少胃内容物潴留，使膈肌下降，进而增加患者的肺活量，降低误吸的风险。

对以往有胃食管反流、鼻胃管误吸风险较大的患者给予选用鼻肠管喂养方式为宜。鼻肠管护理时应稳妥固定鼻肠管，以裁剪成"Y"形的胶布于鼻肠管插入处进行绕圈操作，然后再将胶布牢固粘贴于患者鼻翼之上；每次给予营养液前均对鼻肠管鼻孔出口位置的刻度进行常规检查，营养液输注前先行内容物回抽，以便确定鼻肠管位置是否适宜，如存在鼻肠管移位可能的表现，则施以X线片进行检查，确认在位后再给予营养液输入。

鼻饲喂养方式不合适，是引起误吸的原因之一。营养液输入速度过快、输注量过多、输入的营养液温度低也是应关注的环节，短时间、大剂量、低温的营养液均可使误吸风险上升，应注意防范。初次使用营养液可少量多次给予，食用营养液温度应为37～40℃，若有条件建议使用营养液输入泵输入营养液，其低速、匀速输入特点与机体胃肠蠕动的速度相符合，开始输注时速度宜控制于20～40ml/h，逐步由低速调至高速（可达到100ml/h），每日输入营养液总量控制于500～1500ml，以加温器使输注的营养液维持于37℃左右，以免温度过低形成冷刺激效应，造成患者胃痉挛而引发呕吐、误吸。

随着患者年龄的增长，机体各脏器功能均呈现不同程度的生理性减退，尤其是反射功能、吞咽功能等；高龄的患者常合并心脑血管疾病、肺疾病等多种内科基础疾病，因而年龄成为误吸的重要原因，因此，对老年人应选用鼻肠管喂养为宜。营养液可采用营养泵持续的输注或间歇喂养，能有效减少患者发生胃和食管的不适，应保持营养液的温度为35～40℃。开始输注时选择低浓度、低剂量，初始速度调节为30～50ml/h，12～24h后剂量缓慢增加，2～3d逐步调整至80ml/h（但要≤120ml/h），总摄入量为1000～1500ml/d。注意监测胃残余量与反流的关系，应该对胃残余量进行定时监测，即定时回抽胃残余量，当一次性抽出胃残余量在100～150ml以上时应延迟或暂停营养液的输注，同时汇报医师，遵医嘱应用胃肠促动药，避免胃潴留引起的反流、误吸。

良好规范地护理鼻饲管，定期监测并记录，及时发现上述误吸预警信息并及时处理，是防范机械性并发症重要的手段。

3.堵管　堵管是指喂养管堵塞，是最常见的肠内营养治疗并发症之一。鼻肠管堵管是常见现象，主要与管道过细、输入速度慢、营养液高纤维配方、营养液高能量配方、胃液反流导致蛋白质制剂变性凝固、未及时冲管等有关。护理措施包括：①应加强患者宣教，妥善固定，防止管道反折。②在营养支持时，除选用合适的喂养管进行肠内营养支持外，输注营养液时速度亦不能过慢。③可使用20ml注射器，以脉冲方式进行冲管。如果为肠内营养持续输入，可使用30ml温开水每4小时脉冲式冲管1次。④若需要输注药物，不同药物应分次、单独输注。药片应充分碾碎、胶囊去掉外壳后稀释输入。若有需要，液体药物应进一步稀释后再输注。药物注入体内后，应暂停肠内营养至少15min。每次经管道输入药物前、后均应使用15ml水冲管。⑤若出现堵管，可用胰酶/碳酸氢钠冲洗。

三、代谢性并发症

肠内营养代谢并发症主要有高血糖症、再喂养综合征、倾倒综合征。

1.高血糖症　高血糖指空腹血糖≥6.1mmol/L，餐后2h血糖≥7.8mmol/L。高血糖症常见于合并糖尿病、危重症应激期、高代谢状态、肾上腺皮质激素治疗的患者，另外，肿瘤放、化疗患者在治疗期间通常会辅助静脉滴注大量含葡萄糖的液体，病程中血糖指标波动较大。此时可监测血糖，根据病情选用与之匹配的营养制剂，如糖尿病患者给予糖尿病肠内营养液，必要时也可根据疾病的危重程度、血糖控制的需求，加用胰岛素治疗，有助于疾病的康复。

2.再喂养综合征　再喂养综合征（refeeding syndrome，RFS）是机体在长期饥饿或营养不良的情况下，重新摄入营养物质后早期出现的以低磷血症为特征的严重水和电解质紊乱、葡萄糖耐受性下降、维生素缺乏，出现低磷、低钾、低镁等电解质紊乱、血糖升高、严重维生素B_1缺乏及由此产生的一系列症状。临床上可出现心源性猝死、心律失常、心力衰竭、休克、低血压、呼吸衰竭、呼吸异常，严重者可导致死亡。RFS在成年住院患者中的总发生率约为0.8%，恶性肿瘤患者为24.5%，完全肠外营养患者为42.0%。由于肿瘤晚期患者长期营养不良，再喂养时极易出现RFS，然而再喂养对提高患者生活质量、进一步手术、放疗、化疗、提高免疫力、延长生存时间都有着极为重要的作用。RFS的发病与胰岛素分泌、电解质转移和合成代谢增强有关。人体饥饿时胰岛素分泌下降，分解代谢大于合成代谢，导致机体消耗大量磷、钾、镁及微量元素，重新开始喂养后，尤其是大量补充含糖制剂后，血糖升高，胰岛素分泌恢复，胰岛素为促合成激素，可促进钾、磷、镁元素向细胞内转移，合成代谢的同时消耗维生素B_1。RFS的代谢特征通常在营养治疗3～4d发生。

通常血磷浓度<0.50mmol/L时可出现临床表现。在开始再喂养的数小时内，如果磷的供应较少，随着血容量增加和磷元素由细胞外向细胞内转移，血磷浓度会大大降低，当血磷浓度下降到0.32mmol/L时，可导致严重的低磷血症，临床表现为精神错乱、昏迷、头晕、厌食、四肢无力、溶血、骨痛、骨软化、抽搐、横纹肌溶解、高血糖、胰岛素抵抗、凝血障碍、感觉异常（麻木）、心肺功能失代偿等，重症者可因呼吸肌无力而危及生命。

低镁血症和低钾血症：镁和钾是细胞内主要的阳离子，是多种酶的激活剂，对维持神经和肌肉活动，参与身体能量代谢有重要作用，严重低血镁（<0.50mmol/L）时可出现典型的临床症状，包括心律失常、精神紧张、易激惹、意识障碍，严重者表现为烦躁不安、谵妄、惊厥、厌食、营养不良性贫血、腹部不适、肌震颤、麻木、呼吸窘迫、呼吸衰竭、乏力、共济失调、低钙血症、手足搐搦等。钾在人体内的主要作用是维持酸碱平衡，治疗多种原因引起的低钾血症，治疗肌无力和发作性软瘫，参与能量代谢。此

外，低钾会加重厌食，出现恶心、呕吐、腹胀、胃肠道蠕动减慢、肠麻痹等症状。低钾血症常会伴有42%的低镁血症，因此，预防RFS尤为重要，具体措施如下。

（1）营养治疗前，首先应用营养风险筛查2002（NRS 2002）工具来判断患者是否具有营养风险，当评分结果≥3分时，患者存在营养风险，当患者体重指数（BMI）<14kg/m^{2}时RFS发生风险增加，对于这类患者应尤为重视。

（2）对存在RFS发生风险的患者营养治疗前宜先化验其血液中磷、钙、钾、镁、血糖等指标，若发现这些元素水平低，首先应纠正原已存在的电解质紊乱，行肠内营养或肠外营养补充磷、镁和钾，并密切监测其水平，推迟营养时间。

（3）患者营养支持首先要选择肠内营养（经口、鼻饲、空肠），对于不能进行肠内营养或肠内营养能量达不到患者需求者，应给予补充性肠外营养。

（4）RFS一般发生在营养治疗的第3～4天，营养治疗早期应每天监测患者体重、摄入液量、尿量、电解质和血糖，并及时调整电解质钾、镁、磷和液体量，治疗期间需密切观察患者情况。

（5）给予营养治疗的第1～7天，无论肠内营养还是肠外营养，能量和液体量（营养＋治疗）应由少到多，呈阶梯性循序渐进，缓慢递增，根据患者可耐受情况随时调整，直至达到预期的营养需求目标。

（6）营养治疗初期除常规补充水溶性维生素和脂溶性维生素外，还应额外补充维生素B$_1$。

（7）对每位患者制订个体化营养治疗方案，通过早期纠正电解质紊乱、循序渐进给予补充能量并补充维生素B$_1$、逐渐增加摄入液体量、及时调整营养支持方案等措施可预防RFS的发生。

3.倾倒综合征　倾倒综合征（dumping syndrome）是由于患者失去幽门或胃的正常生理功能，胃内容物迅速进入十二指肠或空肠所引起的一系列全身或胃肠道症状的综合征。倾倒综合征以胃部手术后多见，保留幽门的胃切除术后发病率较低，胃切除越多、吻合口越大，发病率越高；老年人多见，多于高糖饮食或活动后发生典型的倾倒综合征表现。术后随着患者恢复，可逐渐调节饮食习惯来控制症状的发生，故术后时间越长，发病率越低。倾倒综合征可分为早期倾倒综合征和晚期倾倒综合征。早期倾倒综合征多于术后1个月内发生，多因患者进食流质或高糖食物后表现明显，而禁食后症状可缓解；晚期倾倒综合征多于术后6个月后出现，表现为用餐数小时后出现头晕、乏力、出汗等低血糖症状。

（1）早期倾倒综合征：症状的轻重程度不同，多数可通过调节饮食来控制，分为全身性躯体症状和胃肠道症状。①全身性躯体症状：头晕、心悸、心率加快、四肢乏力或抽搐、出汗、面色苍白或潮红；②胃肠道症状：上腹部温热感、饱胀不适、恶心、呕吐、嗳气、肠鸣、腹泻。

（2）晚期倾倒综合征：出现全身乏力、四肢冰冷、心悸、出汗、焦虑，甚至神志不清、昏迷等低血糖症状，症状多可持续30min，自然消失或经平卧后缓解，多于早饭后出现，高糖饮食或运动后诱发。

防治倾倒综合征的措施主要包括：①饭后仰卧至少30min，以减缓食物对肠道的压力；②手术后应少食多餐、循序渐进、细嚼慢咽，食物选用米粥、馒头、鸡蛋羹、瘦肉碎、豆腐、蔬菜泥等厚流质、半流及软食为宜，慎用流质尤其含糖的流质或含糖饮料，可在餐后1h左右再食用液体食物；③同时关注低血糖的发生，避免剧烈活动，若出现心悸、出汗等低血糖症状，可口服糖以缓解症状。

四、精神心理并发症

精神心理并发症主要表现为患者烦躁，有不舒服感，要求或自行拔出鼻饲管，因此做好患者和家属的健康指导和心理护理十分重要，使患者及其家属能够正确理解营养支持特别是鼻饲管喂养的必要性，积极配合。使用鼻饲管喂养时应根据患者病情、胃肠道的耐受性，选用适宜的营养液、适宜的温度并循序渐进地增加剂量，以减少肠内营养的不良反应，逐渐适应鼻饲喂养，以供给机体适宜的营养物质。

由于肿瘤放疗患者对疾病缺乏正确的认知，心理负担较重，对治疗及预后没有信心，特别是对放疗出现的一些不良反应感到十分焦虑与恐惧，因此医师要耐心地向患者讲解肿瘤治疗的预后，以治疗成功的案例来激励患者治愈疾病的信心，降低对可能出现的不良反应的焦虑和担忧，对可能出现的不良反应能够正确面对。在放疗过程中尽量转移患者的注意力，使患者精神上得到放松，如想象疗法、音乐疗法、深呼吸、轻微运动、亲人陪伴、正能量激励等。

第二节　肠外营养治疗并发症的预防与治疗

肠外营养可以解决因消化道功能障碍而不能通过肠内营养途径获取必需营养素的问题。通过合理的肠外营养支持治疗能弥补肠内营养不足时机体对能量和蛋白质的需求，达到机体目标需要量，有利于组织的正常代谢和维护组织器官功能，当肠内营养提供的能量低于目标值的60%时，则应启动补充性肠外营养或完全肠外营养。肠外营养是纠正水和电解质紊乱、改善营养不良的重要方法之一，应用肠外营养也存在并发症，主要包括导管性、代谢性和胃肠道并发症。导管性并发症包括置管操作的机械性损伤、导管相关的静脉血栓形成或导管堵塞和感染；代谢性并发症包括高血糖、低血糖、水和电解质紊乱；胃肠道并发症包括肝功能损伤及胆囊结石。因此，辨别与早期发现并发症，并进行防治是尤为重要的。

一、导管并发症

常用的静脉通路导管可分为外周静脉导管（peripherally inserted catheter，PIC）和中心静脉导管（central venous catheter，CVC）两类。我国肠外肠内营养学分会指南指出：70%以上的患者外周静脉能够耐受短时期常规能量与氨基酸密度的肠外营养配方全合一溶液，但不建议连续输注的时间超过10～14d。对于预计肠外营养时间大于2周，或经由外周静脉输注时出现3次以上的静脉炎，考虑是药物所致者，建议采用中心静脉途径。

1.机械性损伤　肿瘤放、化疗患者由于需反复化疗及输入血液制品、高浓度营养物质等，中心静脉置管应用非常普遍。在为患者实施中心静脉置管期间，有可能引发气胸、血管受损、胸腔积液等相关并发症，所以，医护人员应全方位知晓穿刺位置的解剖，力争一次性就能够成功实施穿刺；在置管以前，医护人员应对患者给予心理方面的护理，得到积极配合；在穿刺结束后，应随时监测患者的心跳、呼吸等，只要患者发生了如上所述的并发症，必须及时处理；另外，医护人员还应牢固固定导管，严格执行无菌操作，保护穿刺位置；若导管出现了脱落，必须密切监测患者全身及穿刺位置的相关情况，倘若没有空气进入与渗血，就应对穿刺位置实施压迫，并借助透明敷贴进行密闭。

2.导管相关的静脉血栓形成或导管堵塞　导管相关的静脉血栓形成或导管堵塞，形成原因既可能与患者本身血流滞缓或血液呈高凝状态有关，也可能是由于放置导管时反复穿刺损伤静脉血管壁所致。置管前应预先用低分子肝素润湿管腔，同时也可以预防血栓形成。在血栓形成早期可以采用尿激酶做溶纤治疗，但不提倡向全合一营养液中添加肝素类制剂或长期用肝素溶液冲洗导管腔。导管堵塞是中心静脉置管常见的并发症，置管时间越长，堵塞可能性越大。肿瘤放、化疗患者通常病程较长，长期的输注化疗药物及营养制剂，增加了导管堵塞发生的风险。预防措施包括：高渗液体应与等渗液体交替输入，先输乳剂，后输非乳剂；在输入蛋白质、高营养物质后及酸碱药物之间应立即用生理盐水冲管。另外，治疗间歇期应保证冲管每7天1次。

3.导管相关性感染　导管相关性感染的细菌一般沿皮肤穿刺口进入，因此，对导管和周围环境的维护至关重要。长期导管护理大部分由患者及其家属来完成，导管相关性感染发生率的高低很大一部分取决于患者或家属操作的规范程度，因此必须对其进行系统的培训，指导包括严格无菌操作在内的所有标准操作流程。移除导管是治疗导管相关性感染最直接、最有效的手段。

二、代谢性并发症

1.血糖　在对患者实施肠外营养期间，可并发代谢性并发症，包括高血糖、低血糖。肿瘤放、化疗患者除肠外营养支持外，在治疗期间通常会辅助静脉滴注大量含葡萄糖的液体，病程中血糖波动较大。为了防范高血糖的产生，不仅要充分运用外源性胰岛素，还要严格控制葡萄糖的输入总量与速率，通常速率：3mg/（kg·min）。在实施葡萄糖输入期间，应密切监测血糖变化情况。低血糖也为肠外营养并发症之一，患者大多会出现心悸、盗汗、饥饿感等，应注意监测血糖，预防低血糖的发生，若出现低血糖，则应尽快补充葡萄糖液体，及时纠正低血糖反应。

2.电解质　在实施肠外营养时，应定期化验血液中钾、钠、钙、镁、磷等电解质水平，对老年人、BMI＜14kg/m^{2}者进行营养支持时尤其应关注以低磷血症为特征的再喂养综合征（RFS），因其可以引起一系列严重的并发症，如心律失常、心肺功能衰竭、凝血功能障碍等，甚至造成患者猝死，值得警惕。患者在营养支持过程中一旦出现不明原因的心律失常、呼吸困难、头晕、乏力、感觉异常，甚至昏迷等症状，必须立即送至医院检测血清磷和其他电解质浓度，血清磷浓度＜0.5mmol/L即可确诊。一旦明确诊断为RFS，应立即补充磷、镁、钾和维生素B$_1$，积极纠正水和电解质紊乱；同时调整肠外营养液的配方，降低总热量，尤其是要严格限制葡萄糖的用量，推荐用量为10kcal/（kg·d），待生命体征稳定后再逐渐增加至目标量并进行补充调整。维持水和电解质平衡，是维持内环境平衡重要的组成部分。

三、胃肠道并发症

1. 肝功能损害　肝功能损害是长期肠外营养患者最常见的并发症之一，肿瘤放、化疗患者由于治疗所导致的肝损害及肝功能下降极为常见，由于病程较长，通常需给予长期的肠外营养支持。因此，对肿瘤放、化疗患者肠外营养引起的肝功能损害要更加注意，并及时对症处理。

长期肠外营养患者常有无症状的肝酶升高，因此需定期为患者检测血生化指标。若发现碱性磷酸酶高于正常值的1.5倍、谷氨酰转移酶高于正常值的3倍，且伴有谷草转氨酶、谷丙转氨酶轻度增高，可基本诊断。根据患者具体情况可选用以下措施：①补充熊去氧胆酸等利胆药物，减少胆汁淤积；②使用富含n-3、n-6的中长链脂肪酸、橄榄油等；③可选用益生菌调节肠道菌群以改善肝功能；④调整肠外营养液剂量，糖脂比不应低于3∶2，且每日输注脂质不应超过1g/kg。

2. 胆囊结石　胆囊结石是长期肠外营养的另一个常见并发症，主要由于无一定量食物进入小肠，食物刺激减少，胃肠道激素分泌也明显减少，其中胆囊收缩素减少使得胆囊内胆汁淤积不易排出，导致胆汁酸浓度及肠肝循环发生改变，促使结石形成。最有效的措施是行胆囊切除。

因此，在实施肠外营养的同时应尽可能给予适量肠内营养，不仅可以补充营养素，还能刺激肠道激素释放和促进肠黏膜代偿性增生，减少并发症的发生。

参 考 文 献

［1］刘芬莲，王玉瑛，张和花. 胃癌术后肠内营养腹泻的原因分析与护理对策. 护理实践与研究，2012，9（22）：52-53.

［2］韦军民. 老年临床营养学. 北京：人民卫生出版社，2011：136-139.

［3］刘开燕，吴开春. 胃癌术后经鼻肠管行肠内营养支持发生腹泻的相关因素分析. 中国现代医生，2014，52（17）：1-3.

［4］王丽，吴雪婷，杜真真，等. 鼻咽癌患者便秘发生状况及相关因素调查研究. 护理学杂志，2015，30（19）：24-27.

［5］Zhou M，Popovic M，Pasetka M，et al. Update on the management of chemotherapy-induced nausea and vomiting- focus onpalonosetron. Ther Clin Risk Manag，2015，11（1）：713-729.

［6］欧阳翼，李工，孔怡琳，等. 金麦喷喉方减少鼻咽癌放疗不良反应的临床效果分析. 吉林医学，2014，35（22）：4957- 4958.

［7］韩媛. 鼻咽癌患者放疗期间与放疗后的症状困扰及其相关因素的研究. 广州：中山大学，2007.

［8］米元元，沈月，王宗华，等. 机械通气患者误吸的最佳证据总结. 中华护理杂志，2018，53（7）：861-868.

［9］Reintam Blaser A，Starkopf J. Early enteral nutrition in critically ill patients：ESICM clinical practice guidelines. Intensive Care Med，2017，43（3）：380-398.

［10］李贝，王爱红. 护理决策思维图式引导法在胃癌术后肠内营养误吸预防中的应用. 国际护理学杂志，2017，36（23）：3294-3296.

［11］王龙芳，唐雪花，张潇潇. 重症脑梗死患者肠内营养误吸的影响因素与护理对策. 海南医学，

2019，30（16）：2167-2169.

［12］陈丽，张然. 鼻肠管临床应用及护理进展. 护理实践与研究，2016，13（7）：21-23.

［13］史英钦，王春城，唐宇菲，等. 癌症晚期病人肠外营养再喂养综合征的预防和治疗. 肠外与肠内营养，2016，23（4）：223-225.

［14］石汉平，孙冠青. 重视再喂养综合征的诊断与治疗. 新医学，2009，40（10）：631-633.

［15］Rohrer S，Dietrich JW. Refeeding syndrome：a review of the literature. Z Gastroenterol，2014，52（6）：593-600.

［16］邵美贞. 镁的基础与临床［M］. 成都：四川科技出版社，1994：4-7.

［17］吴国豪. 恶性肿瘤患者营养不良的原因及防治对策. 中华胃肠外科杂志，2010，13（3）：170-172.

［18］Berg P，McCallum R. Dumping Syndrome：A Review of the Current Concepts of Pathophysiology，Diagnosis，and Treatment. Dig Dis Sci，2016，61（1）：11-18.

［19］中华医学会肠外肠内营养学分会. 成人补充性肠外营养中国专家共识. 中华胃肠外科杂志，2017，20（1）：9-13.

［20］张晓燕，刘苗苗，吕阳梅. 食管癌术后患者应用早期肠内-肠外营养支持的护理体会. 实用临床医药杂志，2016，20（12）：154-155.

第10章

肿瘤放射治疗患者营养治疗的质量控制

第一节　肿瘤放射治疗患者营养治疗的质量控制体系

一、营养治疗质量控制的概念

质量控制是指通过监视质量形成过程，消除质量环上所有引起不合格或不满意效果的因素，以达到质量要求而采用的各种质量作业技术和活动。

营养治疗质量控制是指为了保证患者获得足质、足量的营养治疗，保障营养治疗的疗效，减少营养治疗过程中的差错和并发症而采取的一系列措施和活动。

二、肿瘤放疗患者营养治疗的质量控制的特点和意义

1.肿瘤放疗患者营养治疗的特点

（1）肿瘤本身所致的局部和全身效应影响营养治疗的实施。食管肿瘤所致的吞咽困难、吞咽疼痛等症状，可影响患者的日常饮食，同时也影响患者进行口服营养补充。部分严重梗阻的患者甚至无法进行管饲或经皮内镜下胃、空肠造口术，对肠内营养的开展造成困难。胃肠道肿瘤患者一方面存在不同程度的消化道梗阻，另一方面肿瘤还会影响营养物质的消化和吸收，对肠内营养的实施带来负面影响。除此之外，肿瘤细胞的代谢重编程导致肿瘤患者普遍存在糖、脂肪、蛋白质代谢异常，而长期肠外营养可能加重代谢紊乱，造成患者治疗时间延长、并发症发生率增高等。

（2）肿瘤放疗患者放疗相关副反应影响患者营养治疗的实施。头颈部肿瘤放疗所致的口腔黏膜炎及胸部肿瘤放疗所致的急性放射性食管炎、食管纤维化和食管狭窄，以及腹部肿瘤放疗所致的放射性肠炎等，都会影响患者的营养状况及营养治疗。

（3）肿瘤放疗患者住院时间长，放疗过程中肿瘤大小、患者一般状况、并发症和营养状况不断变化，营养治疗方案需要个体化、动态化调整。如果调整不及时或不合理，将影响营养治疗的疗效。

（4）肿瘤放疗患者的肿瘤治疗和营养治疗的实施涉及多个部门（包括临床科室、营养科、检验科、影像科、放疗中心技术部等），需要多种人员参与（包括医师、护士、营养师、物理师与技师、患者和家属等），过程繁多，人员复杂，任何一个人员或环节不能顺利完成，营养治疗的疗效和安全性都会受到影响。

2.肿瘤放疗患者营养治疗质量控制的意义 肿瘤放疗患者营养不良发生率高，而且贯穿于整个病程，严重危害了患者的治疗疗效、总生存时间和生活质量，部分恶性肿瘤患者甚至直接死于营养不良。营养治疗应该成为肿瘤患者的基本治疗和一线治疗。营养治疗的途径包括肠内营养和肠外营养。营养治疗是否有效一方面取决于科学合理的治疗方案，另一方面取决于严格细致的质量控制。肿瘤放疗患者营养治疗如果缺乏质量控制，非但达不到营养治疗的疗效，而且会给患者和医务人员带来医疗风险和安全隐患。因此，在肿瘤放疗患者的营养治疗过程中，建立营养治疗质量控制体系，并进行全程的质量控制至关重要。

三、肿瘤放疗患者营养治疗质量控制的分类

1.按营养治疗的途径分类 按营养治疗途径，可以分为肠内营养质量控制和肠外营养质量控制。不同营养治疗途径，质量控制的重点不同。肠内营养质量控制的重点在于目标营养量的保证，肠外营养质量控制的重点在于营养治疗并发症的预防与管理。

2.按质量控制的目的分类 按质量控制的目的，可以分为疗效质控和并发症质控。疗效质控的目的是为了保证患者营养治疗的疗效，并发症质控的目的是预防和治疗营养治疗并发症，保障患者的安全。

3.按质量控制的方法分类 按质量控制的方法，可以分为过程质控和结局质控。过程质控是保证营养治疗全过程的科学性和完成性；结局质控是保证营养治疗的疗效，减少营养治疗的并发症，改善患者的生活质量和临床结局。

四、肿瘤放疗患者营养治疗质量控制的保障

肿瘤放疗患者营养治疗质量控制的实施需要理论制度、人员和工具的三重保障，见图10-1。肿瘤放疗患者营养治疗的开展应该遵循国内外最新的肿瘤营养治疗专家共识、规范、指南和标准，即营养治疗质量控制的理论保障。营养治疗的实施应该制定严格、科学的制度，包括营养诊断制度、营养查房制度、营养多学科讨论制度、营养随访制度

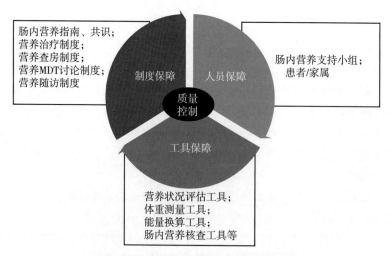

图10-1 营养治疗质量控制的三重保障

等，即营养治疗质量控制的制度保障。营养治疗的实施和质量控制需要多个科室和人员参与，尤其是由临床医师、临床营养师、营养护士、其他专业人员组成的营养治疗多学科小组来实施，即人员保障。营养治疗的质量控制需要借助于质控工具，包括硬件和软件两方面。硬件保障是指营养测量设备（体重仪、肌肉测量仪等）的准确性和稳定性，营养治疗设备的安全性和有效性。软件保障则包含营养宣教、营养实施和监控的各种调查表、统计表格、图表和计算机应用程序（APP）等。

五、肿瘤放疗患者营养治疗质量控制的组织体系

1.营养治疗质量控制小组　为常规开展营养治疗质量控制工作，科室需建立专业的营养治疗质量控制小组。质控小组的成员应包括质控医师和质控护士。质控小组的工作包括定期按照营养治疗质量控制的标准和要求，开展营养治疗质量监督和检查，做到有计划、有检查、有整改，不断提高营养治疗的质量，确保营养治疗的疗效和安全性。

2.质量控制小组成员职能定位　营养治疗质控医师包括放疗医师和临床营养师，负责对患者进行营养诊断、营养方案制订和实施、治疗疗效评价和治疗方案调整的全程质控。营养治疗质控护士负责营养治疗方案的具体执行、营养宣教、目标营养量实施的监督、记录，及时向质控医师反馈营养治疗的不良反应。

3.质量控制小组成员的要求　营养治疗质控医师和护士必须是具有丰富肿瘤放疗患者营养治疗经验的人员，并经过营养治疗和质量控制规范化培训考核合格的人员。

4.三级质控体系　主管医师（包括临床营养师）、主管护士和患者/家属构成营养治疗的三级质控体系。要充分发挥患者及其家属在质量控制中的作用，让患者及其家属参与营养治疗和质量控制的全过程。

六、肿瘤放疗患者营养治疗质量控制指标

1.肿瘤放疗患者营养治疗的普及性

（1）营养筛查的普及性：营养筛查的普及性体现在营养筛查普及率。肿瘤放疗患者营养筛查普及率＝接受营养筛查的肿瘤放疗患者/住院肿瘤放疗患者总数。所有恶性肿瘤住院放疗患者均应常规行营养筛查，所以营养筛查的普及率应该达到100%。对于营养筛查有营养不良风险的患者应进一步行营养评估和综合测定。

（2）营养治疗的普及性：营养治疗的普及性体现在营养治疗普及率。肿瘤放疗患者营养治疗普及率＝接受营养治疗的肿瘤放疗患者数/具有营养不良风险或营养不良的肿瘤放疗患者总数。不推荐对所有恶性肿瘤放疗患者进行常规营养治疗，而是应该建立在全面的营养诊断基础之上。

2.营养治疗的及时性

（1）营养诊断的及时性：恶性肿瘤放疗患者营养不良的诊断采用三级诊断体系，并需严格按照时间完成。营养筛查应在患者入院后24h内完成，营养评估应该在入院后48h内完成，营养综合测定应该在入院后72h内完成。及时的营养诊断有利于患者早期得到营养治疗。

（2）营养治疗的及时性：恶性肿瘤放疗患者营养治疗应该在营养不良诊断确定后立即开始，并且争取在3～5d达到目标需要量。

（3）营养治疗途径转换的及时性：肿瘤放疗患者营养治疗过程中，肠内营养和肠外营养、肠内营养不同途径之间需要相互转换，转换原则主要依据"营养治疗五阶梯"和"肠内营养四阶梯"。当下一阶梯不能满足60%目标能量需求3～5d时，应该及时选择上一阶梯。不同营养治疗途径转换时，应该注意循序渐进，密切观察，避免造成并发症。特别是长期饥饿后提供再喂养（包括经口摄食、肠内或肠外营养）要预防再喂养综合征的发生。

（4）营养治疗疗效评价的及时性：在恶性肿瘤放疗过程中，医师应该对营养治疗的疗效和不良反应进行定期和及时的评价。应根据评价指标的反应快慢选择合适的评价频率。对于放疗患者，疗效和放疗不良反应的评价应该根据治疗不同阶段和放疗不良反应分级个体化实施。

3.营养治疗方案的合理性

（1）营养治疗方案的制订人员：营养治疗方案的制订应该由营养治疗小组遵循肿瘤营养治疗的专家共识、规范、指南和标准制订。目前肿瘤患者营养治疗指南包括《ESPEN guidelines on nutrition in cancer patients》《中国肿瘤营养治疗指南》等，专门针对肿瘤放疗患者的专家共识、规范、指南相关的有《食管癌放疗患者肠内营养专家共识》《恶性肿瘤放疗患者营养治疗专家共识》和《头颈部肿瘤患者口服营养补充专家共识》等。

（2）营养治疗方案调整的合理性：营养治疗方案的调整需经具有丰富肿瘤营养治疗经验的具有副高以上职称的放疗医师调整，必要时需经营养多学科查房讨论决定。营养治疗方案的调整应该做到有理有据，主要依据为患者的营养状况（特别是体重）、吞咽困难、吞咽疼痛、进食量及饮食结构等的变化情况。

4.目标营养量的完成性　肿瘤放疗患者目标营养量的完成性要求"四达标"，即需满足90%液体目标需求、≥70%（70%～90%）能量目标需求、100%蛋白质目标需求及100%微量营养素目标需求。

5.营养治疗的有效性　营养治疗的有效性包括患者体重的稳定和增加、其他营养指标的稳定和改善、放疗完成率、放疗的中断时间、放疗不良反应发生率和不良反应耐受性等。

6.营养治疗的安全性　营养治疗出现并发症不可避免，质量控制的目的是避免出现大规模、严重影响患者生命和生活质量的并发症，以及影响患者的营养治疗和抗肿瘤治疗，危及患者的医疗安全和生命安全的并发症。

第二节　肠内营养的质量控制

一、肠内营养质量控制的难点

1.肠内营养受消化道畅通性和消化、吸收功能的影响和限制。

2.肠内营养的途径多，包括口服、管饲、造口，管理复杂。

3.肠内营养营养素的来源复杂，成分不明，包括口服食物、营养制剂、自制匀浆膳等。

二、肠内营养质量控制目前存在的主要问题

1.肠内营养依从性差，患者无法完成目标营养量。

2.营养素摄入种类复杂，方案混乱，无法准确监测和评估患者每日能量和蛋白质等营养素的摄入量。

三、加强营养宣教，提高肠内营养的依从性是质量控制的前提

肠内营养的有效性取决于是否达到目标营养量。提高患者肠内营养的依从性是达到目标营养量的有效途径，也是质量控制的基础。

1. ONS的营养宣教　　ONS的营养宣教目的是纠正患者及其家属对ONS的误区，提高对ONS的重视，增加ONS的依从性。ONS营养宣教的重点在于：在营养宣教时，需纠正部分患者/家属认为对于ONS仅能保持其营养状态，只能作为支持治疗或姑息治疗的观点；需让患者/家属明白，ONS不但可以纠正营养不良，还可以对肿瘤的疗效和副反应起到积极作用，将营养的地位提升到"营养治疗"的高度；进行成本-效益分析，通过具体数据说服患者/家属接受并坚持下去。

2.管饲的营养宣教　　管饲是经口服不能满足目标需求量的患者进行肠内营养的重要途径。管饲包括经鼻管饲和经皮/外科手术下造口。管饲相对于口服营养补充更加复杂，因此需要更加严格的操作流程和质量控制，其要点在于两方面：①消除患者对管饲的认知误区和恐惧心理；②教会患者及其家属对于营养管及管饲的管理。患者/家属应该每天检查营养管情况，重点检查固定是否妥当、体外营养管的长度、是否脱出或滑落、营养管相关并发症等。

四、营养摄入量的准确计算和监测是肠内营养质量控制的核心

肿瘤患者肠内营养特别是ONS，营养物质的来源多样，包括患者摄入的食物、营养制剂、匀浆膳等。如何准确判断和监测患者每天营养物质的摄入量，保证患者足量的营养是肠内营养的难点和质量控制的核心。

1.营养摄入量的准确计算　　患者摄入食物营养素的计算应该采用中国食物成分表2017版，准确计算患者每日摄入能量及其他营养成分的量。对于患者自制匀浆膳，需尽量了解营养物质的构成及能量密度，才能准确了解患者的能量和营养素的摄入；对于商品化的营养制剂，应该充分了解说明书，并进行营养素的正确计算。

2.营养摄入量的准确监测　　肠内营养的实施人员包括医师、护士及患者家属，营养摄入量的监测需依靠医师-护士-患者家属的三级质控体系。护士是营养治疗方案的具体执行、监督、记录和反馈者；患者/家属在质量控制中同样负有重要的作用，负责执行医师/护士制订的肠内营养方案并做好记录，与医师、护士进行配合；医师是营养治疗和质量控制的核心，负责最终对目标营养量和摄入量的核实，以及方案的调整。

3.营养摄入量的记录、监测工具　　肠内营养的监测需要借助于质控工具。科室可以根据不同的情况，设计适用于患者/家属和医护人员版本的质量控制表格，有条件者可以专门设计计算机应用程序（APP），以用于对营养摄入的记录和监测。

第三节　肠外营养的质量控制

一、肠外营养质量控制的主要问题

1.长期应用肠外营养可导致多种并发症，如配方设计不合理可引起代谢紊乱、肝功能损害。

2.葡萄糖输入速度过快可导致高血糖、高渗状态。

3.肠外营养若置管时无菌操作不严格、导管护理不当、导管放置时间过长，体表细菌可沿导管进入血管，导致导管相关性感染。

4.肠外营养液若配制环境不清洁和无菌操作不严格，易被污染，一旦输入患者体内则会带来无法预知的损害。

5.长期应用肠外营养而不注意补充谷氨酰胺会使肠黏膜屏障功能受影响，发生细菌和内毒素移位，引起肠源性感染。

6.肠外营养的质量受多种因素影响，其变化（包括物理变化、化学变化和微生物污染）可引起多种并发症，如急性肺栓塞、感染等，严重的可致患者死亡。

二、肠外营养液的质量控制

1.肠外营养液污染的质量控制

（1）肠外营养液污染质量控制的意义：由于肠外营养液是高营养品，极易滋生病菌，因此在配制和使用过程中需要严格防止污染，这是肠外营养质控中需要重点关注的内容。肠外营养治疗通常需要一个较长的时间周期，其中任何一日、任何一个步骤出现差错导致污染，都将危及患者健康。如何保证肠外营养液达到无菌标准，保证患者安全使用肠外营养，做好污染源的质量控制具有重要意义。

（2）肠外营养液污染源质量控制的方法：肠外营养液污染包括导管内污染和导管外污染。导管内污染包括静脉留置导管时导管内污染、导管破裂或渗液、装有营养液的输液袋管道暴露于空气中、导管用于其他用途（如中心静脉压测定、抽血）、肠外营养液配制过程中污染；导管外污染包括导管穿刺点移位的微生物、置管时直接污染（手术污染）、血液传播。

控制配制过程中的污染源要从两个方面进行控制：①配制室的质量控制；②配制人员的质量控制。

控制使用过程中的污染源必须做到以下几点：①使用经有效灭菌的完好无损的导管进行静脉滴注；②无菌操作下置入导管；③不在已配制好的全合一营养液中添加其他药物；④不利用导管测静脉压或抽血；⑤注意穿刺点的无菌防护。做皮下隧道可减少从穿刺点进入细菌。

（3）肠外营养液的质量验证：在配制过程中，配制室的环境对肠外营养液而言是导致感染的重要因素，因此必须对配制室进行定期的质量验证。另外，需要定期、不定期、抽检肠外营养液进行无菌检查，包括细菌、酵母菌和霉菌、控制菌等的检查，通过检查供试品试管澄清与否来判断肠外营养液是否达到无菌要求。

2.肠外营养液营养成分稳定性的质量控制

（1）不同营养成分的稳定性

①维生素的稳定性：多种因素可影响维生素的稳定性。化学反应：易被氧化的维生素（如维生素A、维生素C、维生素E），受到用于配制的大输液中溶解的氧气、配制过程中带入的氧气及储存过程中穿透输液袋的氧气的影响，不可避免地出现部分降解；维生素B_2遇亚硫酸氢盐会分解，随pH增高其分解速率加快，并且维生素B_2对光降解敏感。配制顺序的影响：某些品种的氨基酸在一定pH时与维生素易发生化学反应，因此维生素应先以乳剂的形式与脂肪乳剂混合，最后才与上述水溶液混合。吸附作用：全营养混合液（total nutrient admixture，TNA）的储存袋和输注器（PVC材质）对维生素A有吸附作用；维生素E和叶酸相对较为稳定，但均可被吸附到PVC容器上。

②氨基酸的稳定性：肠外营养液遇高温或长期储存时，葡萄糖分子中的羧基和氨基酸分子中的氨基发生Mailland反应，可导致氨基酸的利用率下降，并呈现棕黄色。有研究表明，在一般人工光和日光照射下氨基酸是稳定的，但在强烈人工灯照射下，肠外营养液中的蛋氨酸、色氨酸、酪氨酸可分别减少24%、35%、16%，甘氨酸、亮氨酸、脯氨酸和丝氨酸也有不同程度地减少。肠外营养液在4℃或室温避阳光保存24h后，其中的氨基酸浓度无明显变化。

③脂肪乳的稳定性：脂肪乳中所含的多不饱和脂肪酸，在空气中易发生脂质过氧化反应，产生过氧化物，并进一步裂解成对人体有害的脂质氧化物，危害细胞膜脂质层、蛋白质和DNA，削弱机体的免疫功能、诱导细胞凋亡、组织损伤、器官功能障碍和致癌。脂肪乳稳定性破坏的后果有脂质过氧化和脂肪乳的"破乳"。脂肪乳是用乳化剂和机械力把微小油滴均匀分散在水相中构成的两相体系。许多原因可使脂肪乳的油滴相互融合，粒径增大，析出肉眼可见的黄色油滴，继而发生明显的两相分离，这就是脂肪乳的"破乳"。"破乳"使患者不能很好地利用脂肪酸，还对患者有害。《美国药典》规定，粒径超过5μm的脂肪乳的百分比（PFAT5）不超过0.05%。

多种因素可以影响脂肪乳的稳定性。理化性质：pH＜5会使乳剂趋向于不稳定，高渗的50%葡萄糖溶液会使脂肪颗粒凝聚，破坏部分脂肪颗粒表面，因此混合液中葡萄糖的最终浓度应为3.3%～23%；配制时脂肪乳不能直接和酸性葡萄糖液混合，避免"破乳"。氨基酸溶液：氨基酸浓度不应低于2.5%，因为氨基酸可以保护脂肪乳。电解质及微量元素：阳离子，尤其是多价金属离子，会影响脂肪乳的稳定性，不宜将其直接与脂肪乳混合，并且应控制这些溶液的量，防止"破乳"；其次TNA中的微量元素，如硒、铜、铁、锌、锰也可加速脂质过氧化。脂肪酸种类：中长链脂肪乳（含不饱和键少）稳定性更高，可采用中长链脂肪乳代替长链脂肪乳。抗氧化剂：为防脂质过氧化，可在TNA中加入适量维生素E。保存条件：光照、温度、保存时间及盛放的容器均会影响脂质过氧化，可用EVA袋储存、避光冷藏、配制好的TNA放置不超过48h等措施控制脂质过氧化。

（2）营养成分稳定性的质量控制（性状检查）：肠外营养液含有50种以上的成分，进行逐一成分测定没有可行性。一般在配制完成及输注前只需检查其外观性状，以判断肠外营养液是否可输注；TNA为白色乳剂，室温静止储存24h后其液面可出现白色薄层，轻摇后立即消散，无絮凝或油水分离；肉眼观察无沉淀或脂肪滴，一旦肉眼看到沉淀物或脂肪滴，就不可再使用。

3.肠外营养液配制的质量控制

（1）肠外营养液配制室的质量控制

①环境控制：准备间、缓冲间、配制间净化级别应达10000级。准备间、包装间、配制间温度应控制在20～25℃，湿度控制在50%～70%，每天检查并登记。配制间气流应定向流动，维持＞5 Pa的正压，使用者每天检查1次，并记录。配制间应配备层流台及紫外线消毒设备。每年进行1次高效过滤器的空气流速测试。在层流台停用3h后应重启，再次用前应至少运行30 min后再使用。

②配制间清洁管理：每日配制营养液前、后用含氯消毒剂擦拭配制间的平面、操作台面及四壁，用高浓度氯消毒剂擦拭地面；配制间的无菌物品应消毒2次/周。每月1次对配制间的空气及无菌物品进行细菌培养，细菌培养阳性时暂停使用。

③层流台的质量控制：每月进行一次动态浮游菌测试。每年应对层流台进行各项参数的检测，以保证层流台运行质量，并保存检测报告。

（2）肠内营养液配制人员的质量控制

①配制人员基本要求：操作人员必须熟练掌握无菌技术，并定期组织参加培训与考核；推荐依据实际条件，利用培养基灌装测试对操作人员的无菌操作技能进行验证；参与配制的人员的健康状况应满足需求。

②配制人员清洁、消毒的质量控制：人员进入前应通过洗手、一次更衣、换鞋、洗手进入二次更衣室；再通过洗手、穿无菌隔离衣、带一次性口罩、帽子、鞋套、手套、风淋进入配制间。在配制过程中，一旦接触过未经消毒的设备或每隔3～5min均应用75%乙醇消毒戴手套的双手。

③无菌配制加药技术：用安尔碘皮肤消毒剂消毒输液袋的加药口，并放置在层流台的中央区域，注射器应放在层流台的内侧。从安瓿中抽吸药液，加入输液袋中，用安尔碘皮肤消毒剂消毒安瓿颈部，对着层流台侧壁打开瓶口。将打开后的安瓿放在与注射器相同的区域，两者间相距5 cm；注射器的针尖应斜面朝上，靠在安瓿颈口抽吸药液。将药液通过加药口注入到输液袋中后，摇匀。溶解西林瓶中的粉末药物，加入输液袋中，用安尔碘皮肤消毒剂消毒瓶口，放在与注射器相同的区域，两者间相距5cm。抽取适量相容的溶媒用于溶解西林瓶中的药物，先将针尖斜面朝上，挤压西林瓶口胶塞，再将针筒竖直，穿刺胶塞，注入溶媒，振荡使其完全溶解，最后抽吸药液，将药液通过加药口注入到输液袋中并摇匀。若只抽吸部分的药液，则必须在原有的药液瓶中做标识，注明清楚，用以来确保所抽取的剂量准确。

三、肠外营养通路的质量控制

1.肠外营养通路选择的质量控制　肠外营养输注途径包括经外周静脉的肠外营养途径和经中心静脉的肠外营养途径。经外周静脉的肠外营养途径简便易行，且容易早期发现静脉炎，缺点是输液渗透压不能过高，需反复穿刺，易发生静脉炎，故不宜长期使用。经外周静脉的肠外营养途径主要适应证：①短期肠外营养（＜2周）、营养液渗透压低于1200mOsm/（kg·H_2O）；②中心静脉置管禁忌或不愿置管；③有导管相关感染或脓毒症。经中心静脉的肠外营养途径包括经颈内静脉、锁骨下静脉或上肢的外周静脉达上腔静脉，其主要适应证有：肠外营养超过2周、营养液渗透压高于1200mOsm/（kg·H₂O）。专业组长或专科护士和医师、营养师应共同根据放疗患者的一般情况（病情、诊断、年龄、文化程度、经济水平、既往史、活动状况、合作程度、自理能力、心理状态、各项血液生化指标）、置管史、血管条件、治疗方案（输液目的、输液疗程、输液速度、药物性质）、导管维护条件、放疗部位、放射野设置等合理选择血管通路及导管类型。

2.肠外营养通路维护的质量控制　主管护士需定期巡视，倾听患者主诉，观察穿刺局部及静脉导管功能状态，应用导管脱落风险评估表进行评估，及时、有效地观察液体输注情况及相关副反应。应做到导管维护流程规范、敷料选择恰当、固定方法正确。中心静脉穿刺置管后、每次导管维护后、拔管后、发生并发症时应及时、准确记录导管功能状态，记录并发症类别、处置及转归。使用静脉留置针输注高危药物时，应有体现并发症预防和处置的记录。

3.肠外营养通路使用时间的质量控制　静脉导管留置时间应符合要求。正常情况下导管使用应结合患者需求，外周静脉留置针留置≤4d，CVC导管留置≤1个月，PICC可保留1年。

4.肠外营养通路并发症的质量控制　静脉治疗及导管相关并发症处理应及时、规范、疑难病例及时会诊，不良事件处理流程规范。对各类静脉导管相关并发症发生情况需有统计与分析，静脉导管并发症季度发生率≤4.5%。

参 考 文 献

［1］Chen MJ，Wu IC，Chen YJ，et al. Nutrition therapy in esophageal cancer—Consensus statement of the Gastroenterological Society of Taiwan. The International Society for Diseases of the Esophagus，2018，31（8）：1-9.

［2］杨志勇，魏晶晶，庄则豪. 中国恶性肿瘤营养治疗通路专家共识解读：非外科空肠造口. 肿瘤代谢与营养电子杂志，2018，5（2）：139-143.

［3］易梅，向波，李小玲，等. 代谢重编程：肿瘤的平衡之舞. 中南大学学报（医学版），2013，38（11）：1177-1187.

［4］李涛，吕家华，郎锦义，等. 恶性肿瘤放疗患者营养治疗专家共识. 肿瘤代谢与营养电子杂志，2018，4（3）：358-365.

［5］李涛，吕家华，郎锦义，等. 恶性肿瘤放射治疗患者肠内营养专家共识. 肿瘤代谢与营养电子杂志，2017，4（3）：272-279.

［6］吕家华，李涛. 肿瘤营养治疗不是消极的姑息治疗. 中国医学前沿杂志（电子版），2020，12（1）：8-12.

［7］石汉平，赵青川，王昆华，等. 营养不良的三级诊断. 中国癌症防治杂志，2015，7（5）：313-319.

［8］石汉平，许红霞，李苏宜，等. 营养不良的五阶梯治疗. 肿瘤代谢与营养电子杂志，2015，2（1）：29-33.

［9］石汉平. 营养治疗的疗效评价. 肿瘤代谢与营养电子杂志，2017，4（4）：364-370.

［10］Lyu J，Li T，Xie C，et al. Enteral nutrition in esophageal cancer patients treated with radiotherapy：

a Chinese expert consensus 2018. Future Oncology，2019，15（5）：517-531.

［11］Arends J，Bachmann P，Baracos V，et al. ESPEN guidelines on nutrition in cancer patients. Clinical Nutrition，2017，36（1）：11-48.

［12］中国抗癌协会肿瘤营养专委会. 国际首部肿瘤营养指南专著——《中国肿瘤营养治疗指南》出版. 肿瘤代谢与营养电子杂志，2019，6（1）：82-82.

［13］吕家华，李涛，谢丛华，等. 食管癌放疗患者肠内营养专家共识. 肿瘤代谢与营养电子杂志，2015，2（4）：29-32.

［14］中华医学会放射肿瘤治疗学分会. 肿瘤放疗患者口服营养补充专家共识（2017）. 中华放射肿瘤学杂志，2017，26（11）：1239-1247.

［15］中国抗癌协会. 肿瘤营养治疗通则. 肿瘤代谢与营养电子杂志，2016，1：28-33.

［16］樊跃平，张田，曲芊诺，等. 中国恶性肿瘤营养治疗通路专家共识解读——经外周静脉置管部分. 肿瘤代谢与营养电子杂志，2019，6（3）：59-73.

［17］刘明，石汉平. 中国恶性肿瘤营养治疗通路专家共识（2018）. 北京：人民卫生出版社，2018.

［18］陈莲珍，何铁强. 肠外营养液规范化配置和稳定性探讨. 中国药房，2012，23（33）：3155-3157.

［19］Globule size distributions in lipid injectable emulsions［EB/OL］. http：//www.drugfuture.com/Pharmacopoeia/USP32/pub/data/v32270/usp32nf27s0_c729.html.2012-03-10.

第11章

肿瘤放射治疗患者营养治疗的护理

第一节　护理评估在肿瘤放射治疗患者营养治疗中的应用

　　《2014年中国肿瘤登记年报》数据显示，全国每年约有312万人被确诊为肿瘤，平均每分钟有6人确诊。据文献报道，癌症患者在确诊时有31%～87%的患者有体重减轻，而其中有15%的患者在近6个月有10%以上的体重减轻。在患癌历程中，有50%的患者经历过10%以上的体重减轻。放射治疗作为目前肿瘤治疗的手段之一，它一方面会导致患者的代谢加快，患者的能量、蛋白质代谢增加，水代谢增加；另一方面放射治疗所致的黏膜炎、恶心、呕吐等不良反应，可影响患者的营养摄入。患者营养状况的好坏直接关系到放射治疗是否能顺利进行，关系到治疗效果的好坏及治疗后的康复和生活质量。越来越多的研究证实，营养支持不仅可以改善营养不良、提高患者对治疗的耐受性及敏感性、减少并发症、提高生存质量，而且可望调节肿瘤异常代谢、抑制肿瘤生长、延长生存时间。因此，临床医务人员有必要重视肿瘤患者放疗期间的营养管理，采用科学合理的营养支持，改善患者的营养状况和预后，避免造成巨大的社会经济损失和医疗资源浪费。有研究者认为，护士在患者的营养管理中承担着重要责任，早期筛选出营养状况恶化的肿瘤患者及监测营养支持的效果，已成为肿瘤专科护士的护理目标之一。在肿瘤放疗患者的整个营养管理的过程中，护理评估有着不可替代的作用并贯穿了营养管理始末。

一、护理评估的意义

　　放疗患者营养治疗护理评估的意义在于：①判断患者有无营养不良；②判断患者营养不良的严重程度；③判断患者能否从营养干预中获益；④作为营养干预途径选择的依据；⑤作为营养干预的效果判定；⑥定期的营养评估可作为患者营养管理调整的依据。

二、营养评估的方法

　　营养评估的方法可分为主观评估法和客观评估法。

（一）主观营养评估法

　　主观的营养评估法是评估者将患者自诉的疾病史、进食情况等主观感受或自觉症状作为参考，从而判定患者是否存在营养不良的评估方法。主观全面评定（subjective global assessment，SGA）是常用的主观营养评估法之一。

（二）客观营养评估法

1977年，Blackburn提出来客观营养评估法，其中包括3个指标，分别是静态营养指标、动态营养指标和综合的营养指标。

1.静态的营养指标　静态的营养指标是指能反映当前营养状况的指标，缺点是不能评估短期内营养状态的变化。常见的静态营养指标如下。

（1）身体测量指标

①身高、体重：包括体重减少率、身高体重比、体重指数（BMI）等。

②脂肪厚度：如三头肌皮褶厚度（TSF）。

③臂围：如上臂肌围（AMC）、上臂肌区（AMA）。

（2）血液和生化学的指标：包括血清总蛋白、血液中的维生素和微量元素、末梢血中的淋巴细胞数量等。

（3）延迟性皮肤过敏反应。

2.动态的营养指标　与静态的营养指标不同的是，动态的营养指标可以实现短期内营养状况的评估。常见的动态营养指标包括以下几种。

（1）血液及生化学指标：快速反转蛋白（rapid turnover protein，RTP）、氨基酸代谢状态等。

（2）间接热量测量：包括静息能量消耗（REE）、呼吸商、糖利用率等。

3.综合的营养指标　1980年，Buzby把预后营养指数（prognostic nutritional index，PNI）作为综合的营养指标。该指标最初由日本小野寺建立，近年来国外学者把预后营养指数引入到肿瘤领域，发现其不仅与术后并发症的发生有关，还与肿瘤（如肝癌、肺小细胞癌等）的预后密切相关。

三、营养评估的时机和要点

对于放疗患者的营养评估，应贯穿从放疗前到出院的整个治疗周期，并延续到患者的居家生活中。

（一）放疗前的护理营养评估

1.患者营养状况的基线评估　在患者入院之初，主管护士联合主管医师采用患者主观全面评定（patient-generated subjective global assessment，PG-SGA）量表对患者进行营养评估。PG-SGA评分为0～1分的营养良好患者进行每周评估；评分为2～3分的可疑营养不良患者则采用增加食欲或胃动力的药物干预；评分≥4分的营养不良患者则立即进行营养干预。目前营养评估的时机因医院不同而存在差异，有的医院是在入院2h内完成，有的则在入院4h内完成，但是大家普遍比较认同的观点是在患者入院24h内完成患者的营养评估，以了解患者的营养状态。

2.健康史　放疗前采集患者的基本信息，了解患者的年龄、既往史，以及近期有无较大的手术创伤史、严重感染和消耗性疾病等现存的或潜在影响患者营养状态的因素。

3.饮食结构及饮食偏好 了解患者日常（确诊为癌症前）的饮食情况，包括饮食结构、食物偏好等信息。

4.心理和社会支持状况 通过与患者及其家属的交谈，主管护士需了解患者对待疾病的态度和心理状态，是否存在心情低落、食欲缺乏等可能潜在影响营养状态的因素。另外，主管护士还需要了解患者的教育背景、家庭结构及社会关系；了解患者的依从性，以及患者和家属对营养支持重要性和必要性的认知程度，接受营养支持的经济能力，患者家属对患者的照护能力等。这些因素都可能影响患者在治疗期间及居家中的营养状态。

（二）放疗过程中的营养动态评估

在患者放疗过程中，护理人员需要对患者的营养状况进行动态评估，根据评估结果给予患者有针对性的营养指导，并动态地调整营养干预方案及途径。PG-SGA 评分为 2～3分的可疑营养不良患者则采用增加食欲或胃动力的药物干预；评分 ≥4 分的营养不良患者则立即进行营养干预。

1.评估患者所需能量 针对 PG-SGA ≥ 4 分的患者，主管护士需计算患者每日所需摄入能量。依据《恶性肿瘤患者的营养治疗专家共识》，以 25 ～ 30kcal/（kg·d）来估算放疗患者的每日所需量。

2.评估患者胃肠道功能及进食情况 评估患者是否存在消化道梗阻、吞咽困难、吞咽疼痛、出血、严重腹泻或因腹部手术等不能经胃肠道进食的疾病或因素；评估患者每日进食的种类、量，了解患者进食情况与能量目标值之间是否存在差异及存在差异的原因；评估患者是否存在因负性心理状态而出现拒绝进食、进食较少等情况；评估患者家属是否具备为患者提供足够营养的照护能力。各班护士针对患者营养摄入情况进行交接，针对进食情况差、进食依从性差的患者进行重点交接。

3.评估患者的营养支持途径 一是评估患者营养支持途径是否合理，能否为患者提供足够的营养需求，从而为患者选择最佳的营养途径，能口服者，尽量鼓励其口服进食；不能经口进食，且胃肠道功能正常者，则施行肠内营养；若存在肠内营养禁忌或肠内营养不能满足患者营养需求时，则给予肠外营养进行能量补充。二是评估患者营养支持途径的有效性和安全性，若行肠内营养（非经口进食）和肠外营养，应评估患者营养治疗途径是否通畅及固定妥当，评估患者进行营养干预后是否存在腹泻、腹痛等副反应的发生。

4.评估患者全身情况 评估患者的生命体征是否平稳、有无恶病质、有无脱水或休克等表现。

5.评估患者辅助检查结果 根据患者的血生化、电解质、细胞免疫功能、氮平衡程度及心、肺、肝、肾功能等检查结果，评估患者的营养状况及各脏器对营养支持的耐受程度。

6.评估的频次 当患者开始放疗后，医务人员应根据患者的营养目标进行每日评估，了解患者进食情况及是否达到每日营养需求量，针对未达目标的患者进行系统干预。在每日评估的基础上，每周进行一个阶段式评估，包括监测患者周体重、辅助检查结果，根据评估情况决定是否对营养干预方案进行调整。

（三）放疗后的营养评估

当患者放疗结束后，护理人员应继续进行营养健康教育及干预；当患者出院时，医护人员需再次采用PG-SGA评估患者的营养状况，并根据评估得分和辅助检查结果制订出个体化的患者出院饮食计划，并在患者出院后1～3个月进行电话随访，以了解患者居家进食情况及营养状态。

四、护理人员在营养评估中出现的常见问题及解决策略

（一）缺乏评估的金标准

由于目前测量营养状态的工具较多，而每个工具都存在各自的优、缺点。尽管多项研究将PG-SGA、NRS 2002、SGA等作为近似金标准的评价工具，但适用于肿瘤患者的营养评价工具尚缺乏统一的金标准，加上临床上对营养筛查和营养评估两个环节存在混用营养评价工具的情况，如SGA、MNA既用于营养评估，也用于营养风险筛查。因此，护理人员在进行营养评估时常因为如何选择合适的评价工具而感到困惑。再者，常用的营养评价工具均来自西方国家，缺乏本土化的测量工具。因此，有必要加快营养评估相关的研究，比较不同营养评价工具的优劣或开发出能全面评估患者营养状态、适合我国国情的新工具，从而确立营养评估的金标准，一方面可保障护理人员有序地开展评估工作，另一方面可保障各类研究的同质性，了解放疗患者不同治疗时段的营养状况。另外，是否有必要将营养筛查和评价工具严格界定并分开使用，还需要在今后的临床实践和科研工作中进一步探讨。

（二）医务人员和营养师在营养评估中的角色职责不清

在临床实践过程中，一个完整的营养评估和干预离不开营养师的参与。虽然很多医院设置了营养师岗位，但是在临床营养干预中如何充分发挥营养师的功能及医务人员如何与营养师配合开展工作还处于摸索阶段。另外，在放疗患者的营养评估中，营养师与医务人员的职责分工尚不明确，限制了临床营养工作的开展。因此，有必要梳理在评估过程中各学科人员的工作流程，明确各自角色及职责范畴，避免工作交叉和工作推诿，加强各方合作，整体推进营养评估工作，切实提高患者的营养水平。

（三）护理人员营养知识有限

对于护理专业而言，护理本科及研究生教育中并未将营养学设置为必修课程，因此护理人员缺乏营养学的相关知识；而且当护理学生走上护理工作岗位后，从医院获得营养相关的继续教育机会又比较局限，导致护理人员对营养知识的掌握非常有限。很多护理人员在对患者进行营养评估时，虽然能够掌握营养评价工具的使用方法，但是缺乏对患者进行全面营养评估的能力，不能对营养指标进行正确的解读及认识。因此，护理人员，特别是放疗科护士应该加强营养知识的学习，正确认识营养状况与肿瘤治疗之间密不可分的关系，为患者提供专业的营养健康教育指导，切实改善患者的治疗结局，提高生活及生存质量。

第二节 肿瘤放射治疗患者营养相关健康宣教

由于放射线对肿瘤细胞和正常组织细胞均有毒性作用，因此放疗患者会有营养摄入、消化及吸收减少，以及免疫力降低、营养状况恶化、细胞和组织修复能力下降、机体耐受性降低等情况，最终导致治疗剂量降低，甚至治疗中止。因此，放疗患者的营养管理是医务人员非常关注的一个话题。患者营养管理的优劣与医务人员营养相关健康教育有着密不可分的关系。研究已经证明：肿瘤患者营养教育是一项经济、实用而且有效的措施。

对放疗患者的营养教育不仅是传授饮食、营养知识，更加重要的是采用知信行模式，改变放疗患者的饮食行为，养成良好的饮食、营养习惯，从而改善营养状态，促进健康。

一、患者放疗前营养相关健康教育

（一）告知营养重要性

对于放疗患者，在患者入院之初就要让患者意识到机体出现营养不良的原因、不利影响，倡导营养管理的重要性，增强患者营养干预依从性，使其在整个治疗过程中积极配合医护人员进行营养管理，以提高治疗效果，减少治疗相关并发症，缩短住院时间，减少住院费用，提高放疗患者的生活水平和生存质量。

（二）进行心理干预

患者除自身疾病、治疗副反应导致营养摄入不足外，对治疗的恐惧、紧张和烦躁等负性心理也会引起进食减少，因此有必要多与患者沟通，树立战胜疾病的信心。对于负性心理严重的患者，可邀请心理咨询师介入，为患者提供支持心理疗法、放松训练、森田疗法等心理干预措施。

二、患者放疗中营养相关健康教育

（一）讨论个体化营养干预方案

对放疗患者进行营养评估后，针对可疑营养不良患者可采用增加食欲或胃动力的药物干预，针对营养不良患者则立即进行营养干预。对于需要营养干预的患者，依据《恶性肿瘤患者的营养治疗专家共识》，以25～30kcal/（kg·d）来估算放疗患者的每日所需量，并且根据患者目前进食情况选择最佳的营养支持途径。目前肿瘤患者的营养治疗可分为肠内营养（enteral nutrition，EN）、肠外营养（parenteral nutrition，PN）及混合营养治疗等途径。为了降低感染风险，推荐首选肠内营养，梗阻性头颈部肿瘤或食管癌影响吞咽功能者，肠内营养应经管饲给予；其次，了解患者平日的饮食喜好，医护人员可与专业营养师一同为患者制订个体化的饮食方案，多食高纤维、高蛋白质、易吸收的食物，方案中详细罗列患者每餐所需能量、推荐食物的种类及量；为患者发放《常见食物及水果能量换算表》，指导患者可以根据喜好选择同能量级的食物，在保证营养摄入的同时，合理搭配膳食结构，可增加食物的多样性。

（二）营养及饮食指导

目前，很多放疗患者对营养的摄入有很多的误区，因此医务人员需要对患者进行正确的引导，给予专业的营养指导。2009年欧洲肠外肠内营养学会（The European Society of Parenteral and Enteral Nutrition，ESPEN）指南提出：肿瘤患者的氨基酸需要量推荐范围最少为1g/（kg·d）到目标需要量1.2～2g/（kg·d）。Bozzetti F等认为，肿瘤恶病质患者蛋白质的总摄入量应该达到1.8g～2g/（kg·d）。严重营养不良肿瘤患者的蛋白质供给量应该达到2g/（kg·d）。单纯素食无益于健康，应主张荤素搭配，动物性食物占20%～30%，植物性食物占70%～80%；主张粗细搭配，粗加工食品与精加工食品搭配，细粮（米、面）与杂粮（玉米、小米、红薯等）搭配。反对忌口，反对偏食，建议增加食物品种，每天进食20种以上的食物，每周进食30种以上，食物或营养素来源（包括产地）愈杂愈好。放疗患者宜使用清淡易消化的饮食，注意营养搭配，禁忌食用辛辣、油腻、腌制及熏制的食物。可根据患者的饮食习惯，适当少食多餐，放疗前、后禁止进食。指导患者家属为患者创造一个良好的进餐环境，保持患者心情愉悦，并告知患者科学的口腔护理方法，指导其加强口腔清洁。值得一提的是，虽然肿瘤患者营养治疗指南中指出，无证据表明营养支持会促进肿瘤生长，但很多患者因为"饿死肿瘤"的观点而对营养支持而有所怀疑。因此，在与患者及其家属沟通的过程中，鼓励患者说出内心的真实想法，消除患者及其家属对营养支持的疑问。

（三）告知营养干预中存在的问题及解决策略

放疗患者在营养干预过程中可能会遇到各种各样的问题，告知患者可能遇到的问题及其解决策略，可以让患者和家属增加营养相关知识，能够从容有序地应对在营养干预中出现的问题，进而提高患者对营养干预的依从性。

1.发生不适或出现并发症

（1）误吸：当患者存在食管括约肌无力、体位不当、鼻胃管插入深度不够、胃内食物潴留等因素时，患者可能出现误吸的情况。因此，指导患者在进食时需抬高床头30°～50°，并在结束后应保持该姿势30min，可以有效减少误吸的发生率。

（2）胃肠道并发症：患者在营养干预过程中常出现腹胀、腹痛、恶心、呕吐等胃肠道并发症，这可能与营养液过量、营养液温度较低、喂养体位不当、乳糖不耐受及肠道吸收功能障碍等有关。应指导患者及其家属选择新鲜食材或适宜患者肠道功能的营养液，避免患者食用隔夜、久放的食物，营养液应现配现用，在常温下放置建议不超过4h，使用时间不超过24h；喂养速度应循序渐进，依据喂养量从少到多，速度由慢到快，浓度由低到高的原则进行科学喂养；营养液的温度不能过高、过低，抽吸鼻饲液时应排尽注射器内的气体再注入胃内；每次管饲前回抽，检查胃残余量，当残余量超过200ml

时应暂停管饲。

2.未能达到饮食目标 在营养干预中，患者常因治疗因素而发生恶心、呕吐等胃肠道反应，加之患者负性心理因素的影响，患者的实际营养摄入量可能未达到预期的营养目标。应指导患者和家属当出现此类情况时，及时与医务人员进行沟通，有效处理胃肠道反应或进行心理干预，鼓励患者按需进食，医护人员加强交班，动态评估患者进食情况，保证营养摄入按原计划进行。

三、患者放疗后营养相关健康教育

（一）出院的营养指导

针对出院的放疗患者，医务人员需再次对患者的营养状态进行评估，根据患者的实际营养状态制订患者出院饮食计划，并在出院后定期电话随访了解进食情况。传统的随访方法有医院就诊、家庭随访、信件随访、电话随访等，随着互联网技术的快速发展，目前临床上又增加了微信随访、QQ随访等便捷的随访方式。建议随访的成员由具有丰富营养知识背景的专业人员负责开展实施，随访内容包括了解目前疾病情况、营养现况及饮食计划完成情况、了解影响营养管理的因素、调整营养干预方案、纠正进食误区并给予正确的饮食指导，指导和鼓励患者坚持营养治疗，并针对患者存在的营养相关疑问进行及时地解释。

（二）营养随访

对于随访的时间，建议出院后1个月内每周随访1次，出院后2～3个月每2周随访1次，出院后3～6个月每月随访1次，出院6个月后每3个月随访1次。对于营养管理较差的患者，可根据情况增加随访的次数，并安排进行家庭访视。指导患者和家属如对营养有任何的疑问，应及时联系医务人员或前往医院就诊。

四、健康教育的形式

对于放疗患者的营养健康教育，常用的宣教方式包括语言教育、书面教育、形象化教育、数字技术和网络化教育方式，以及其他新兴的教育方法等。

（一）语言教育法

医务人员及营养师可采用专题讲座、健康咨询、口头讲解、小组座谈等方式为放疗患者提供营养相关知识。

（二）书面教育法

医务人员可通过书籍、宣传栏、板报、画报、宣传册等方法为放疗患者提供营养相关的健康教育知识。这些方法的优点在于可为患者提供丰富的营养知识，内容直观明了，图文并茂具有视觉冲击力，易于记忆，使人印象深刻。

（三）形象化教育法

形象化教育法是指医务人员利用模型、示范、互动、演示等方式为放疗患者提供营养健康宣教。特点是直观性、可接受度高和令人印象深刻。研究表明，被教育者对面对面演示和互动的喜爱程度高，且记忆效果持久。

（四）数字技术和网络化教育方式

医护人员可采用短信、手机报等形式推送营养知识；利用微信群、QQ群等形式进行个体、团体的营养干预；采用微信二维码等最新途径进行营养知识的宣教等；采用营养网站的方式让患者获取更多最新、前沿的营养相关素材等；这些教育方式的优点在于成本低、操作方便快捷、信息量丰富。

（五）综合健康教育方式

医务人员可根据患者情况个体化地采用语言教育法、书面教育法、形象化教育法、数字技术和网络化教育方式中的多种方式为放疗患者提供健康教育。总的来说，选择合适的健康教育方式是影响健康教育效果的重要因素。医护人员可根据医院收治患者的特点及医务人员工作的模式，选择适宜的教育方式进行，旨在提高放疗患者的营养相关知识，增加对营养管理的认识和重视程度。

五、健康教育的效果评价

对放疗患者营养状况的健康教育中，健康教育的效果评价是非常重要的一个环节。健康教育的效果直接影响着患者对营养干预的认识程度及依从性的好坏，因此医务人员需要在对患者进行营养干预的期间，关注患者实际进食情况，了解影响营养管理的负面因素，动态评估和调整营养方案，对于执行力和依从性较差的患者，医护人员应做好沟通、交班，加强营养宣教，从而切实改变患者的营养状态和生存结局。

第三节 肿瘤放射治疗患者护理健康教育路径

床号： 姓名： 性别： 年龄： 住院号：

入院日期： 出院日期：

时间	入院日		入院天
健康教育内容	**病区环境和规章制度介绍** □环境、作息制度、订餐制度 □陪伴、探视、请假制度 □腕带佩戴制度 □呼叫铃使用 □消防宣传 □查房制度 **饮食注意点** □普食 □半流质 □流质 □低盐、低脂 □糖尿病饮食 □ **医护人员介绍** □主管医师介绍 □护士长、专业组长、责任护士介绍 **入院评估** □心理护理 □疼痛评估 □预防坠床/跌倒措施告知 □预防压疮措施告知 □营养评估 □	**各项检查目的、注意事项** □空腹血抽取时间、方法 □小便/大便留取时间、方法 □B超、心电图 □ **慢性疾病自我护理** □糖尿病 □高血压 □冠心病 □ **静脉输液方式选择** □PICC（日期： ） □CVC（日期： ） □ 携带中心静脉导管的注意事项 □导管评估 □导管维护	**诱导及辅助化疗/靶向治疗当日** （日期： ） 化疗知识 □告知化疗/靶向治疗方法、目的 □饮食指导 □预防静脉炎、化疗外渗宣传 □预防坠床/跌倒（日期： ） □中心静脉导管健康教育 □ **特殊用药注意事项** □多西他赛 □紫杉醇 □顺铂 □西妥昔单抗/尼妥珠单抗 □ **化疗/靶向治疗不良反应** □口腔黏膜炎 □消化道反应 □肝肾功能损害 □骨髓抑制 □皮疹 □ **化疗后反应** □电解质异常指导（日期： ） □白细胞减少自我照护指导 （日期： ） □血小板减少自我照护指导 （日期： ） □升白细胞药指导（日期： ） □升血小板药指导（日期： ）
效果评价	□掌握 □熟悉 □了解 □不知晓 □再次教育（日期： ）	□掌握 □熟悉 □了解 □不知晓 □再次教育（日期： ）	□掌握 □熟悉 □了解 □不知晓 □再次教育（日期： ）
护士签名			

护理健康教育临床路径表（续表1）

时间	放疗前（日期：　　）	放疗中（日期：　　）	
健康教育内容	**放疗前期准备** □放疗的目的 □口腔清洁 □无龋齿、牙残根 □放疗固定装置完好 □作息时间规律 □控制体重 □皮肤保护药物 □放疗穿着 **放疗配合注意事项** □照射野标记完整清晰 □金属物品不进治疗室 □照射时固定体位不移动 □不适告知方式 □ **口腔自我护理指导** □饭前、饭后漱口，多饮水（脑瘤患者控制饮水） □正确刷牙（软毛牙刷） □漱口液正确使用 **其他** □阴道冲洗指导 □呼吸功能锻炼 □气管切开护理	**饮食注意点** □高蛋白质、高维生素、清淡易消化 □忌硬、油炸、辛辣刺激、烟熏、腌腊，忌碳酸饮料、抽烟喝酒 □ **照射野皮肤反应自我照护指导** □照射野皮肤清洁、干燥 □忌碱性等洁肤剂擦洗皮肤 □忌碘酒、乙醇等刺激物 □衣着绵软、低领、暴露照射野 □避免放疗区皮肤出汗 □及时清理脱落毛发，以免刺激皮肤 □切勿抓挠、擅自用药 □异常通知医务人员 □ **功能锻炼** □功能锻炼的目的 □张口锻炼 □鼓腮 □按摩颞颌关节 □舌、齿运动 □颈部活动（高血压、颈椎疾病禁）（脑瘤除外） □肺功能锻炼	**鼻咽（腔）冲洗** □鼻咽（腔）冲洗的目的、操作要点指导 □相关情况宣教 **阴道冲洗** □阴道冲洗的目的、操作要点指导 □相关情况宣教 **同期化疗（日期：　　）** □化疗的目的 □服化疗药方法指导 □静脉输液方式的选择 □预防静脉炎、化疗外渗的宣教 □饮食指导 □消化道反应指导 □骨髓抑制指导 □ **靶向治疗（日期：　　）** □靶向的目的 □靶向注意事项 □皮疹指导 **其他** □ □ □
效果评价	□掌握　□熟悉 □了解　□不知晓 □再次教育（日期：　　）	□掌握　□熟悉 □了解　□不知晓 □再次教育（日期：　　）	□掌握　□熟悉 □了解　□不知晓 □再次教育（日期：　　）
护士签名			

护理健康教育临床路径表（续表2）

时间	放疗中（日期：　　　）	出院日（日期：　　　）
健康教育内容	**骨髓抑制指导** □白细胞减少自我照护的指导 □血小板降低自我照护的指导 □血红蛋白减少自我照护的指导 □升白细胞、升血小板、升红细胞药指导 **常用药指导** □康复新（日期：　　　） □漱口液（日期：　　　） □比亚芬（日期：　　　） □升血药物（日期：　　　） □胸腺肽（日期：　　　） □甘露醇（日期：　　　） □ □ □ □ **预防坠床/跌倒宣教**（日期：　　　） （日期：） **其他** □ □ □ □	**出院及随访注意事项** □出院流程指导 □定期检查血象、肝肾功能 □放疗后遗症说明（张口受限、肌纤维化、皮肤色素沉着、龋齿、听力下降） □康复指导（鼻腔冲洗、功能锻炼） □饮食指导 □口腔清洁指导 □放疗区皮肤自我照护指导 □出院带药指导 □中心静脉导管携带注意事项 □气管切开自我照护指导（包括消毒方法、皮肤护理、预防管路滑脱、痰堵等情况） □预约复诊指导 □ □ □ □
效果评价	□掌握 □熟悉 □了解 □不知晓 □再次教育（日期：　　　）	□掌握 □熟悉 □了解 □不知晓 再次教育（日期：　　　）
护士签名		

第四节　肿瘤放射治疗患者营养治疗途径及其并发症护理

放疗是一把"双刃剑"，在治疗肿瘤的同时，也对正常的机体组织、细胞有一定的杀伤作用：损伤消化道黏膜细胞，影响患者对食物的摄入、吸收功能，造成营养不良的发生，尤其是头颈部、胸部和胃肠道肿瘤放疗患者，原有营养不良的肿瘤患者在接受放疗和（或）化疗时，可能会进一步加剧营养不良。营养不良会增加摆位误差，影响放疗精准度，降低辐射敏感性，增加放疗不良反应，延长住院时间。故近年来肿瘤放疗患者的营养问题受到临床医护人员的高度关注与重视。放疗患者营养支持的途径主要是肠内营养（enteral nutrition，EN），ASPEN和ESPEN均不推荐放疗患者常规进行肠外营养，但当放疗患者出现了放射性食管炎、放射性食管水肿、食管气管瘘、3～4级放射性肠道反应等影响进食、营养物质吸收和肠内营养实施的时候，应该调整为部分或全肠外营养和肠外营养（parenteral nutrition，PN）。营养支持原则为肠功能良好并且可以安全使用时，首选肠内营养支持途径，即口服营养补充或全肠内营养（total enteral nutrition，TEN）；当肿瘤患者胃肠功能障碍，肠内营养不能提供足够营养支持或不能进行肠内营养时，可选择通过静脉途径补充进行肠外营养支持（PN），包括部分肠外营养（partial parenteral nutrition，PPN）和全肠外营养（total parenteral nutrition，TPN）。由于营养支持途径不同也会发生与途径相关的并发症。

一、肠内营养及其并发症护理

（一）肠内营养途径

1.**经口途径** 是指通过正常的经口吞咽途径摄取食物，适合意识清醒、吞咽功能正常的患者。头颈部肿瘤患者在放疗时可发生放射性口腔黏膜炎、口腔疼痛、吞咽困难、味觉损伤和唾液分泌减少等症状；上消化道肿瘤患者放疗时可发生放射性食管炎，吞咽困难和疼痛。口腔疼痛、吞咽困难、食管炎均是造成患者体重下降的重要因素。普通饮食不能满足放疗患者的营养需求时，如采用及时的营养咨询及补充能量可有效降低营养不良的发生。ESPEN指南推荐口服营养补充是肿瘤放、化疗患者的重要营养治疗途径，口服营养补充是指"除了正常食物以外，经口摄入特殊医学用途（配方）食品以补充日常饮食的不足"。ONS既可以作为三餐以外的营养补充，也可作为人体唯一的营养来源满足机体需要。ONS具有符合人体生理特点、方便、安全、经济、易于吸收且依从性较好等特点，接受放疗且有肠内营养适应证的患者，应尽可能通过经口摄食或口服营养补充。

2.**管饲途径** 管饲途径是胃肠功能正常，但存在无法经口摄食或摄食不足情形的患者接受肠内营养的首选途径。鼻饲管优点：置管无创、方便、简单，对患者损伤较小；缺点：容易造成鼻咽部刺激、溃疡、出血、易脱落、堵塞，以及误吸和吸入性肺炎。根据患者病情及需要可建立鼻胃管途径或鼻肠管途径。

（1）**鼻胃管途径**：鼻胃管途径即经鼻置入鼻胃管，适用于短期管饲（时间＜4周）接受肠内营养的患者，有误吸和吸入性肺炎的风险，故管饲时可使患者头部抬高30°～45°。通过鼻胃管补充营养能减少肿瘤患者放疗中断的时间、有助于患者放疗期间维持体重、改善营养状况、提高治疗的完成率，但头颈部肿瘤患者放疗期间实施此途径可能会进一步加重已有的口腔和黏膜炎症。

（2）**鼻肠管途径**：鼻肠管途径即经鼻置入十二指肠管或空肠管，该途径引起误吸和吸入性肺炎的风险较鼻胃管低。对于多数肿瘤患者，鼻胃管与鼻肠管并没有显著的效果差异，但对于存在胃潴留和胃蠕动较差的患者，推荐选择鼻肠管。

（3）造口途径

①经皮内镜下胃造口术（percutaneous endoscopic gastrostomy，PEG）：PEG适用于中枢神经系统疾病或口腔癌、咽喉部癌及食管癌导致的吞咽障碍；虽然有正常吞咽功能，但食物摄入明显不足或消耗过度，如烧伤、艾滋病、神经性厌食、骨髓移植后等疾病。由于放疗可能导致头颈部肿瘤患者在治疗过程中发生严重的口腔和咽喉部放射反应，表现为口腔和咽喉部疼痛，导致吞咽障碍，故不经过口腔和咽喉的PEG可作为这类患者优先考虑的EN途径。欧洲肠外肠内营养学会将PEG作为放疗患者肠内营养治疗的首选途径，并在2006年的肿瘤EN指南中加以推荐。

②经皮内镜下空肠造口术（percutaneous endoscopic jejunostomy，PEJ）：对于有胃潴留而肠功能相对正常，需要空肠内营养者，则可在PEG的基础上，经由胃造口，置入营养管至空肠内。

（二）肠内营养并发症分类及护理

肠内营养具有安全、高效、经济、便捷、并发症少等优势，大部分患者通过实施肠内营养来改善营养不良状况，已成为当前营养支持的重要手段，但使用不当也会发生并发症，增加患者痛苦。放疗患者肠内营养途径包括经口服补充营养、经鼻胃管/鼻肠管途径、经皮内镜下胃/肠造口术。常见的并发症包括误吸、胃肠道并发症、代谢性并发症、机械性并发症。胃肠道并发症是指腹泻、恶心、呕吐、腹胀等；代谢性并发症是指糖代谢紊乱、电解质紊乱等；机械性并发症是指鼻、咽、食管损伤及堵管等。

1.误吸　最为严重的并发症。发生原因：①胃肠动力不足导致排空延迟；②贲门闭合不全或括约肌功能减弱；③鼻胃管插入深度不够；④喂养时体位不当；⑤未监测胃残余量。护理措施：①老年人、意识不清、危重患者鼻饲前应先翻身、吸净呼吸道分泌物，可减少误吸发生率；②喂养时及喂养后0.5h内保持床头抬高30°～45°；③增加鼻胃管的置入深度，达到幽门后可减少误吸发生；④速度适宜，推荐匀速、低流速喂养；⑤每4小时监测胃残余量1次，超过200ml应暂停鼻饲。

2.胃肠道并发症

（1）腹泻：发生率为5%～30%。发生原因：①肠道菌群失调，常见于管饲期间同时使用抗生素的患者；②营养制剂的类型，如乳糖、脂肪、膳食纤维的种类和含量均可能影响肠道对营养液的耐受性；③营养液的渗透压过高；④营养液污染；⑤输注速度过快；⑥低蛋白血症（＜30g/L）导致肠水肿。预防及护理措施：选择或配制适宜的营养制剂；营养液要新鲜配制，肠内营养液开瓶后在常温下放置建议不超过4h，使用时间不超过24h；输注速度不能过快；肠道菌群失调者补充益生菌；积极纠正低蛋白血症。

（2）恶心、呕吐：发生率为10%～20%。主要原因：①与肠内营养液配方及选择有关。口服营养制剂中氨基酸和短肽多有异味；营养液的输注速度过快；营养液的渗透压高导致胃潴留；乳糖含量高，脂肪比例高。②与患者相关。胃肠动力不足；乳糖不耐受。预防：①控制营养液的浓度，从低浓度开始；②控制输注量和速度，从小量开始，6～7d达到全量；③滴注时保持营养液的适宜温度为38～40℃；④避免营养液污染；

⑤口服营养制剂时可搭配其他食物改善口感。

（3）腹胀：主要原因如下。①胃肠动力不足；②喂养方法不当，如营养液温度低、鼻饲前未检查胃肠道消化情况及胃残余量、鼻饲时将空气注入胃内。预防：①注意鼻饲液温度；②每次鼻饲前回抽，检查胃残余量，如殊余量超过200ml应暂停鼻饲；③抽吸鼻饲液时应排尽注射器内的气体后再注入胃内；④鼻饲时及鼻饲后0.5h内保持床头抬高30°～40°。

3.代谢性并发症

（1）水和电解质紊乱：心、肾功能不全的患者如未考虑量入为出则易出现水潴留；液体补充不足或摄入高钠食物而肾功能不全时易发生高渗性脱水；肾功能不全者容易出现高钾血症；使用利尿药、胃肠液丢失过多或使用胰岛素而未及时补充钾则易发生低钾血症；营养液中钠含量低或患者大量出汗、腹泻可出现低钠血症。预防：①根据病情选择营养液，保证浓度和总量适宜；②准确记录出入量；③定期监测电解质变化。

（2）糖代谢紊乱：表现为高血糖症或低血糖症。当肠内营养液糖含量过高或应激状态下糖耐量减低时可出现高血糖症，低血糖症多见于长期使用要素膳而突然停止的患者。在营养治疗时建议进行相对严格的血糖控制，目标范围为7.8～10mmol/L。高血糖的预防：①选用低糖膳食；②应用喂养泵有助于稳定患者的血糖水平；③及时测血糖；④针对糖耐量减低的患者应用降血糖药。低血糖的预防：①长期使用要素膳的患者不应突然完全停止；②应用喂养泵；③及时监测血糖；④有恶心、呕吐和腹泻症状的患者特别注意低血糖的发生。

4.机械性并发症　随着导管材料的发展，管饲导管质地越来越柔软，对组织的刺激也越来越小，机械性并发症相对减少，但鼻饲管压迫及胶布也会造成局部皮肤反应，如皮肤红斑、水疱、糜烂等，随着材料及固定方法逐步改进，皮肤损伤也逐渐改善，见图11-1。管饲导管堵管常见的原因有外露部分扭曲打折、肠内部分反折、营养液过于黏稠、输注速度过慢、管饲导管管径过小、食物残渣或药物碎片黏附在管壁、未按时冲管、停止输注营养液而又未及时冲管、更换营养液不及时等。预防：①推荐使用喂养

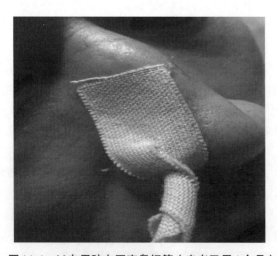

图11-1　M专用胶布固定鼻饲管（患者已用1个月）

泵，以保证营养液恒温、匀速输入；②在患者能耐受的情况下，逐渐增加输注速度，维持速度大于50ml/h；③尽可能准备液体状食物，自制营养液应充分过滤渣屑，药物要充分研磨；④连续输注时，至少每4小时冲管1次；管饲前、后应冲管1次，推荐使用脉冲式冲管。

（三）护理及质量控制

进行肠内营养治疗时，进行周密的质量监控十分重要，可及时发现或避免并发症，并能够观察营养治疗是否达到预期效果。

1.喂养管位置监控　置入喂养管后，由于患者活动、胃肠蠕动、长期喂养及喂养管固定不牢固等原因，喂养管位置可能有所改变或脱出。因此应注意监控。对长期置鼻胃管者，应注意经常观察鼻胃管在体外的标志，也可用X线进行观察，发现导管位置不当时，应重新调整位置，然后再行肠内营养治疗。

2.胃肠耐受性监控　进行肠内营养时，如营养液的渗透压高，可能会出现胃肠道反应，在使用小分子要素膳时尤为明显。此外，由于营养液注入速度过快、营养液配方不当、患者较长时间禁食、营养液被细菌污染等原因，患者均可出现不耐受的表现。胃内喂养时主要表现为上腹胀痛、恶心，严重者可出现呕吐、腹泻，应注意观察有无这些现象出现。空肠喂养时主要表现为腹胀、腹痛、恶心、肠鸣音亢进，严重时可出现呕吐、腹泻。在开始阶段，应每4～6小时观察1次，检查有无以上症状，以后可每天检查1次。

3.代谢监控　肠内营养对机体代谢干扰较小，代谢性并发症较少，但仍应密切监控。

（1）记录出入量：每天应记录患者的液体进出量。

（2）查尿糖和酮体：营养治疗开始阶段，应每天检查尿糖及酮体，以后可改为每周1次。

（3）血生化检查：定期测定血糖、尿素、肌酐、血清胆红素、谷丙转氨酶、钠、钾等指标，营养治疗开始阶段可以每周2次，以后可以改为每周1次。

4.营养监控　目的是确定肠内营养治疗效果，及时调整营养素补充量。

（1）营养评价：在肠内营养治疗前，应对患者进行全面的营养状况评定，根据患者营养状况确定其营养素的补充量。

（2）定期体检：在开始营养治疗前、开始后每周1次，测量体重、三头肌皮褶厚度、上臂围、淋巴细胞总数等指标。

（3）定期测量蛋白质：测定内脏蛋白质，如白蛋白、运铁蛋白、前白蛋白等，可每1～2周测量1次。

（4）测定氮平衡：根据患者情况测定氮平衡，对危重患者应每天测定，病情稳定者可每周测1次。

肠内营养制剂按蛋白质来源分为两大类：一类是氨基酸型和短肽型（要素型）制剂；另一类是整蛋白型（非要素型）制剂。每一类型的制剂中又可分为平衡型和疾病特异型。肠内营养制剂在国外还包括组件式肠内营养制剂。

注意：要素型肠内营养制剂渗透压高，口感差，价格比聚合膳贵3～4倍，最佳适应证为鼻空肠管和空肠造口管喂养、患者消化功能不全，如重症胰腺炎等疾病的肠内营养治疗。聚合膳渗透压不高，口感好，价格为要素膳的25%～33%，适应证为鼻胃管和胃造口管喂养、患者消化功能存在，也可以口服或以吸管吸入；不宜用于鼻空肠管和空肠造口管喂养的患者。根据患者病情，要素膳可以和非要素膳同时应用。

二、肠外营养及其并发症护理

肿瘤患者常因各种原因导致经口、肠内营养摄入不足或存在胃肠道功能障碍和吸收障碍，严重影响着肿瘤患者的生活质量和预后，此时肠外营养便成为获取营养物质的主要途径。ASPEN和ESPEN均不推荐放疗患者常规进行肠外营养。在不存在营养不良的情况下，给予肠外营养是有害的，而对于存在营养不良或医源性严重胃肠道并发症的患者，给予肠外营养却是有益的。放疗患者如存在营养不良或长期存在摄入不足或吸收障碍时应给予营养治疗。对于存在Ⅲ级、Ⅳ级放射性口腔黏膜炎的患者应积极给予营养治疗；发生亚急性或慢性放射性肠炎的患者，可以长期使用肠外营养。肠外营养途径有经外周静脉穿刺的中心静脉导管（PICC）、完全植入式静脉输液港（PORT）、隧道式中心静脉导管（CVTC），放疗患者肠外营养支持不是临时的，不推荐使用经外周静脉输注。肠外营养分为一般肠外营养和全肠外营养两类，一般肠外营养是通过外周静脉输入营养液（以葡萄糖为主）；全肠外营养（TPN）是通过中心静脉输入营养液（包括氨基酸、必需脂肪酸、维生素、电解质和微量元素等）。PN输注途径的选择应综合考虑病情、血管条件、肠外营养时间，以及操作者资质与技术熟练程度。

（一）肠外营养治疗途径

1.中心静脉途径　当肠外营养治疗需14d以上，全肠外营养补充时宜选用中心静脉。中心静脉途径包括中心静脉导管（CVC）、经外周静脉穿刺的中心静脉导管（PICC）和完全植入式静脉输液港（PORT）。选择中心静脉途径时应注意以下几点：①颈部淋巴结肿大、颈部放疗、气管切开的患者避免行颈内、外静脉置管，以防置管困难，加重局部皮肤损伤及增加感染机会；②颅内转移需行脱水治疗的患者宜选择CVC置管，避免行PICC置管，以防PICC置管输液速度慢，达不到治疗效果；③腹股沟淋巴结肿大及下肢水肿的患者避免行股静脉置管，防止导管置入困难及置入后穿刺点渗液；④乳腺癌术后避免行患肢PICC置管，防止加重患肢水肿；⑤上腔静脉综合征患者仅可选择下肢静脉，防止加重上腔静脉回流受阻症状。

2.外周静脉途径　肠外营养治疗在2周内，或作为部分营养补充时可选用外周静脉输注。外周静脉途径操作简便、易行，短期肠外营养可作为首选。选择血管要求为上肢静脉，选择弹性好、管径较粗、易固定、血液回流比较顺畅，且便于穿刺和易观察的血管为宜；因下肢静脉血流速度较慢，易发生血栓性静脉炎，不适合进行肠外营养。输注的营养液要求为低浓度和低渗透压，以避免造成化学性静脉炎。

（二）肠外营养并发症

主要包括与静脉导管相关的并发症、代谢性并发症、器官功能损害、感染性并发症等。

1.与静脉导管相关的并发症

（1）与中心静脉导管的置入操作有关：主要有气胸、血胸、臂丛神经损伤、局部血肿、空气栓塞等，以空气栓塞最为严重。预防：置管护士须熟悉人体解剖结构，了解肿瘤所在部位，了解放疗放射野，力求导管避开放射野，应用血管可视化设备、在超声引导下行PICC/CVC定位穿刺，掌握适应证，正确、熟练地掌握穿刺技术，可大大减少操作相关的并发症。

（2）静脉导管相关性血流感染（catheter-related bloodstream infection，CRBSI）是指带有血管内导管或拔除血管内导管48h内的患者出现菌血症或真菌血症，并伴有发热（T≥38℃）、寒战或低血压等感染表现，除血管导管外没有其他明确的感染源。实验室微生物学检查显示：外周静脉血培养细菌或真菌阳性；或者从导管段和外周血培养出相同种类、相同药敏试验结果的致病菌。病原学诊断分为保留导管和不保留导管两种方案。保留导管法需要抽取两套血标本，一套来自外周静脉，另一套经静脉导管抽取，两套标本抽取时间间隔在5min以内，培养结果见表11-1。不保留导管法是从外周静脉抽取独立两套血标本，同时在无菌操作下将拔出的静脉导管近心端剪出5cm送培养，结果见表11-2。发现血流感染时临床上往往会尽快按经验使用抗生素，或者据病原学培养及药敏试验结果调整。是否拔除静脉导管需要根据病情、感染程度、导管种类、导管对患者的意义及再次置管风险等综合评估，但若确诊CRBSI则应拔除导管。CRBSI预防关键是加强医护人员的培训和教育，积极纠正患者的营养不良，导管选择时尽量采用可满足治疗需求的管腔最少、最短、有抗菌作用的导管，并且对放疗患者的静脉导管提倡"集束化"管理，见表11-3。

表11-1 保留静脉导管方案的病原学培养结果

经静脉导管抽取血培养	外周静脉血培养	条件	结果判断
＋	＋	经静脉导管抽取血培养比外周静脉血培养出现阳性结果早2h，经导管抽取血培养菌落数比外周静脉血培养大3倍以上	确诊CRBSI
＋	＋	培养为金黄色葡萄球菌或念珠菌属，排除其他感染来源	可能CRBSI
－	＋		可能CRBSI
＋	－		导管定植菌或污染菌
－			非CRBSI

表11-2 不保留静脉导管方案的病原学培养结果

导管尖端	外周静脉1	外周静脉2	条件	结果判断
＋	＋	＋/－		确诊CRBSI
－	＋	＋/－	培养为金葡菌或念珠菌属，排除其他感染来源	可能CRBSI
＋	－	－		导管定植菌或污染菌
－	－	－		非CRBSI

表11-3　预防CRBSI的集束化方案

方　案	说　明
手卫生	穿刺前严格的外科洗手 维护前七步洗手 执行无菌操作规程
最大化屏障保护	穿刺置管最佳选地：专门操作室 最大化无菌治疗巾
皮肤消毒剂	穿刺、维护时建议选用2%氯己定消毒液
最佳穿刺静脉	PICC首选贵要静脉和肘正中静脉 CVC首选锁骨下静脉，尽量避免使用股静脉
每天评价导管留置的必要性	治疗结束尽早拔除

（3）中心静脉导管堵塞：据某院放疗中心对PICC/CVC导管堵塞原因分析显示，其中37%为血栓栓塞，27%为非血栓性因素，16%为机械性因素导致的导管堵塞。

血栓性因素：①由于封管时机、方法不正确，导致血液反流在管腔内形成血凝块或血栓形成；②PICC导入较长，长期漂浮在血液中，会对正常血液产生一定影响从而形成微血栓；③患者本身血液黏度增加或凝血功能紊乱也容易导致血栓形成，血管内血液不断冲击导管头部，形成的微血栓聚集在导管头部发生堵塞；④多次穿刺损伤血管内皮或血液黏度异常者，易形成血栓；⑤患者剧烈咳嗽导致静脉压增高使血液反流入导管而凝固堵塞。

药物因素：导管管径选择不当，长期输入静脉高营养、化疗药物等高渗性、高pH、高刺激性药物，可损伤硅胶导管，导致部分药物沉淀，在导管内壁出现结石性堵塞。

机械性因素：患者躁动、体外导管打折扭曲及接头松动、脱落等导致堵管，患者卧位坐姿不当也可导致导管打折或导管顶端贴到静脉壁而引起导管堵塞。

人为因素：封管液过少、推注时的速度过快或过慢、导管内未达到正压，可导致血液反流，致使凝血块堵塞导管也是血栓形成的原因。另外，冲管不及时或不彻底也可使导管内形成血栓造成堵管。

中心静脉导管堵塞的预防：正确选择血管和留置针或静脉导管型号；正确固定留置针或静脉导管；合理用药，减少药物联合输注；严密巡视病房，及时更换液体；采用规范的方法冲管和封管；必要时用药（肝素钠和尿激酶）；避免形成血栓。

导管堵塞的处理：①导管未完全堵塞时临床表现为输液不畅。首先检查有无机械性因素，导管是否脱出、扭曲、打折等，如果只是出现输液不畅，则说明导管未完全堵塞，可先用10ml注射器轻轻回抽，尽可能将血凝块从管中抽出，及时用生理盐水脉冲式冲管，注意不可用暴力、导丝或冲管来清除血凝块，以免引起导管损伤、破裂或栓塞，若回抽不成功可进行溶栓。②导管完全堵塞时临床表现有输液不滴，回抽、推注均不能进行。处理方法：肝素溶栓。PICC连接口接三通管，一端接5～10ml注射器，内装稀释的肝素液（10～100U/ml，以生理盐水稀释）并且关闭，另一端接空的10ml注射器，回抽后关闭，放开直的三通，肝素稀释液因负压进入导管5ml后用空注射器回抽，重复以上方法，直至通畅。

（4）静脉导管相关性血栓：深静脉血栓形成：是血液在静脉内的不正常凝结引起的疾病，DVT是血管通路的严重并发症之一，发生率为2.47%～38%。血栓性静脉炎：不仅给肿瘤患者带来痛苦，更加重其心理压力，血栓脱落可引起肺栓塞，严重时危及生命。机械性、化学性静脉炎可演变成血栓性静脉炎。

①临床症状：沿静脉走向出现红、肿、热、痛，肩颈部不适，麻木、刺木感；穿刺侧肢体肿胀；上臂围＞2cm；侧肢循环形成；呼吸困难、胸闷、心悸等不适。

②诊断：彩色多普勒超声检查、螺旋CT静脉造影。静脉造影是深静脉血栓形成（DVT）的金标准。

③血栓性静脉炎的预防：合理使用导管，选择正确的穿刺路径；使用生理盐水脉冲式冲管，肝素液正压封管；患肢避免负重、剧烈活动，避免压迫置管的肢体，患肢给予气压治疗；适当饮水；应用弹性握力器进行功能锻炼，导管不需要时，及时拔除；具有高危因素的患者可预防抗凝或祛聚治疗。

④血栓的治疗：抗凝治疗是静脉血栓的标准治疗，需签署知情同意书，皮下注射低分子肝素钠（速避凝）4100U/支，q12h；皮下注射低分子肝素钙5000IU；口服华法林，疗程较长，应监测相关血液学指标，及时评估。

⑤血栓的护理：进行并发症登记，请血管科医师会诊；给予心理支持，使患者及其家属重视治疗，争取积极配合；患肢护理：抬高患肢并制动，卧床休息，患肢保暖，避免按摩或剧烈运动，每日测量上臂围、皮温及感觉，可给予喜疗妥外擦，注意监测出血倾向，预防肺栓塞，B超检查血栓大小，掌握拔管指征，确保拔管安全。

（5）医用黏胶相关性皮肤损伤（MARSI）：MARSI是指揭除医用黏胶后出现皮肤红斑、水疱、糜烂、撕脱伤等表现（事实上，不仅限于这些表现），且以上表现持续时间至少30min，见图11-2。对于如何减少MARSI的发生，见表11-4。

表11-4　减少MARSI发生的方法

粘　贴	去　除
皮肤清洁干燥	从敷料一角开始撕除，胶带可以帮助带起一角
剪除毛发（必要时）	顺着毛发的方向慢慢撕除敷贴，敷贴与皮肤成0°或180°
高危皮肤可以涂抹不含乙醇的皮肤保护膜	两手的配合
无张力粘贴，如果需要时边角可以折叠	免缝胶带从两边向中心方向撕除
从中心向外围轻柔按压敷贴，无皱褶无空隙	使用润肤露、矿物油、凡士林等帮助去除残胶（该区域不再贴敷贴）
在水肿、活动部位可以使用温和、伸展性好的敷料，并注意皮肤张力的方向	
需要加压时，注意张力	

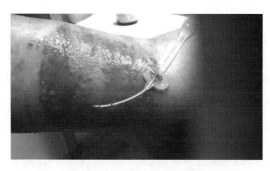

图 11-2　刺激性接触性皮炎（与黏胶范围一致）

（6）静脉炎（phlebitis）：由于物理、化学或生物等因素对血管内壁的刺激而导致血管壁的炎症改变。根据病因可分为机械性静脉炎、化学性静脉炎、感染性静脉炎。静脉炎的主要表现是注射部位发红、疼痛，严重的可以出现血栓性静脉炎，静脉血管内可以扪及小的血栓，有时可见沿静脉血管走向的皮肤色素沉着。采用美国静脉输液护士协会（Intravenous Nurses Socitey，INS）的标准，静脉炎可分为5级，见表11-5。

表 11-5　静脉炎分级量表

分　　级	临　床　表　现
0级	无症状
Ⅰ级	输液部位发红伴有或不伴有疼痛
Ⅱ级	输液部位疼痛伴有发红和（或）肿胀
Ⅲ级	输液部位疼痛伴有发红和（或）肿胀，条索状物形成，可触摸到条索状的静脉
Ⅳ级	输液部位疼痛伴有发红和（或）肿胀，条索状物形成，可触摸到条索状的静脉长度＞2.5cm，有脓液渗出

2.代谢性并发症

（1）补充不足：包括电解质紊乱、微量元素缺乏和必需脂肪酸缺乏等。预防：在实施肠外营养过程中注意各种营养物质的均衡性补充。

（2）糖代谢异常：包括非酮症高渗高糖性昏迷（NKHHC）和低血糖症。

①非酮症高渗高糖性昏迷（NKHHC）：人体利用葡萄糖的能力有限，成人推荐的葡萄糖最大输注量为5mg/（min·kg），超过此剂量可发生高血糖。处理方法：立即停止输入高渗葡萄糖，同时输入低渗或等渗液体，补充胰岛素或氯化钾紧急治疗，扩容，以稳定血压，改善循环和增加尿量。TPN营养液配制时，每日葡萄糖的供给应控制在100～300g，浓度不可大于50%，静脉滴注速度不可过快。

②低血糖症：胰岛素用量是造出低血糖最直接的原因，另外，葡萄糖输注后机体开始产生胰岛素而且迅速升高，在输注过程中一直处于高水平，停止输注后短时间内体内胰岛素含量仍很高，此时易出现低血糖，多发生于停止静脉滴注15～30min后。预防：注意胰岛素用量及速度。

（3）氨基酸代谢异常：在输注氨基酸后，如不能及时供应足够的热量，氨基酸可作为能源分解从而产生氮质血症。

（4）高脂血症：主要是由于给予的脂肪量超过患者机体清除脂质的能力导致，主要表现为高甘油三酯血症。高脂血症一般很容易通过减少或暂停脂肪乳输入纠正。建议每周测定血清甘油三酯浓度1～2次，根据耐受性调节脂肪乳用量。

3.器官功能损害　如胆汁淤积、胆泥及胆石形成、肝酶谱上升、肠黏膜屏障功能减退及继发性肠道细菌与内毒素移位和肠源性感染。预防：补充谷氨酰胺类肠黏膜保护药，若病情允许，尽早进行肠内营养。

4.感染性并发症　主要为导管性脓毒症。预防：静脉导管置入和营养液配制须执行严格的无菌操作。

5.再喂养综合征及护理

（1）再喂养综合征：再喂养综合征是机体在长期营养不良的情况下，重新摄入营养物质后，出现的以血液电解质紊乱（低磷，低钾和低镁血症）、维生素缺乏和水钠潴留为特征的一系列症状。有文献报道，恶性肿瘤患者再喂养综合征的发生率为24.5%，接受TPN治疗的患者发生率为42%。再喂养综合征的这种代谢特征，通常在营养治疗3～4d发生，临床上可出现心脏猝死、心律失常、心力衰竭、休克、低血压、呼吸衰竭、呼吸异常、横纹肌溶解、肌肉疼痛等，严重者可导致死亡。虽然再喂养综合征存在致命的危险，但通过早期发现、早期纠正电解质紊乱、补充维生素、恰当的肠内肠外营养支持、密切护理监测等，可得以纠正。再喂养对提高患者放、化疗耐受性及生活质量、延长总生存时间将有很大作用。

（2）再喂养综合征的护理

①评估：放、化疗前及放、化疗中应对有发生RFS危险因素的患者进行甄别，警惕部分头颈部肿瘤、消化道肿瘤因长期摄入减少或吸收障碍，数月内体重下降超过10%的患者，在给予其营养治疗前应检查电解质水平，纠正电解质紊乱，必要时可延迟营养治疗，可经验性补充磷、钾、镁、维生素B、复合维生素B，适当升高热量供应中脂肪的比例，这些措施可减少RFS发生率。

②护理观察：监测患者的生命体征；检查心电图；治疗期间严密监测血生化和微量元素水平，根据实验室数据及时纠正电解质紊乱、补充和调整微量元素及白蛋白等营养物质；每天测量体重，如果1周内体重增加超过0.45～0.9kg，则提示可能存在体液潴留，需及时调整入量，防止因容量超负荷致充血性心力衰竭；根据患者的病情每隔4～5h监测1次血糖；记录出入量；记录患者每天所有的热量摄入量，包括静脉滴注的葡萄糖、脂肪乳等。

③制订肠道康复计划：开始以肠外营养为主加少量肠内营养，逐渐过渡到肠内营养为主。放疗患者如发生Ⅲ级以上放射性肠炎应全面实施肠外营养。肠内营养早期可根据患者的需求缓慢进行，可以采用分次喂养的方式，保证每天提供热量1000cal；静脉滴注葡萄糖，每天在100～200g，同时注意与胰岛素的配伍使用。

④鼻饲的护理：鼻饲时，卧位应始终保持在30°～45°，可使用肠内营养输注泵连续滴入（根据医嘱和病情，鼻饲量可由少到多，逐渐增加滴注速度），每隔4h经鼻胃管抽出胃内残余物1次，若胃残余量超过200ml，应将其中的200ml胃内容物注回胃部，剩下的丢弃；若胃残余量超过500ml，则暂停肠内营养，以降低呕吐及误吸的风险。

因此，对于护理人员来讲最首要的工作是在护理进行肠内或肠外营养的患者的时候动态观测实验室数据和进行初步的身体评估。通过实验室数据和患者的临床表现倾向能够发现再喂养综合征的早期临床表现和体征。评估患者的营养状态是护理人员常规工作内容的一部分，如测量体重等。在患者进行营养治疗的评估中，体重是一项重要的观测指标，在营养治疗初就需对患者的体重在治疗后的预期水平进行评估，它是中断营养治疗的决定性因素。在最初7d需每天测量体重，在患者病情稳定后只需每周测量1次体重，一般患者的体重每周的增加为0.45～0.9kg，任何超出的重量都提示着可能存在体液潴留。另外，评估患者的心血管状态也是很有必要的，如循环血容量（脉率、控制出入量、外周组织水肿等）。缓慢开始肠内营养治疗将有助于避免循环超负荷，早期控制钠摄入量也将有助于预防容量超负荷和潜在充血性心力衰竭的可能。评估患者的呼吸状态（频率和深度）对于识别FRS和预防呼吸衰竭也很重要。

再喂养综合征是潜在的致命性疾病，但通过早期发现、早期纠正电解质紊乱、补充维生素、密切护理观察等方法进行预防和治疗将取得较好的临床效果及预后。

第五节　肿瘤患者放射治疗后营养随访及居家指导

一、营养随访

（一）概述

随访是指对曾在医院就诊的患者以各种方式定期了解患者病情变化及指导患者康复的一种观察方式。营养随访过程中，通过对患者的营养状态进行跟踪观察，一方面可以及时发现患者存在的营养问题，给予针对性的建议和指导；另一方面可以掌握第一手资料，进行统计分析，积累经验，更好地指导临床营养工作。肿瘤患者放疗结束时及放疗后相当长的时间内很可能都存在影响营养摄入、消化、吸收的因素，因此进行营养随访十分重要。鼻咽癌放疗引起的放射性口腔黏膜炎，使患者口腔干燥、疼痛，甚至吞咽困难，通常会持续至放疗后2周；腹盆部放疗引起的急性放射性肠炎，在放疗结束后2～3周才会消失，而晚期放射性肠炎的持续时间则会持续到放疗后6～18个月。

（二）随访形式

1.门诊随访　通过门诊随访，可以获得最可靠和最全面的患者营养资料。针对一般的放疗后患者，可以指导其利用来院复查的机会到营养门诊随访；其他方式随访后若发现患者存在较严重的营养问题，需要影像学、实验室检查或当面指导时可以指导患者进行门诊随访。

2.电话随访　是目前营养随访的重要手段之一，被绝大多数的患者所接受。为了保持较高的随访率，应在患者出院前登记其居住地电话和手机号码，并尽量收集其联系最为密切的亲属电话作为备用；医院用作随访的电话也最好固定，在患者出院时进行告知，以免被患者误以为是骚扰电话。

3.网络随访　随着网络信息技术的发展，利用互联网进行随访目前已成为受患者和医务人员青睐的形式。患者和医方可以通过APP、微信、QQ群等进行交流，患者可以在APP了解其所做的实验室检查结果，通过文字、视频等形式进行咨询，医方也可以通过APP发布营养知识和活动信息等。

4.家庭随访　家访由于受人力、物力限制，较少使用。一般在前几种方法都不能奏效的前提下才使用。

任何一种随访形式都有其局限性，单一形式并不能满足放疗后患者所有阶段的需要，结合多种随访形式才能提高随访率。

（三）随访频率

随访的频率和次数取决于很多因素，应根据患者的临床情况来决定。放疗结束初期的患者不利于营养的症状较多，应该经常监测和评定，以便及时调整营养治疗方案；放疗结束一段时间后，特别是急性反应消失、病情趋于稳定时可适当延长随访的间隔时间。建议进行家庭肠内营养治疗的患者：开始营养治疗后1个月内每1～2周随访1次，1个月以后1～3个月随访1次，患者有问题时随时进行电话、微信咨询。所有肿瘤患者出院后，至少每3个月进行1次门诊或电话营养随访。

（四）随访内容

主要随访内容包括营养摄入量、体重变化、血液学指标及因治疗、环境改变和心理问题而影响营养摄入的因素，以及腹泻、腹胀等肠内营养并发症等，见表11-6。

表11-6　放疗患者营养随访记录单

姓名　　　　性别　　　　年龄　　　　病案号　　　　诊断

随访日期	年　月　日		年　月　日		年　月　日	
随访方式	1门诊　2电话 3网络　4网络		1门诊　2电话 3网络　4网络		1门诊　2电话 3网络　4网络	
营养摄入量						
ONS摄入量						
体重（kg）						
体重指数						
消化道症状	1无症状 2恶心 3呕吐 4腹泻	5便秘 6其他：	1无症状 2恶心 3呕吐 4腹泻	5便秘 6其他：	1无症状 2恶心 3呕吐 4腹泻	5便秘 6其他：
实验室指标						
影响摄食的其他因素						
指导意见						
随访人员签名						
下次随访日期						

二、居家指导

（一）通用原则

1.进食足量的营养素，保证食物的多样化，以满足机体所需的各种营养素，增强机体的免疫功能。

2.在摄入足够能量的基础上，尽可能多进食新鲜蔬菜和水果，不吃霉变食物和不洁的食物。

3.维持适宜的体重（BMI为21～23kg/m²），患者在相同的时间测量体重，每周1次，推荐在清晨起床排空大小便后、穿单衣测量并记录，如发现不明原因的体重下降＞2%就应该到医院接受专业营养咨询。

4.放疗后的患者在一定时间内可能存在口干、咽痛、恶心、吞咽困难等症状，宜选择半流质饮食或质软的食物，摄入不足时应及时添加口服营养制剂补充营养。

（二）烹饪方式

采用蒸、煮的方式进行加工食物，会比煎、炒、烘、烤、炸的烹饪产生更少的致癌物质（前两者方式产生更低的温度），也更容易让食物软烂（更适合放疗后初期的患者）。

（三）主食

在不影响进食的情况下，推荐选择全谷类和粗加工食品，如糙米、燕麦、玉米、小米等，放疗后的患者常因为咽痛、吞咽疼痛等需要质软的食物，所以应利用科学的加工方法，如适当延长蒸煮时间，在口感和营养之间寻求最佳的平衡。

（四）油

油的种类非常多，首先应该保证食用油的卫生，其次植物油要比动物油含有更多的不饱和脂肪酸，可能会降低患肿瘤的危险性。正常情况下摄入脂肪的热量应少于总热量的25%。

（五）盐

摄入过多的盐可能会增加患心血管疾病的风险，同时还会加重放疗后口干等症状，但是头颈部的放疗又可能导致味觉减退，患者对咸味的敏感度降低，很容易因为自觉咸度不够而在烹饪时放入较多的食盐。因此，针对有味觉紊乱的患者，医务人员应多加指导。

（六）酒

即使很少量的乙醇也会加剧、恶化口腔黏膜炎，因此对有口腔黏膜炎或存在口腔黏膜炎风险的患者，特别是头颈部放疗后的患者，应该严格避免饮酒。

（七）口服营养制剂

放疗结束后，大部分副反应会持续3～4周，有些甚至可能会持续更长时间。当患者通过采取日常食物无法达到机体需要量时，可以通过补充口服营养制剂以达到机体需要量。口服营养制剂需要根据患者的营养状态、疾病状态、胃肠道功能及代谢情况进行个体化选择，因此建议患者应在专业人员的指导下购买和使用。

参 考 文 献

［1］石汉平，李薇，齐玉梅，等. 营养筛查与评估. 北京：人民卫生出版社，2014.

［2］奥川喜永，白井由美子，Donald C，等. がん治療と栄養評価. 日本静脈経腸栄養学会雑誌，2017，32（1）：829-840.

［3］濱口哲也，三木誓雄. がん患者の代謝と栄養. 日本静脈経腸栄養学会雑誌，2015，30（4）：911-916.

［4］日本静脈経腸栄養学会汇编. 静脈経腸栄養ガイドライン--第3版. 東京：照林社，2013.

［5］桑島実. 癌患者の栄養障害とその評価. 栄養学雑誌，1992，50（1）：3-10.

［6］CSCO肿瘤营养治疗专家委员会. 恶性肿瘤患者的营养治疗专家共识. 临床肿瘤学杂志，2012，17（1）：59-73.

［7］吕家华，李涛，谢丛华，等. 食管癌放疗患者肠内营养专家共识. 肿瘤代谢与营养电子杂志，2015，2（4）：29-32.

［8］Couch M，Lai V，Cannon T，et al. Cancer cachexia syndrome in head and neck cancer patients：part I. Diagnosis，impact on quality of life and survival，and treatment. Head Neck，2007，29（4）：401-411.

［9］Kondrup J，Allison SP，Elisa M，et al. ESPEN guidelines for nutrition screening 2002. Clinical Nutrition，2003，22（4）：415-421.

［10］Ravasco P，Monteiro-Grillo I，Marques Vidal P，et al. Impact of nutrition on outcome：a prospective randomized controlled trial in patients with head and neck cancer undergoing radiotherapy. Head Neck，2005，27（8）：659-668.

［11］Colasanto JM，Prasad P，Nash MA，et al. Nutritional support of patients undergoing radiation therapy for head and neck cancer. Onocology，2005，19（3）：371-379.

［12］Davies M. Nutritional screening and assessment in cancer-associated malnutrition. Eur J Oncol Nurs，2005，9（Suppl 2）：S64-S73.

［13］Gioulbasanis I，Baracos VE，Giannousi Z，et al. Baseline nutritional evaluation in metastatic lung cancer patients：Mini Nutritional Assessment versus weight loss history. Ann Oncol，2011，22（4）：835-841.

［14］Sagawa M，Yoshimatsu K，Yokomizo H，et al. Onodera's prognostic nutritional index（PNI）and the modified Glasgow Prognostic Score（mGPS）in colorectal cancer surgery. Gan To Kagaku Ryoho，2014，41（10）：1273-1275.

［15］Jiang N，Deng JY，Ding XW，et al. Prognostic nutritional index predicts postoperative complications and long term outcomes of gastric cancer. World J Gastro enterol，2014，20（30）：10537-10544.

［16］Hofbauer SL，Pantuck AJ，de Martino M，et al. The preoperative prognostic nutritional index is an independent predictor of survival in patients with renal cell carcinoma. Urol Oncol, 2015, 33（2）: 68. e1-7.

［17］Bozzetti F, Mariani L, Lo Vullo S, et al. The nutritional risk in oncology: a study of 1453 cancer outpatients. Support Care Cancer, 2012, 20（8）: 1919-1928.

［18］Bozzetti F. Screening the nutritional status in oncology: a preliminary report on 1000 outpatients. Support Care Cancer, 2009, 17（3）: 279-284.

［19］Guigoz Y. The Mini Nutritional Assessment（MNA）review of the literature-What does it tell us? J Nutr Health Aging, 2006, 10（6）: 466-487.

［20］Read JA, Crockett N, Volker DH, et al. Nutritional assessment in cancer: comparing the Mini-Nutritional Assessment（MNA）with the scored Patient-Generated Subjective Global Assessment（PGS-GA）. Nutr Cancer, 2005, 53（1）: 51-56.

［21］张亚茹. 80例肿瘤放化疗患者营养风险及营养支持状况分析. 2015中国国际肿瘤营养学论坛、第三届全国肿瘤营养与支持治疗学术会议暨第一届海峡两岸肿瘤营养高峰论坛论文集, 2015: 433-436.

［22］柳丽娜, 孙丽, 周秀敏. 规范化评估在胸部肿瘤病人放疗毒副反应预见性护理中的应用. 护理研究, 2017, 31（6）: 701-703.

［23］胡春雷. 肿瘤放化疗患者蛋白质补充. 2015中国国际肿瘤营养学论坛、第三届全国肿瘤营养与支持治疗学术会议暨第一届海峡两岸肿瘤营养高峰论坛论文集, 2015: 483-487.

［24］赫捷, 陈万青. 2014中国肿瘤登记年报. 北京: 清华大学出版社, 2015.

［25］石汉平, 杨剑, 张艳. 肿瘤患者营养教育. 肿瘤代谢与营养电子杂志, 2017, 4（1）: 1-6.

［26］Bozzetti F, Bozzetti V. Is the intravenous supplementation of amino acid to cancer patients adequate? A critical appraisal of literature. Clin Nutr, 2013, 32（1）: 142-146.

［27］Isenring EA, Capra S, Bauer JD. Nutrition intervention is beneficial in oncology outpatients receiving radiotherapy to the gastrointestinal or head and neck area. Br J Cancer, 2004, 91（3）: 447-452.

［28］Ravasco P, Monteiro-Grillo I, Camilo M. Individualized nutrition intervention is of major benefit to colorectal cancer patients: longterm follow-up of a randomized controlled trial of nutritional therapy. Am J Clin Nutr, 2012, 96（6）: 1346-1353.

［29］袁平, 陈仲武, 洪金省, 等. 头颈部肿瘤患者放疗期间营养状况影响因素分析. 现代预防医学, 2014, 41（6）: 968-971.

［30］叶彩仙, 谢淑萍. 恶性肿瘤患者营养不良的原因及护理进展. 护理与康复, 2012, 11（12）: 1123-1126.

［31］石汉平, 凌文华, 李薇. 肿瘤营养学. 北京: 人民卫生出版社, 2012.

［32］石汉平, 李薇, 王昆华, 等. PG-SGA肿瘤患者营养状况评估操作手册. 第2版. 北京: 人民卫生出版社, 2015.

［33］石汉平, 许红霞, 李薇, 等. 癌症知多少——肿瘤营养. 北京: 中国大百科全书出版社, 2015.

［34］Bozzetti F, Bozzetti V. Is the intravenous supplementation of amino acid to cancer patients adequate? A critical appraisal of literature. Clin Nutr, 2013, 32（1）: 142-146.

［35］章真. 如何在放化疗同期进行肿瘤患者的营养干预. 中国处方药（临床肿瘤专版）, 2010, 12（105）: 37-39.

［36］M Molly M, Erin N, Carol B, et al. A. S. P. E. N. clinical guidelines: nutrition support of adult patients with hyperglycemia. Journal of Parenteral & Enteral Nutrition, 2012, 37（1）: 23-36.

［37］石汉平. 肿瘤营养学. 北京: 人民卫生出版社, 2012.

［38］彭南海，高勇. 临床营养护理指南. 南京：东南大学出版社，2012.

［39］王莹，蔡威. 橄榄油脂肪乳剂的研究进展. 上海交通大学学报：医学版，2012，32（1）：107-110.

［40］黄娇英. 危重患者经鼻空肠营养管堵管和脱管的原因及护理干预. 解放军护理杂志，2011，28（7）：56-57.

［41］陈永强. 呼吸机相关性肺炎与呼吸机集束干预策略. 中华护理杂志，2010，45（3）：197-200.

［42］张坤，赵鹤龄，李亚轻，等. 危重患者再喂养综合征6例. 临床合理用药，2013，2（6）：142-143.

［43］Marinella MA. Refeeding syndrome in cancer patients. Int J Clin Pract，2008，62（3）：460-465.

［44］Gorski LA. Infusion Nursing Standards of Practice. Journal of Infusion Nursing，2007，30（1）：20.

［45］郭晓雷，付振涛. 山东省肿瘤随访登记工作指导手册. 济南：山东科学技术出版社，2014.

［46］王中和. 口腔颌面-头颈肿瘤放射治疗学. 上海：上海世界图书出版公司，2013.

［47］石汉平. 肿瘤营养学. 北京：人民卫生出版社，2012：650.

［48］卢亦成，张光霁. 临床随访的重要性. 中华神经外科杂志，2005，21（3）：129-130.

［49］方玉，辛晓伟，王艳莉，等. 肿瘤患者家庭肠内营养治疗的规范化管理. 肿瘤代谢与营养电子杂志，2017，4（1）：97-103.

［50］沈镇宙，邵志敏. 乳腺肿瘤学. 上海：科学技术出版社，2005：841-842.

［51］中国抗癌协会肿瘤营养与支持治疗专业委员会组织编写. 中国肿瘤营养治疗指南. 北京：人民卫生出版社，2015：34.

［52］石汉平. 整体营养疗法. 肿瘤代谢与营养电子杂志，2017，4（2）：130-135.

［53］谭斌，刘明，吴娜娜，等. 发展糙米全谷物食品　改善国民健康状况. 食品与机械，2012，28（5）：2-5.

第12章

肿瘤放射治疗患者的家庭营养指导和治疗

家庭营养支持（home nutritional support，HNS）是指患者在院外接受肠内营养和肠外营养的总称。随着医学技术的发展，尤其是肠内营养制剂和置管技术的发展，越来越多的患者能够在家中接受营养治疗。HNS分为家庭肠内营养（home enteral nutrition，HEN）和家庭肠外营养（home parenteral nutrition，HPN）两种形式。家庭肠外营养技术要求较高，并发症较严重，故使用较少。HEN应用简便、安全，优点是能减少医疗费用，提高患者的生活质量，是目前主要的HNS应用形式。

第一节　家庭肠内营养

一、概念

肠内营养管饲（enteral tube feeding），又称肠内营养（enteral nutrition），是指通过管道或造口进入口腔远端肠道的营养治疗。该管道可通过鼻腔插入，如鼻胃管、鼻空肠管或鼻幽门后空肠管；或经内镜下胃造口，如经皮内镜下胃造口术（percutaneous endoscopic gastrostomy，PEG）或经皮内镜下胃空肠造口术（percutaneous endoscopic gastrotomy jejunostomy，PEG-J）或经皮内镜下空肠造口术（percutaneous endoscopic jejunostomy，PEJ）。当然，也可以行外科手术放置管道，如外科胃造口术或空肠造口术。

家庭肠内营养管饲（home enteral tube feeding，HETF），也称为家庭肠内营养（home enteral nutrition，HEN），是指在医院外使用肠内营养管饲。HEN可提供全肠内营养（total enteral nutrition，TEN）或补充性肠内营养（supplemental enteral nutrition）。

HEN的主要目的是纠正明显的营养缺乏，避免体重的进一步下降，并阻止患者主观生活质量的恶化，而这些都是由于口服营养摄入不足造成的。HEN安全、可行，易被患者及其照顾者接受，并能提高人体测量参数（体重、上臂中肌围、三头肌皮褶厚度）、功能参数（握力）及成本效益，改善患者的生活质量。

二、HEN的适应证和禁忌证

（一）适应证

对存在营养风险或营养不良，不能经口摄入满足营养需求，且胃肠道功能正常的患者应给予HEN。如果患者的营养摄入在1周或更长时间内可能存在质量或数量上的不足，也应考虑HEN。

营养不良状态的确定：患者1周不能进食，或1～2周能量摄入＜60%需要量（相当于每日能量摄入＜10kcal/kg或少摄入600～800kcal）。即使有最好的饮食治疗和对厌食症、胃肠道疾病、疼痛和心理社会压力的医疗管理，当正常的食物摄入包括个人需求不能被满足时，营养摄入也被认为是不好的。在这种情况下，肠内营养应该在1周之内启动。严重的营养不良状态是指患者在1个月内体重减少＞5%（相当于3个月内体重减少＞15%）。如果食物摄入＜75%的日常需求量，或者以前已出现体重下降（如食欲缺乏、吞咽困难），或者有伴发的分解代谢过程（如感染、全身性炎症反应），或者同时进行艰难的治疗（如化疗），营养状态可能恶化更快。此时，肠内营养即可启用。

在开始HEN之前，还应考虑患者本人或家属的主观意愿。主治医师和1位护理专家（营养）或营养师必须详细告知患者HEN的益处和潜在风险，患者应表示同意，并积极表达对营养治疗的愿望，HEN方可开始。与患者共同讨论肠内通道的选择和恰当的护理也很重要。此外，必须采取必要的技术措施来准备和管理HEN，以确保HEN能够长期安全、有效和高效地进行。

（二）禁忌证

1.对于有严重肠道功能障碍、胃肠道梗阻、消化道出血、严重吸收不良或严重代谢紊乱等疾病或症状的患者。

2.如果患者和（或）其法律监护人不同意HEN或不依从，和（或）有组织/后勤问题无法克服。

3.患者预期寿命少于1个月。

4.HEN应建立在尊重患者自主权的基础上，有行为能力的患者有权利决定是否接受任何一种治疗。因此，HEN的使用与否不仅是患者生理上的需求，且涉及患者生存意愿及其家庭决策等伦理问题。

三、HEN营养通路的选择

（一）短期HEN

当短时间需要HEN时（最多4～6周），可采用鼻饲管进行HEN。门诊营养支持的最佳通路取决于消化道的功能和可及性、消化和（或）吸收能力，在选择营养通路时应结合禁忌证慎重考虑。如果在有限的时间（通常最多6周）内需要HEN，可以使用鼻胃管。当长期PEG或X线引导下插管胃造口术（radiologically inserted gastrostomy，RIG）不适用时，更长时间地使用细直径的鼻胃管也是可以的。

（二）长期HEN

当需要长期使用HEN时，首选PEG或PEJ。PEG相较鼻饲管更有优势，其管道移位的风险较低，术后伤口感染更少，营养治疗失败（如喂养中断、堵管、不依从）的发生率更低，营养状况维持得更好。此外，PEG还可改善患者的生活质量（如不便、不适、身体形象改变、社会活动）。当有胃十二指肠运动障碍、胃出口狭窄或误吸高风险时，使用PEJ或PEG-J进行HEN更合适。

如果患者不适合使用PEG，或者PEG置入失败，可选择经皮腹腔镜辅助下胃造口术（percutaneous laparoscopic assisted gastrostomy，PLAG）。经内镜而非放射技术进行胃造口术，可降低腹膜炎和死亡的风险。如果不能经内镜下放置管道或不适用内镜的患者，RIG或X线引导下经皮胃造口术（percutaneous radiological gastrostomy，PRG）可作为替代技术将营养管放置到胃内。

医院营养支持团队（nutrition support team，NST）为患者提供营养通路选择、术前评估、围术期和术后护理。团队可以确保在适当的时间选择正确的营养通路，从而减少并发症。此外，必须考虑伦理问题，特别是对于生活质量较差的患者。

（三）营养管位置

营养管置入位置取决于胃功能状态及有无误吸、反流的危险。当胃排空出现障碍时，十二指肠或空肠可以安全使用。当存在反流危险、意识障碍、误吸史时，发生误吸的危险性大，十二指肠或空肠内更为合适。对于存在高位小肠瘘的患者，可将营养管在X线引导下送到瘘口远端，利用远端的小肠消化、吸收肠内营养。

四、造口管的护理

（一）造口常规护理

PEG术后第1周，造口护理的主要目的是防止造口感染。胃造口术换药应每天1次，若渗出多，可增加换药次数，保持造口的清洁和干燥。用生理盐水、无菌水或煮沸后冷却的水清洗伤口，然后用不脱落纤维、透气、无溶剂的"Y"形无菌敷料覆盖伤口。不要用封闭式敷料，因为它会促进伤口环境潮湿，并可能导致皮肤浸渍。在第1周或前几周也可以使用丙三醇水凝胶敷料或糖类敷料。在瘘管形成和切口愈合之前，每天应监测PEG位置，观察PEG伤口情况，如有无出血的迹象、疼痛、红斑、硬结、渗漏和炎症等。

1周后（或伤口愈合良好），胃造口换药改为每周2次，用肥皂和清水清洁造口位置后，等皮肤自然完全干燥，甚至可以不用敷料，保持开放状态。造口部位愈合良好后可以淋浴、洗澡和游泳（在公共泳池游泳时建议用防水敷料覆盖造口）。可使用固定装置或安全措施以减少对造口部位的牵拉。重要的是，患者出院前，医护人员应通过清晰、明确的口头交流和书面/视觉材料教育照顾者和（或）患者，保证他们能够进行高质量的造口护理，还应告知他们（紧急）咨询点的位置。

（二）造口并发症的预防及处理

1.包埋综合征（buried bumper syndrome，BBS） BBS是指PEG后胃黏膜过度增生覆盖内垫片，或内垫片沿着PEG管道从胃腔迁移并嵌入胃壁或胃壁外消化道的任何部位的一种病理状态。BBS是一种长期、少见、严重但可预防的并发症。警惕信号包括：PEG管移动困难；管周有泄漏；喂养泵频繁的报警（可能提示阻塞）；腹痛；造口慢性感染；管饲有阻力。导致BBS最重要的危险因素是内外垫片之间的组织过度受压，因此，PEG固定应没有张力，牵引力极小，内外垫片之间的距离不应太松或太紧，管子以能推进、推出0.5～1cm的活动范围最佳。造口术1周（伤口愈合良好）后，应每日旋转管道，至少每周1次将管道向造口内推进，至少要推进2～3cm，理想情况下应该达到5～10cm，不可过早推进，因为会引起局部疼痛且损伤瘘道的形成。注意：当胃黏膜在内垫片周围生长形成"囊袋"时，PEG仍可旋转，但PEG已嵌入胃黏膜。行胃固定术的患者，可以推迟到拆除缝线后（通常在两周后）推进管道。注意：如果是PEG向空肠延伸或胃空肠吻合术，则不应旋转管道（仅可每周推进、退出）。

2.胃内容物渗漏 PEG术后1周内可出现少量液体流出，但胃内容物渗漏（常伴有造口感染或胃造口道扩大的征象）可导致严重问题，甚至导致造口失败。胃内容物渗漏的危险因素包括皮肤感染、胃酸分泌增加、胃轻瘫、腹压增加、便秘、管道侧扭（导致溃疡和瘘管增大）、内外垫片的张力增加、BBS和瘘管内出现肉芽组织。此外，患者相关因素也可以阻碍伤口愈合，如糖尿病（高血糖）、免疫抑制和营养不良。

渗漏明显或术后立即出现时，应延迟或停止EN，可行胃肠减压，给予质子泵抑制药和（或）胃肠促动药，同时优化营养状况（如启动PN）和医疗状况。质子泵抑制药可以通过减少胃酸分泌来减少漏出，如果使用，需要定期复查。为了尽量减少由于渗漏造成的皮肤破损，可以使用局部皮肤产品，如粉末状吸收剂或屏障膜、膏体或霜（含氧化锌）。此外，还可以使用泡沫敷料而不是纱布，以减少局部皮肤刺激，因为泡沫可以将渗出物从皮肤上移开，而纱布会导致更多的皮肤浸渍。局部皮肤真菌感染也可能与渗漏有关，可用局部抗真菌药治疗。应避免不必要的管道移动或过大压力，同时，须保持内外垫片之间的适当张力。为防止管道侧扭转导致太大的瘘管，可以使用适当的外固定来稳定管道，如有球囊内固定装置，球囊的体积须符合制造商的建议，并须定期检查（如每周检查1次）。不建议更换为直径更大的管道，因为可能导致瘘管扩大及渗漏更多。在一些难治性病例中，可以尝试在24～48h移除管道，使瘘管轻微地自发闭合，从而使替换的管道能更紧密地贴合。如果以上措施都失败了，就必须在新的位置进行新的胃造口术。

3.肉芽组织增生 胃造口管周围肉芽组织的形成是PEG患者常见的并发症。肉芽组织是血管组织，所以很容易出血，有时会很痛。肉芽组织增生的常见原因包括水分过多、管道固定不牢所致的过度摩擦或移动、造口渗漏或感染。

如果肉芽组织突出，可使用隔离膜或乳霜保护周围皮肤。造口感染时，至少每天使用抗生素清洁一次周围皮肤。肉芽组织增生的治疗方法：①局部使用抗生素，或在感染区域使用泡沫或银敷料（至少每周更换1次敷料，有明显渗出时随时更换）；②直接用硝酸银烧灼肉芽组织；③外用皮质类固醇霜或软膏7～10d，联合使用泡沫敷料；④手术切除和氩等离子凝固。如果以上方法无效，可以尝试另一种品牌或类型的胃造口管。

4.造口感染 局部感染是经皮胃造口术后常见的并发症。糖尿病、肥胖症、营养不良，以及接受慢性皮质类固醇治疗或其他免疫抑制治疗的患者感染风险将显著增加。此外，由于造口渗漏、皮肤水分过多或炎症会促进微生物的生长。

预防造口感染的首要措施是术后伤口的无菌护理，要早期发现感染的体征和症状，如皮肤完整性丧失、红斑、化脓和（或）恶臭渗出物、发热和疼痛。需要确保外垫片不过紧，避免导致内外垫片之间压力过大。

当怀疑或诊断为局部感染时，可使用抗生素软膏或含有抗生素的敷料应用于造口部位和周围组织，这些敷料通常从银、碘或聚六亚甲基双胍中获得抗菌活性，有泡沫、水胶体或海藻酸盐等不同形式，可向造口部位持续释放缓释剂，应注意患者有无对任何产品成分过敏，银敷料不能在磁共振成像过程中使用。如果不能解决，可使用针对性强的全身抗生素或抗真菌药与局部治疗结合使用。如果感染还是不能解决，则应移除管道。

5.管道更换　PEG管的使用年限主要取决于对它的悉心护理，不需要定期更换管道，当管道出现断裂、堵塞、脱出或降解时才需要更换。管道显示真菌定植的迹象（包括材料退化和结构完整性受损）时，应以非紧急但及时的方式更换管路。有意外脱管风险的患者（如痴呆、谵妄）需要采取预防措施来保护管道。<4周的经皮胃造口管意外脱管是不良事件。

在置管2周内，多经内镜或放射学方法在相同位置进行置换。在置管2周后，除了经内镜方法替换外，还可以（根据医疗决定）尝试盲插。管道更换应尽快进行，以防止瘘管关闭。球囊型管道多用于同样的成形瘘管的盲法更换。用5～10ml无菌水充气，每周检查水的体积，防止因漏水而引起的球囊收缩。由于球囊退化，这种类型的管道需要每3～4个月更换1次。

五、HEN的启动及喂养方法

（一）HEN的启动条件

当出院患者的身体状况稳定且符合以下3个条件时，就可以开始HEN：①营养管放置在位；②患者对肠内营养液处方（体积和配方）耐受；③患者和（或）照顾者具有适当的知识和技能来管理HEN。

住院患者在出院前应该建立稳定的肠内营养计划，确定出院后可耐受现有营养液配方及剂量。如果患者曾经为了（重新）置管住院1天，在出院前需要确定胃肠道功能以确保安全。对于所有类型的营养管，必须确认管道在位，如果实施了介入性手术，如胃造口术或空肠造口术，则需要一段时间的观察期以确保无手术并发症。HEN患者及其照顾者需要多学科NST对他们的EN方案进行培训。在出院前，他们需要具备足够的能力承担喂养和设备操作，以及对管道或设备故障有基本的故障排除能力。

（二）HEN的启动方案

一旦确定鼻胃管在位，患者就可以根据之前建立的营养方案立即开始HEN。没有证据显示HEN开始时应稀释后喂养，除非需要以水的形式补充额外的液体。无论使用何种营养通路，应警惕发生再喂养综合征，尤其是新置管的患者，因为患者在首次建立肠内营养通道前，常伴随长时间的进食量不足、低体重指数（BMI）、营养不良、电解质紊乱等，这些均是再喂养综合征的危险因素。应遵循适当的准则，以预防代谢性并发症，故对于初期使用HEN的患者，应严密监测电解质（钙、磷、镁）、尝试低能量喂养等方式。

胃造口术患者在没有并发症发生的情况下，可在术后2～4h开始EN，首先根据情况，缓慢地逐步增加喂水或生理盐水，然后再喂肠内营养配方制剂。最新的RCT系统评价显示，与延迟或次日喂养相比，在术后4h内开始喂养，并发症发生没有差异。没有证据支持启动EN之前先喂水的措施。

对于居家接受空肠营养的患者，应该循序渐进启动，与胃部营养相比，空肠营养常用于腹部手术后，可通过鼻-空肠或空肠造口管进行空肠喂养。目前没有明确的空肠HEN启动方案，实践中有巨大的差异。研究建议，在插管后的第1个24h，以10ml/h的速度管饲0.9%氯化钠，第2个24h以10ml/h的速度开始，之后增加速度至20ml/h，通常在第6天达到营养目标。一项前瞻性随机试验中，使用1.0 kcal/ml的启动方案，从术后第1天开始以30 ml/h行肠内营养输注泵输注，在耐受的情况下在第3天增加到84 ml/h，90%的患者耐受这种营养治疗方案，并达到了全部营养目标。一项关于食管切除术后早期营养治疗方案的系统评价显示，在术后第1天开始EN，并在第3天逐渐增加以满足营养需求，其耐受性良好。现有文献对未经手术的空肠喂养启动方案的定义不明确，但如果没有切除胃肠道，肠梗阻的概率可能更小，启动方案往往更为宽松。

（三）HEN的方法

HEN的方法应该由多学科NST决定，涉及患者的疾病状态、护理、喂养管道的类型、喂养的耐受性和患者的偏好。选择喂养方式时应考虑到患者的活动水平、社会环境和个人能力，有时还需要考虑HEN相关的费用。根据临床需要、安全性和精度要求，可采用大剂量输注、间断持续输注、泵持续输注。

当患者有在位的鼻胃管或胃造口管时可使用大剂量输注。要求每天将营养液总量分成4～6份，根据患者的营养需求和耐受性，每次输注量通常在200～400ml，持续15～60min。管饲时可使用50ml注射器（带或不带活塞）。进入胃的大剂量输注被认为是更符合生理特点的。没有证据表明，与持续输注相比，大剂量输注更容易导致腹泻、腹胀、误吸。

通常使用肠内营养输注泵进行肠内营养液的持续输注，不仅可以准确地控制输注速度，还允许在不同时间段内安全地注入少量营养液。给予高热量食物时应首选输注泵。输注泵的夜间泵辅助喂养可允许患者在白天积极开展工作/学习和其他社会活动，且无需在夜间调整流量，从而让患者获得不受干扰的睡眠。当患者的耐受性发生变化时，注入少量营养液可以保证空肠输注的安全性。有移动式营养泵，需要把泵放在一个特别设计的背包里，然后就可以背上或挂在轮椅上。目前营养输注泵已经变得更轻，操作方式更直观，患者和照顾者能更容易地进行HEN。在实践中可结合各种方法（如通宵持续输注、白天大剂量输注），为患者提供自主权，以满足其自身营养需求，同时允许患者选择自己喜欢的生活方式。

喂养前后，常规清水冲洗可以防止管道阻塞，这也是患者/照顾者教育内容的一部分。不管营养通路是胃管还是空肠管，营养管都容易堵塞，主要是由于富含蛋白质溶液的化学作用、液体的黏度和管腔的直径小。如果通过营养管给药，管道越长，堵塞就越严重。在开始喂养前和喂养结束后，如果是大剂量输注，用至少30ml饮用水冲洗营养管，如果是持续输注，则每4小时冲洗1次。

（四）HEN管道给药

如果能证实给药的有效性，用于EN的肠内营养管也可用于给药。如果使用肠内营养管给药，应在药剂师的参与下，向患者和照顾者提供充分的信息。英国最近的一项调查发现，需要通过肠内营养管给药患者的照顾者中，超过30%没有受到、获得任何信息支持。开具处方者、提供和给予药物者，都应意识到他们对因使用未经许可的药物或许可药物的超说明书用药而引起的任何不良事件有责任。药剂师可以就管饲药物提供建议，国家指南中已经建议需要药剂师参与。

在使用肠内营养管给药时，重要的是不要发生管道堵塞。应尽可能避免压碎药物，因为这可能导致接触药物的风险和药物剂量不准确。要考虑药物剂型的选择，通过鼻胃管和硅胶PEG管给予固体药物可能有更高的阻塞风险，用液体药物也要小心，因为它们可能含有导致腹泻的山梨糖醇，或渗透压超过500～600mOsm/kg，可能会导致肠道功能紊乱。可使用适当的辅助设备（包括注射器），通过肠内营养管注入药物。管饲药物时，应确保药物剂量正确。

管饲药物前必须明确使用药物的必要性和适宜性，考虑到任何影响给药的因素，以及药物与肠内营养液、肠内营养管间潜在的相互作用。肠内营养管尖端的位置和药物的输送位置是影响药物疗效的重要因素。一项对胃内用药的研究发现，无论是否同时给予肠内营养，其疗效都是相似的，但药物直接进入十二指肠而不是进入胃内，可导致药物疗效降低。大剂量和持续输注可能影响特定药物的管饲，能与肠内营养液结合的药物需要单独给药。药物与肠内营养液、营养管之间的相互作用也可能降低药物疗效，如苯妥英钠可以直接与肠内营养液结合，也可以单独与经聚乙烯吡咯烷酮润滑的聚氨酯营养管结合（pH是一个重要因素）。与硅酮PEG相比，聚氨酯PEG更适合管饲药物，因为能较好地维持管道通畅及有较长的使用年限。

通过肠内营养管单独使用药物时，用药前、中、后应用30ml清水冲管。同时使用多种药物时，不要在管饲前混合，因为有药物相互作用的风险，经管饲营养和（或）给药之间必须冲管。给药时、冲洗直径小的鼻胃管时，应至少使用30ml清水冲洗，可减少管道阻塞的发生。管饲药物不当的原因有时间不足、管饲人员（包括专业人员、患者和照顾者）知识不足。因此，NST需要对患者和照顾者强调，不要在管饲前混合药物，以及充分冲管的重要性。

六、HEN营养物质

（一）HEN推荐制剂

推荐使用标准配方的肠内营养制剂，除非患者有特别的理由使用家庭自制匀浆膳。对于良性或恶性疾病的患者，HEN首选的营养制品之间没有基本的不同。文献报道，使用匀浆膳的患者有更高的耐受度和更少的胃肠道反应，患者不选择使用匀浆膳的原因是担心其安全性，且缺乏相关知识。此外，匀浆膳制作费时，制作过程缺乏标准化，很难达到能量的需求及营养均衡，细菌污染风险较高。有研究显示，当使用匀浆膳的患者在专家指导下，调整为使用商品制剂后，住院患者（重症监护室）减少，肺炎、尿路感染、需要住院治疗的贫血减少。如果要用匀浆膳，应用大直径管道或PEG，注意避免堵管。

　　医师应根据患者的病情、需要量及患者的耐受程度，帮助决定选用要素膳、标准配方制剂或添加膳食纤维及特殊配方的肠内营养。HEN须根据患者的特点选择，胃肠道的消化、吸收能力是制订决策的主要因素。其他需要考虑的是：营养状态、疾病状况、胃肠道功能、肾功能、耐受性、电解质平衡及输注途径、经济情况等。

　　1.能量密度　能量密度与营养素含量有关，其决定热量摄入，与制剂中水分的含量成反比。常用的制剂能量密度分为4.184kJ/ml、6.276kJ/ml和8.368kJ/ml 3种。高能量密度（6.276～8.368kJ/ml）可在一些需要限制液体量或需要增加能量的患者中应用。

　　2.蛋白质含量及来源　蛋白质含量以蛋白质产生的能量占总能量的百分率（即能量分配百分率）表示。高氮制剂的蛋白质能量＞20%（22%～24%），标准制剂的蛋白质能量＜20%。高蛋白质配方适合于对蛋白质需要量大，或蛋白质需要量正常而需要减少能量的患者应用。蛋白质的来源包括完整蛋白质、蛋白水解物和氨基酸。

　　3.渗透压　渗透压与胃肠道耐受性密切相关，高张制剂易引起腹泻及其他肠道反应，标准整蛋白型肠内营养剂通常是等张的，对于等张制剂患者耐受性好。完整蛋白质为氮源的肠内营养制剂的渗透压较低而要素型肠内营养制剂的渗透压则较高。

　　4.脂肪含量及来源　可分为标准型（＞20%）、低脂肪型（5%～20%）及极低脂肪型（＜5%）。显著吸收不良、严重胰腺外分泌不足或高脂血症的患者宜用低脂肪型制剂。脂肪来源包括长链脂肪酸（LCT）或中链脂肪酸（MCT）或LCT＋MCT混合物。要素饮食含有MCT以增加脂肪吸收，通过LCT提供必需脂肪酸。

　　5.乳糖含量　为了避免乳糖的不耐受，大多肠内营养不含或仅含少量乳糖。

　　6.膳食纤维含量　膳食纤维从粪中吸收水分，有助于控制腹泻，又可以增加粪的容量，有助于减轻便秘，具有双向调节作用。凡含有膳食纤维的制剂，对胃肠道功能障碍的患者是有益的。大豆多糖是常使用的膳食纤维，含95%的不溶性纤维及5%的可溶性纤维。可溶性纤维有助于控制血糖、血脂，并且通过发酵产生短链脂肪酸，可以促进结肠黏膜细胞的生长与水、钠的重吸收。

　　7.其他　在肠内营养制剂中加入调味剂，可以增加味觉，但同时常可引起渗透浓度增加。营养制剂的剂型（液体、粉剂）、价格等也有区别。在某些疾病状态下器官功能障碍时，需使用特殊配方，如专门为肺、肾、肝功能不全和糖尿病患者而设计的肠内营养配方。如果决定使用特殊配方，必须进行严密地监测以判断使用效果。

（二）特殊疾病状态下的HEN配方推荐

　　对于没有腹泻、便秘或糖尿病的患者，应根据专家的指导使用标准的肠内营养制剂商品。

　　1.腹泻和便秘　可使用含膳食纤维的肠内营养配方。膳食纤维可增加排便频率和粪便湿重，并且不导致腹泻。在临床上对便秘患者使用膳食纤维已成共识，对于病情相对稳定的HEN腹泻患者，也推荐常规使用膳食纤维。

　　2.糖尿病　可以用低糖、含有可缓慢消化的糖类和富含不饱和脂肪酸（特别是单不饱和脂肪酸）的脂肪的改良肠内营养配方。与标准配方相比，低糖配方耐受性更好，并能改善血糖控制，降低胰岛素需求量和糖化血红蛋白。如果糖含量固定，增加脂肪和蛋白质含量的糖尿病特异性肠内营养配方可能会影响血糖控制。研究发现，高脂肪/蛋白质餐后需要更多的胰岛素。

七、HEN的监测及终止

（一）HEN患者的监测

1.监测内容　执行人（医师、护士、照顾者等）之间需要预先进行良好的计划和沟通。强调对患者进行综合性的监测，包括以下内容。

（1）疗效：体重、人体成分（瘦体重或肌肉质量）、水化、肌力和功能、膳食摄入量、前白蛋白（半衰期比白蛋白短得多）。

（2）耐受性：导管相关的并发症（渗漏、阻塞、移位、造口并发症）、呼吸器官和消化道的耐受性。

居家情况下有效的营养状态评估方法是监测每天的摄食及体重变化，体力的恢复、器官功能的改善是最为重要的营养状态改善的指标。对病情平稳的患者监测只要每1～2个月称体重1次，以了解体重的变化，观察患者对营养液是否耐受（有无腹泻、呕吐、恶心、腹胀、腹痛）。对一些病情较复杂的患者要注意观察液体的摄入，并需要进行实验室检查，以了解机体的内环境及营养状态的改变。

HEN的目标是改善患者营养状态或至少不让它恶化，所有人体测量参数（体重、瘦体重、臂围）和生化指标（白蛋白、甲状腺素视黄质运载蛋白、运铁蛋白、淋巴细胞）都有所改善。

2.监测地点　家庭环境中或开处方的机构。

3.影响因素　监测取决于许多因素，有患者相关因素（基础疾病、出院时的营养状态、积极治疗或姑息治疗）和管理相关因素（是否有负责随访的多学科小组、定期更新处方的政策法规等）。监测涉及多学科NST（医师、营养师、护士、药剂师等）、基层医师和护士、家庭照顾者及患者本人，强调培训患者和（或）照顾者护理营养管、卫生和安全问题，以及解决喂养中一些基本问题的重要性。专业人员的定期随访可以减少相关并发症。

（二）HEN的终止时间

除了临终关怀，处于以下情况，应终止HEN。

1.恢复经口进食：最常见。患者可能从全肠内营养发展到完全的自主经口进食。与癌症或神经系统疾病的患者相比，消化系统疾病患者可更多地恢复自主进食。因此，需要以正常体重为目标，对体重进行追踪，同时随访经口摄入量，以确定何时停止HEN。当患者达到所需体重，且经口摄入量能维持现有体重需要时，应终止HEN。HEN不应突然终止，而应逐渐过渡至自主进食。

2.严重并发症：如顽固性腹泻、吸入性肺炎，可成为长期的HEN禁忌证。

3.转到长期护理机构。

4.HEN指征的终止（短肠综合征）。

对于疾病终末期的患者，如果人工营养的可行性或疗效不确定，建议进行试验性的营养治疗。如果出现并发症或未能达到预期的效果，应停止尝试。

（三）HEN的主要并发症及处理

EN的并发症也普遍存在于HEN中，可分为机械性并发症、误吸、胃肠道功能紊乱和代谢性并发症，以及造口并发症（见"造口管护理"）。PEG比鼻饲更有效、更安全，干预失败（定义为喂养中断、导管阻塞或渗漏、不坚持治疗）率较低。

机械性并发症在HEN患者中非常常见，包括移位和阻塞，与PEG相比，这些并发症在鼻导管，特别是鼻空肠营养管中更为常见。为了减少HEN的机械性并发症（堵塞、移位），建议需要长期（4～6周及以上）营养治疗的患者应使用经皮营养管代替经鼻营养管。管道移位如果未能及时发现，可能引起营养液输入鼻咽、食管或腹腔中，因此，患者和家属应学会判断管道是否移位的方法，如测量体外管道的长度，在管饲前常规进行检查是否有移位的可能。如发现患者有剧烈咳嗽、呕吐等，应考虑有移位的可能；如果使用鼻肠管的患者发生呕吐，应及时向医师报告。肠内营养管由于长期使用可能导致渗漏、损坏或断裂，因此需要详细记录导管的型号、厂家及品牌，以便于修复、更换或拔除。管饲后常规清水冲洗可以预防营养管阻塞，尤其是在直径细的管道，如空肠造口管。如果管道发生堵塞，清水冲洗有助于恢复通畅。顽固阻塞时，一些专家（但不是所有专家）建议输注可乐等碳酸饮料或胰酶通管，然而，不建议采用这种方法的原因有，碳酸饮料的含糖量增加了细菌污染管道的风险；一些专家建议使用8.4%的碳酸氢钠溶液来疏通管道，但是有待循证；如有必要，专业人员可使用导丝或商用通管剂疏通PEG。

无法保护呼吸道的患者，尤其是神经系统疾病的患者，可能会发生误吸，这可能导致肺炎、呼吸衰竭或死亡。减少误吸的方法包括抬高床头、幽门后喂养（使用鼻空肠管、经皮胃空肠造口术或PEJ时）和使用胃肠促动药等。

胃肠道并发症包括便秘、腹泻、呕吐和腹痛，可能由基础疾病、药物治疗、肠内营养液配方和喂养方法导致。代谢性并发症包括高血糖、电解质紊乱、微量元素缺乏和再喂养综合征。

家庭自制匀浆膳缺乏标准化的宏量和微量元素组成，有更高的污染风险及更烦琐的操作，不如EN配方或"全营养"商品制剂安全、有效，故不推荐HEN患者使用，但是由于其成本较低，在我国仍受到广泛使用。若患者及其家属坚持使用家庭自制匀浆膳，应接受营养支持团队的专业化指导，并长期坚持随访。

适当的患者/照顾者培训和出院后的延续护理是HEN成功的关键因素。大多数潜在的长期并发症完全取决于出院后管理的质量，如果采取适当的措施，可以有效地避免。一项中国台湾的研究显示，对于鼻胃管患者，与常规宣教相比，系统的护理干预（包括教育手册和视频教育）能提高其主要照顾者的知识和技能，减少3个月内并发症的发生率。胃造口术患者缺乏出院后延续护理时，其6个月的再入院率高达23%；建立HEN团队进行随访后，大多数并发症不用入院治疗就得到了解决，因造口导致的再入院率降至2%。专业的HEN团队可以降低长期EN相关的发病率和费用。总之，HEN团队应充分护理营养管，同时随访患者，以减少并发症和再次住院。

（四）HEN患者的生活质量评估时机和方式

生活质量是评价疗效所必需的患者报告结局之一。HEN对患者及其照顾者的生理、社会和心理有极大的影响，置管时对他们的支持以及定期的持续支持，有助于将负面影响降至最低，使他们能够充分利用每一天，睡得更好，并享受更好的整体生活质量。

应在HEN开始时和治疗期间定期评估患者的生活质量，以评估营养治疗的效果。影响HEN患者生活质量的主要因素包括基础疾病、年龄、性别和照顾者的存在。年轻的、没有癌症的、有1位以上照顾者的患者生活质量更好，女性和神经系统疾病患者的生活质量较差。为了改善患者的生活质量，可以出院后更早地开始随访，对长期患病的患者开展更频繁的复查，以及以NST来管理HEN患者。此外，当患者没有沟通能力时，对家庭照顾者的评估有助于接近患者的感觉。

应使用有效性、经过验证的特定问卷评估HEN患者的生活质量。应通过标准化流程制定患者报告结局的测量工具。工具的验证需要测评以下心理学特性：可行性、可靠性或重复性、反应度、临床意义的最小值确定和有效性。为了评估HEN患者的生活质量，可以使用通用或特定的问卷。通用的生活质量问卷，如SF-36、SF-12、WHO-QoL-BREF和EQ-5D，其值低于一般人群，通用工具缺乏敏感性，不能反映不同疾病或随访时间、亚组之间的患者问题和生活质量差异。特定问卷是根据患者的症状、日常生活中的限制和问题制定的，对差异更敏感。为了研究HEN患者的生活质量，一些研究者使用了针对不同病理类型的特定问卷，如IBDQ、头颈肿瘤QOL-EF、EORTC QLQ-C30。关于PEG也有一些特定的问卷，但有一些方法学限制。已有一个用于评估HEN患者生活质量（不考虑基础疾病和营养途径）的特定问卷，即NutriQoL问卷，该量表包括17个条目、2个维度（躯体功能、日常生活活动和社交），在西班牙人群中显示了较好的信度和效度，但是敏感性不高。

八、HEN的执行条件

（一）前提条件——患者及其家属的健康教育

应在多学科NST团队（医师、护士、营养师、药剂师等）协调下标准化实施HEN，以提高医疗质量，降低并发症的发生率，改善患者的生活质量和提高措施的成本效益。HEN的所有信息不仅要口头提供，还要以文字或图片的形式提供。

越来越多的成年患者在出院后需要持续的EN支持。HEN指的是当个体不能消化、咀嚼或吞咽食物，但在家中能消化和吸收营养时，通过一根直接进入胃肠道的营养管提供营养。HEN允许患者回到熟悉的环境中，由患者自己、家人、朋友或专业护理人员提供支持。应在医院或家中进行相关的健康教育（表12-1），并且为患者及其家属提供书面资料，包括联系方式，以防出现并发症和（或）需要更多指导。应指导他们观察体重变化情况、营养液和水分输注不足等问题，不要等到患者出现严重不适时才与医师联系。

表 12-1 患者出院前的健康教育项目

序 号	内 容
1	EN 的数量,以及应选择什么品牌
2	液体总量的需求
3	喂养时间,日间或夜间
4	如果使用肠内营养输注泵,泵的使用及故障处理
5	是否允许患者在使用 HEN 后经口进食(限制条件是什么?)
6	个人护理,HEN 对日常生活的影响(淋浴、游泳、聚会、假期)
7	谁来实施管饲的工作(患者、家庭、护士)
8	如何充分固定管道
9	如何通过管道给药
10	如果脱管,谁来更换或重新插入营养管
11	管道堵塞时应采取的措施
12	发生物理并发症〔脱管、堵管和(或)管道断裂〕和生理并发症(腹泻、便秘、误吸、体重变化、脱水)时,应联系谁
13	患者应多久评估 1 次,由谁、在哪里评估

(二)必要条件

近年来,接受 HEN 治疗的患者数量显著增加。HEN 是一种复杂的治疗,需要密切监测,否则会出现严重的并发症,如吸入性肺炎、导管移位、胃肠道并发症等。PEG 管是社区内最容易管理的营养管。有出院的 HEN 患者的医院应至少聘请一名专业营养护士和一名营养师。医院应该有一个营养指导委员会,制订安全 HEN 方案。理想情况下,医院应该建立一个 NST,成员至少应包括 1 名医师、1 名营养师、1 名营养护士,尽可能还包括 1 名药剂师和物理治疗师。推荐对所有直接参与医疗的医务人员,特别是医师、营养师和护士,开展与其职责有关的教育和培训,内容涉及安全提供 HEN 的所有知识及提供足够营养的重要性。医务人员应确保所有需要营养支持的人得到多学科 NST 的服务。

HEN 患者应在安全的环境下进行 EN,避免并发症的发生。应制定卫生标准,以防止家庭肠内营养产品受到污染,预防 HEN 相关感染。所有接受 HEN 的患者应到专业人员处就诊,以评估 HEN 的实施,以及出现并发症或紧急情况时适时干预。

(三)参与 HEN 管理的医疗专业人员

为了 HEN 的最佳管理,NST 应包括:1 名医师、1 名营养师/营养学家、1 名护士和其他联合医疗专业人员(如言语和语言治疗师、物理治疗师、职业治疗师、药剂师)。其中,护士和营养师最常见于 NST 中。多学科团队的标准化护理可能改善结局并降低医疗相关成本。然而,没有足够的数据明确任何此类干预或团队组成的有效程度。

第二节　家庭肠外营养

一、概述

肠外营养（parenteral nutrition，PN）是经过静脉提供氨基酸、葡萄糖、脂质、电解质、维生素和微量元素等营养物质的营养治疗方式。PN有中心静脉导管和外周静脉导管两种营养途径。

家庭肠外营养（home parenteral nutrition，HPN）是指在专业营养支持小组的指导下，让某些病情相对平稳，需要长期或较长期依赖肠外营养的特殊患者在家中实施肠外营养。HPN常用于慢性肠衰竭、恶性肿瘤梗阻或胃肠道不全梗阻等患者，分为全肠外营养（total parenteral nutrition，TPN）或部分补充性肠外营养（supplemental parenteral nutrition，SPN）。

HPN是无法正常进食或肠内营养障碍患者的基本生命支持治疗，是替代长期住院治疗的最佳选择。与医院环境中的PN相比，HPN的导管相关性血流感染、肠衰竭相关肝病（IFALD）风险较低。此外，合理的HPN能满足患者对能量和营养素的需求，维持和改善患者的营养状况和器官功能，降低并发症发生率，增强体力及活动能力，提高生活质量，同时可减少医疗费用并节省医疗资源。

二、适应证及禁忌证

（一）适应证

适用于不需要住院治疗，但又无法正常进食、肠内营养有障碍或无法满足机体需要，需长期完全或补充性肠外营养才能保持营养状态的患者，通常是病情稳定（即基础疾病、液体和电解质需要量稳定）的住院患者出院后肠外营养支持治疗的延续。总之，HPN适用于任何临床稳定，并预计需要依赖PN至少3个月以上的患者。

1.患者病情稳定可以出院，但存在肠功能暂时性或永久性障碍，无法通过正常进食、肠内营养或肠内营养不能满足机体对营养的需求或维持体液平衡，估计需通过肠外途径供给营养及液体来维持生命的时间＞2周。临床上实施HPN的对象主要为患有短肠综合征、炎性肠病、肠瘘、肠系膜血栓性疾病、放射性肠炎、恶性梗阻或消化道部分性梗阻、各种原因所致的营养不良或营养素缺乏等疾病的患者。

2.患者和家属均渴望并要求出院在家中继续治疗，且能积极配合医护人员进行HPN的相关培训和教育，能学会和掌握肠外营养的配制和输注等基本操作，以及HPN常见并发症的预防和初步处理。

3.患者的家庭居住条件较好，具有特定的房间可供肠外营养液配制，或者附近医院能够配制和提供患者所需的肠外营养液。

（二）禁忌证

对于预期生存期较短的恶性肿瘤患者，其死亡原因主要是原发肿瘤疾病而非营养不良，且该类患者的自主活动能力和生活质量均较差，因此，多数国家或地区的指南均不推荐对预期生存期较短的恶性肿瘤患者实施HPN。有些学会虽然没有将该类患者列为HPN的禁忌证，但却明确提出该类患者是否适合行HPN应综合考虑患者肿瘤后续治疗的反应性、生活质量及预后等因素。因此，HPN是否应用于预期生存期较短的恶性肿瘤患者，需要综合考虑原发肿瘤及营养不良等因素对患者预后的影响，特别是对患者生存期和生活质量的影响；同时应积极听取患者及其家属对HPN疗效的期望值，权衡利弊。

三、HPN的管理

（一）NST负责管理

HPN的实施应在NST指导下进行，NST负责并参与HPN的全过程，包括肠外营养方案制订、人员的培训和教育、随访和监测，以及并发症防治等。

HPN的实施涉及多个学科，需要相关的专业人员为患者提供合理、全面而有效的营养支持服务。NST是一种团队医疗模式制度，用于临床营养支持管理。NST主要由医师、营养师、药剂师和护士组成，同时还可包括社会工作者、营养专业科研人员等其他专业人员。NST负责科学地评价患者的营养状况制订和调整HPN具体方案，实施HPN的监控和随访，指导患者及其家属防治HPN的常见并发症。此外，NST需要评估并核实患者的家庭情况，包括住房条件、卫生情况、经济状况、心理素质等。开展对患者及其家属进行有关HPN相关知识的培训和教育，帮助建立营养制剂的供应渠道，以及与NST中医师及小组成员的联系方法等。具有NST指导的肠外营养患者，肠外营养机械性并发症发生率明显下降，代谢性并发症和电解质紊乱的发生率也较低，患者更容易获得合适的能量摄入。

（二）患者和家庭照顾者培训

不同于住院期间的肠外营养，HPN的安全实施对患者和负责实施HPN的家属或指定人员的要求较高，要求患者和负责实施HPN的家属或指定人员的认知能力和日常行为能力无明显障碍，可胜任HPN的日常管理。

患者准备出院前，NST的医护人员须对患者和负责实施HPN的照顾者作HPN技术和相关知识的教育和培训，并通过视频或宣传册等方式进行宣教，内容包括营养治疗的目的和目标、无菌操作基本规程、肠外营养液的配制和输注、导管护理、输液泵的使用和维护、常见并发症的识别及防治，以及营养治疗疗效评价和自我监测等。患者和家庭照顾者须在具有专业资质的医护人员监督下反复独立实践HPN的全部操作过程，做到准确、熟练地掌握，直到测评合格后患者方可出院，必要时须签署知情同意书。

在实施HPN初始阶段，患者所用的全营养混合液可以由医院药房统一配制后送到其家中，帮助其在家中建立营养液配制设备和场所，在家中配制每日所需的全营养混合液。随后在HPN的实施过程中，由专门的医师、护士上门做定期随访和监测，对HPN

实施的效果及可能出现的意外情况进行随访，必要时对患者和负责实施HPN的家属或指定人员进行HPN技术和相关知识的继续教育和培训，从而保障HPN的安全有效实施。有条件的地区，患者所在的社区医疗机构有关医护人员应接受相关专业知识的培训并参与 HPN实施、随访和监测。

在开始使用HPN之前，NST应确定患者是否符合适应证且合乎伦理。此外，患者及照护者必须能够处理与PN相关的所有医疗、情感和技术问题，应该讨论一些实际问题，如冰箱的空间、输注泵和家庭护理支持的需求。患者及其照护者最好同时接受培训，必要时寻求社会帮助和家庭护理支持。

四、HPN配方

（一）HPN配方制定原则

肠外营养液由糖类、脂肪乳、氨基酸、水、维生素、电解质及微量元素等基本营养素组成，并采用全营养液混合（total nutrient admixture，TNA）或称为全合一（all in-one，AIO）的方式将各种营养素混合后输注。临床实践中，不同的个体对营养的需求不同，肠外营养的配方也不尽相同。HPN的配方应根据患者实际的代谢需要、营养状态、器官功能、输注途径、方便配制及治疗目标来制定，准确、合理地给予机体每日所需的能量及各种营养物质，维持机体代谢及器官功能。

（二）营养素

1.液体及能量需要量　根据体重计算每日的液体及能量需要量，简便实用。欧洲营养学会推荐，对于病情稳定且需要完全依赖肠外营养的HPN患者，每日的液体需要量为30～35ml/kg，18～60岁患者的每日液体需要量为35ml/kg，＞60岁患者由于机体的代谢减慢，每日的液体需要量为30ml/kg。每日能量推荐量为20～35kcal/kg，在发热、感染等应激情况下可适当增加摄入量来满足代谢需要。临床实践和经验证实，长期HPN患者能量供给不宜太大，否则容易发生代谢性并发症和器官功能损害。如果患者能够进食，通过肠道尚能吸收部分营养素，则HPN的供给量应适当减少。

2.糖类　是肠外营养的主要供能物质，应占总非蛋白热量的60%～75%。HPN患者每日葡萄糖的供给量为3～6g/kg，输注期间应将血糖控制在10.0mmol/L以下，必要时应用胰岛素控制血糖，以防止由于高血糖风险而加重代谢紊乱及器官功能损害。

3.脂肪　脂肪乳是肠外营养理想的供能物质，可提供25%～40%的非蛋白热量（严重高脂血症除外）。传统大豆油来源的长链脂肪乳中亚油酸的含量过高而抗氧化物质含量较低，长期应用可抑制淋巴细胞、单核细胞及中性粒细胞的增殖和活性，导致机体免疫功能受损，增加脂质过氧化产生，影响炎症调节反应。

中/长链脂肪乳（MCT/LCT）、含橄榄油脂肪乳或鱼油脂肪乳在代谢、省氮、防止氧化应激、下调炎症反应及维护器官功能等方面要优于传统的大豆油来源的长链脂肪乳，因此是长期HPN中更理想的能源物质。值得注意的是，对于HPN预计使用＞6个月的患者，每日脂肪乳供给量以甘油三酯不超过1g/kg为宜，但必需脂肪酸的供给量应至少为甘油三酯7～10g/d或每周1g/kg的甘油三酯，以避免必需脂肪酸的缺乏。

4.蛋白质　适当的蛋白质供给有利于机体合成代谢及组织、器官功能的维护，对于大多数病情稳定的HPN患者，蛋白质供给推荐量为0.8～1.4g/（kg·d），可满足机体代谢需要，但对于存在额外蛋白质丢失的肠瘘等患者，应适当增加蛋白质的摄入量。复方氨基酸溶液是HPN配方中蛋白质的主要供给形式。目前认为，平衡型氨基酸溶液能满足大部分患者对氮的需求，可达到较好的营养治疗效果。

5.其他　电解质、维生素及微量元素是肠外营养中重要的组成成分，对维持机体水、电解质和酸碱平衡，保持人体内环境稳定，维护各种酶的活性和神经、肌肉的应激性及营养代谢的正常进行均起着十分重要的作用。因此,HPN配方中应适当添加电解质、微量元素及维生素，必要时进行相关检测，准确合理地给予，避免机体电解质、微量元素及维生素的紊乱。

（三）注意事项

应在患者出院前制订HPN配方，并通过住院期间一段时间的观察，证实符合患者的实际代谢需要后方可最终决定并出院实施。实施HPN一段时间后，患者的营养需求可能发生变化，HPN的具体配方需要根据患者实际代谢需要、营养状态及器官功能等及时调整。由于HPN通常需要长期应用且不方便随时调整，因此，在制订配方时一定要非常慎重，每一种营养产品的选择及其用量都要认真、仔细衡量，要考虑到长期使用该配方后可能会发生的不良反应，应尽可能选择副反应最小的产品，保持配方的相对稳定性，以保证其能较长时间地使用。

一般情况下，在刚开始实施HPN时配方中各种营养物的供给量宜从低剂量开始，应用2～3周如无任何不良反应，再相应增加摄入量。此外，对于病情稳定、营养配方变化不大，或者仅需要进行部分补充肠外营养的患者，可以采用标准化、工业生产的肠外营养产品，这些标准化多腔袋肠外营养液在常温下保存时间长，既简化了肠外营养液的配制又可避免家中配制营养液的污染问题，可以根据患者的具体情况选择适合规格的标准化肠外营养产品，需要时可添加电解质、维生素、微量元养等以满足患者的需要。

营养处方须考虑与其他药物或液体治疗、营养素之间及营养素与疾病之间的配伍与禁忌。营养配方必须易于混合和输注，以方便患者和医护监护者实施家庭治疗，避免使用过多的添加剂，尽可能采用经济简单的配方。

五、HPN的实施

（一）基础条件

HPN采用TNA方式实施，既有利于营养物质更好地代谢和利用，又避免了多瓶输注时的操作和可能发生污染等并发症的机会，基本上是"一日一袋式"的输液方法，使得HPN更加简单易行且更安全。

家庭肠外营养液的配制需要建立营养液配制室，这是一个相对独立的房间，放置配制营养液的超净工作台，房间内有防尘设备、紫外线或电子灭菌灯或电子空气消毒器等装置。此外，还需要有放置药品、器械及相关材料的空间。肠外营养液由接受过专业培训的家庭人员按照无菌操作技术、规范的配制操作流程完成。超净工作台需要定期检测、更换初效过滤器，配液前先清洁配液间台面，后用氯己定（或其他消毒液）擦抹，再用紫外线或电子灭菌灯照射60 min。有条件的家庭应定期做配液室内空气、净化工作台台面及有关无菌物品的细菌培养。配制好的营养液应当天使用，不宜在常温下长时间储存。

（二）HPN静脉通路

1.通路类型　合适的中心静脉通路（central venous access devices，CVAD）对于减少并发症发生和频繁的通路更换至关重要。此外，在选择CVAD之前，需要考虑HPN溶液的组成、患者和照顾者的偏好及其护理和监测并发症的能力。

HPN静脉通路首选通过颈内静脉或锁骨下静脉途径置入上腔静脉的导管。如果HPN的持续时间不确定或短时间（＜31d）使用，可选择经外周静脉穿刺的中心静脉导管（PICC），其优点主要是可以避免因中心静脉导管置管导致的并发症，可以较长时间留置，感染发生率较低。但是PICC的血栓性并发症发生率较高，且患者自己操作不方便等原因，故不推荐长期HPN的患者使用。

对于需要长期肠外营养甚至是终身依赖肠外营养支持以维持生命的患者，推荐采用隧道式锁骨下静脉穿刺的的中心静脉置管，不仅可降低中心静脉导管的感染发生率，又适合患者本人或其照顾者在家中操作，护理方便，不影响日常活动。无论是通过颈内静脉途径、锁骨下静脉或是PICC途径，均应将导管的尖端放置到右心房和上腔静脉的交界处水平（相当于右第3肋骨上缘水平），以进一步减少血栓并发症的发生。

2.通路材料　静脉导管应选择硅胶或聚氨酯为材料的高质量导管，导管质地柔软，组织反应小，导管内壁光滑，有较好的抗血栓性能，溶液中的成分、血凝块及细菌等不容易沉着或附壁，降低了导管阻塞或导管感染的发生率，可以较长时间留置和使用。

3.管腔数量　HPN应选择单腔静脉导管，不宜选用双腔或多腔的导管，避免静脉导管被多用途使用，同时，单腔导管减少了HPN前、后和给药时所需的操作次数，减少了污染机会，更经济，对于患者和照顾者则需要更少的维护。

4.其他　可采用新型的有缓释抗生素涂层的中心静脉导管，以减少导管表面的细菌定植，降低导管相关性血流感染（catheter related bloodstream infections，CRBSI）的发生率。此外，中心静脉导管长度应该至少为45 ～ 50cm，以便于有足够的长度做皮下隧道。

（三）输注方式

HPN的输注通常采用循环输注法，即选择每天某一个时间内输注营养液，有一段时间不输液，一旦输注时间确定以后，患者和家庭成员须一起帮助改变患者的生活方式，从而提高患者的依从性，这样有利于患者能够参加日常工作或活动，改善其生活质量。

营养液输注的速度应快慢适宜。刚从医院转入家庭进行HPN时，建议给予患者10d左右的过渡期，逐渐由持续输注转变为循环输注法，逐步缩短每日输注时间，同时监测机体对葡萄糖和液体量的耐受情况，避免血糖波动变化过大对机体造成的不利影响，防止无营养液输注期出现严重的低血糖现象。

输注时间可选择在夜间，输注持续时间控制在12h内，一般在入睡前开始输注，待睡醒后液体基本上输完。可应用输注泵控制输注速度，经过过滤器（如有）注入，一旦出现故障或液体输注完毕，仪器会自动报警，保证了输液的安全。输注泵应尽可能安静和轻便，应避免不必要的警告和在晚上唤醒患者和照顾者。在输注泵连接到PN时若患者处于活动状态，输注泵应有较好的电池寿命和专用背包。如条件允许，家庭中可备有第2个泵，对需要24h输液的患者是必要的，以避免低血糖。

六、HPN的随访及监测

（一）自我监测

HPN实施过程中首先需要患者和家庭照顾者学会自我监测，发现任何异常应该及时通报NST。自我监测项目包括以下内容。

1.是否有高热、畏寒，甚至寒战。

2.是否有心悸、胸闷、气急的表现。

3.是否有舌干、口渴、水肿，以及尿量过多或过少等表现。

4.是否有明显乏力或肌肉抽搐，以及明显食欲缺乏、巩膜及皮肤黄染、皮疹等症状。

5.是否有与导管同侧的上肢突然肿胀。

6.是否有导管堵塞、移位、脱出等迹象。

7.是否有较明显的体重变化。

（二）定期随访和监测

NST的专业人员应对患者进行定期随访和监测，通过系统、全面、持续的监测了解患者的代谢情况，及时发现或避免可能发生的并发症。通过及时的监测能了解营养治疗的疗效，可根据病情变化及时调整营养处方，进一步提高肠外营养支持效果。

在HPN初始阶段，应每日监测出入液体量、生命体征，至少每周检测1次血常规、肝功能、肾功能、血清电解质、血糖和尿糖等项目，以了解机体对葡萄糖的代谢和利用及电解质平衡等情况。

随着HPN的持续，对于病情稳定的患者，至少每个月需要进行1～2次包括电解质、肝肾功能、血常规、内脏蛋白浓度、血脂等项目的实验室检查，每3个月检查1次尿素和血肌酐浓度，以了解营养治疗效果及营养治疗对机体电解质平衡、血液系统和肝肾功能的影响。同时定期进行体重、三头肌皮褶厚度等项目的人体测量以判断患者的营养状况。有条件的地区或单位，需要检测患者血清维生素和微量元素浓度，以了解是否存在维生素和微量元素缺乏或某些微量元素过多。

对于长期实施HPN的患者，应每年行肝、胆囊、肾的超声检查，定期行骨密度检测，及时了解肝胆系统是否受损，是否存在代谢性骨病。应每年2次使用双能X射线吸收法（dual energy X-ray absorptiometry，DXA）测量人体成分，如果以前不正常，则每年1次。

七、并发症的防治

长期HPN可导致一系列的并发症，影响HPN的维持，严重者甚至可危及患者生命。与住院患者肠外营养相同，HPN具有静脉导管相关的并发症、代谢性并发症，以及器官功能损害等并发症，但临床上主要以营养素的缺乏或过剩、导管堵塞或感染、肝功能损害，以及胆囊结石等最为常见。

（一）代谢性并发症

研究显示，HPN患者经常会出现体内各种营养素成分低于正常值水平，而维生素（维生素B_1、维生素D、维生素E等）和微量元素（锌、铜、锰、硒、铁等）等营养素的缺乏最为常见。一般来说，在日常的HPN配方中提供生理需要量的各种营养素即可防止相应营养素缺乏的发生，但是当机体存在异常代谢时可出现营养素的缺乏，需要根据检测结果给予补充。另一方面，少数长期HPN的患者也会发生一些微量营养素过剩。因此，HPN应用过程中应定期检测相关指标，并根据检测结果调整营养配方以减少或避免代谢并发症的发生。

（二）导管相关的并发症

1.感染　是指导管出口部位周围皮肤和皮下组织的感染和导管相关性血流感染（catheter-related bloodstream infections，CRBSI）。CVAD的类型、管腔数量可能是CRBSI的影响因素。隧道式CVAD、单腔导管可降低CRBSI的发生率。CVAD材料对CRBSI发生率的影响尚不确定。一旦发生CRBSI，有时不得不拔除导管，这就会迫使HPN中断，后果严重。临床实践发现，严格的无菌操作及认真的导管护理在预防导管感染中起着重要作用。

如果在出口部位发生炎症，应使用抗生素治疗，可以在最初局部使用抗生素，如果没有反应，可以全身使用抗生素。大多数患者能充分吸收口服/肠内的抗生素，但在更严重的情况下，如果不能口服，则可能需要静脉滴注治疗。如果患者发热超过38.5℃或身体不适，出现其他提示感染的症状，为避免严重危及生命的败血症并发症，应将患者送往最近的医院处理。

虽然很少有研究表明乙醇和抗生素封管在成人人群中的益处，但对于儿科HPN人群有更多的研究，显示可使CRBSI的发生率降低。只有当CVAD材料是硅胶时才能使用乙醇封管，因为70%乙醇具有潜在削弱聚氨酯构成的CVAD的可能。此外，抗生素封管实际使用也存在困难，因为可能有产生抗生素耐药性，以及副作用和过敏反应的风险。

2.导管堵塞　是HPN另一个常见的并发症，CVAD的类型、尺寸、材料和置管技术等因素可能与HPN患者发生机械性并发症有关。PICC未缝合可能会意外脱管，与完全植入式输液港相比，由于冲洗过程中和冲洗后反复的夹持，可能导致隧道式VAD管道破裂和管腔受损，其故障率会增加。此外，导管的质量、输液后的导管护理，以及营养液的成分在管壁内沉积等均是引起导管堵塞的重要因素。

目前，预防导管堵塞的方法众多，由于缺乏研究，对于应该使用何种方法来维持

HPN中CVAD的通畅性，尚无建议。对于带阀或闭式CVAD，厂商推荐使用生理盐水冲洗。HPN通常遵循INS制定的标准，在给药之前和之后使用不含防腐剂的0.9%氯化钠溶液冲洗CVAD，然后使用10 U/ml的肝素或不含防腐剂的0.9%氯化钠溶液封管。

（三）器官功能损害

避免长时间过高热量及过量的葡萄糖摄入，适当调整营养液成分或营养素比例，尽可能保持经口进食或使用经胃肠道管饲，可减轻或避免肝、肠道结构和功能的损害。推荐长期实施HPN的患者除注意钙、磷的补充外，还应适量补充维生素D，以防止代谢性骨病的发生。

1.肝功能损害　长期实施HPN容易引起肝功能损害，在成人称之为肠外营养相关肝损害（parenteral nutrition associated liver disease，PNALD），其病理、生理改变主要表现为淤胆和肝脂肪浸润。临床上表现为胆汁淤积、肝酶谱升高和黄疸，严重者可导致肝功能发生不可逆的损害，甚至可引起肝衰竭及死亡。

HPN所致的PNALD是多因素综合作用的结果，包括原发疾病的影响、胃肠道长时间缺乏食物刺激、胆汁淤积、长期过高的能量供给及葡萄糖、脂肪与氮量的提供不合理，以及与某些营养制剂中的某些成分有关。

为减少肝功能损害的发生，应避免长时间过高热量及过量葡萄糖的摄入，适当调整营养液成分或营养素的比例，包括使用中/长链脂肪乳，含橄榄油脂肪乳或鱼油脂肪乳。同时，在允许情况下尽可能保持经口进食或使用经胃肠道管饲，均可减少肝功能损害的发生。

2.肠道结构和功能损害　长期HPN时由于胃肠道长时间缺乏食物刺激，导致肠黏膜上皮绒毛萎缩、变稀、皱褶变平，肠壁变薄，肠道激素分泌及动力降低，小肠黏膜细胞及营养酶系的活性退化，肠黏膜上皮通透性增加，肠道免疫功能障碍，以致于发生肠道黏膜的正常结构和功能损害，导致肠道细菌移位而引起肠源性感染。

肠内营养可改善和维持肠道黏膜结构和功能的完整性。因此，对于长期HPN的患者，应根据具体情况尽可能保持给口进食或给予一定量的肠内营养，以防止发生肠道结构和功能损害等并发症。

3.胆囊结石　长期HPN时肠道激素的分泌受到抑制，不可避免地出现胆囊胆汁淤积、胆囊或胆道系统结石形成。胆泥淤积和胆囊结石形成还可能进一步诱发急性胆囊炎、急性胰腺炎和胆道感染等并发症。因此，建议每年进行超声波检查，当长期HPN患者发生胆囊结石、急性胆囊炎时通常需行胆囊切除术。

4.代谢性骨病　部分长期HPN患者可出现骨钙丢失、骨质疏松、血碱性磷酸酶增高、高钙血症、尿钙排出增加、四肢关节疼痛，甚至出现骨折等表现，称为代谢性骨病。因此，长期HPN患者临床上除注意钙、磷的补充外，还应适量补充维生素D，以防止代谢性骨病的发生。

八、小结

一些发达国家开展肠内、肠外营养比较早，家庭营养治疗非常普遍，而国内仍处于摸索阶段，相信随着我国经济的增长和医疗水平的提高，将使营养治疗能在家庭中安全进行。结合我国医疗负担沉重、医护人员的在院超负荷工作的实际情况，有效的院外患者管理将极大缓解上述压力，但需要更多政策、技术、专业人员及经费的支撑。家庭营养支持团队的管理对于家庭营养治疗的成败将起到至关重要的作用。

参 考 文 献

［1］ Cederholm T，Barazzoni R，Austin P，et al. ESPEN guidelines on definitions and terminology of clinical nutrition. Clinical Nutrition，2017，36（1）：49-64.

［2］ Wu Z，Wu M，Wang Q，et al. Home enteral nutrition after minimally invasive esophagectomy can improve quality of life and reduce the risk of malnutrition. Asia Pacific Journal of Clinical Nutrition，2018，27（1）：129-136.

［3］ Yu F，Shih H，Wu C，et al. Enteral nutrition and quality of life in patients undergoing chemoradiotherapy for esophageal carcinoma：a comparison of nasogastric tube，esophageal stent，and ostomy tube feeding. Gastrointestinal Endoscopy，2017，88（1）：21-31.

［4］ Cawsey S，Soo J，Gramlich L，et al. Home enteral nutrition：outcomes relative to indication. Nutrition in Clinical Practice，2010，25（3）：296-300.

［5］ Arends J，Bachmann P，Baracos VE，et al. ESPEN guidelines on nutrition in cancer patients. Clinical Nutrition，2017，36（1）：11-48.

［6］ Arends J，Baracos VE，Bertz H，et al. ESPEN expert group recommendations for action against cancer-related malnutrition. Clinical Nutrition，2017，36（5）：1187-1196.

［7］ Kondrup J，Rasmussen H，Hamberg O，et al. Nutritional risk screening（NRS 2002）：a new method based on an analysis of controlled clinical trials. Clinical Nutrition，2003，22（3）：321-336.

［8］ Gomes F，Schuetz P，Bounoure L，et al. ESPEN guidelines on nutritional support for polymorbid internal medicine patients. Clinical Nutrition，2017，37（1）：336-353.

［9］ Williams T. Nasogastric tube feeding：a safe option for patients?. British Journal of Community Nursing，2016，21（Sup 7）S28-31.

［10］ Gomes CA，Andriolo RB，Bennett C，et al. Percutaneous endoscopic gastrostomy versus nasogastric tube feeding for adults with swallowing disturbances. Cochrane Database of Systematic Reviews，2015，2015（2）：1-62.

［11］ Tabrizi R，Hosseinpour S，Taghizadeh F，et al. Feeding in Oral cancer patients after massive ablative surgery：percutaneous endoscopic gastrostomy or nasogastric tube. Journal of Craniofacial Surgery，2016，27（4）：1010-1011.

［12］ Mcclave SA，Dibaise JK，Mullin GE，et al. ACG Clinical Guideline：nutrition therapy in the adult hospitalized patient. The American Journal of Gastroenterology，2016，111（3）：315-334.

［13］ Roveron G，Antonini M，Barbierato M，et al. Clinical Practice Guidelines for the Nursing Management of Percutaneous Endoscopic Gastrostomy and Jejunostomy（PEG/PEJ）in Adult Patients：An Executive Summary. Journal of Wound Ostomy and Continence Nursing，2018，45（4）：326-334.

［14］ Loser C，Aschl G，Hebuterne X，et al. ESPEN guidelines on artificial enteral nutrition：Percutaneous endoscopic gastrostomy（PEG）. Clinical Nutrition，2005，24（5）：848-861.

［15］ Cyrany J，Rejchrt S，Kopacova M，et al. Buried bumper syndrome：A complication of percutaneous endoscopic gastrostomy. World Journal of Gastroenterology，2016，22（2）：618-627.

［16］ Toussaint E，Van Gossum A，Ballarin A，et al. Enteral access in adults. Clinical Nutrition，

2015，34（3）：350-358.

［17］Bennell J. Buried bumper syndrome: do we have enough evidence?. British Journal of Community Nursing，2018，23（Sup7）：S28-S30.

［18］Bischoff S C，Austin P，Boeykens K，et al. ESPEN guideline on home enteral nutrition. Clinical Nutrition，2019，39（1）：5-22.

［19］Scott R，Bowling TE. Enteral tube feeding in adults. Journal of the Royal College of Physicians of Edinburgh，2015，45（1）：49-54.

［20］Lee JH，Kim JJ，Kim YH，et al. Increased risk of peristomal wound infection after percutaneous endoscopic gastrostomy in patients with diabetes mellitus. Digestive and Liver Disease，2002，34（12）：857-861.

［21］Boullata JI，Carrera AL，Harvey LP，et al. ASPEN Safe Practices for Enteral Nutrition Therapy. Journal of Parenteral and Enteral Nutrition，2017，41（1）：15-103.

［22］Hangeurts IJ，Hop WC，Verhoef C，et al. Randomized clinical trial comparing feeding jejunostomy with nasoduodenal tube placement in patients undergoing oesophagectomy. British Journal of Surgery，2007，94（1）：31-35.

［23］Weijs TJ，Berkelmans GH，Nieuwenhuijzen GA，et al. Routes for early enteral nutrition after esophagectomy. A systematic review. Clinical Nutrition，2015，34（1）：1-6.

［24］Cabrera AG，Sanzlorente M，Sanzvalero J，et al. Compliance and Adherence to Enteral Nutrition Treatment in Adults: A Systematic Review. Nutrients，2019，11（11）：E2627.

［25］Alsaeed D，Furniss D，Blandford A，et al. Carers' experiences of home enteral feeding: A survey exploring medicines administration challenges and strategies. Journal of Clinical Pharmacy and Therapeutics，2018，43（3）：359-365.

［26］Vincent J，Teng R，Pelletier SM，et al. The bioavailability of nasogastric versus tablet-form oral trovafloxacin in healthy subjects. American Journal of Surgery，1998，176（6）：23S-26S.

［27］Joos E，Van Tongelen I，Wijnants K，et al. Drug administration via enteral feeding tube in residential care facilities for individuals with intellectual disability: a focus group study on guideline implementation. Journal of Intellectual Disabilities，2016，20（4）：329-340.

［28］Hurt RT，Varayil JE，Epp L，et al. Blenderized tube feeding use in adult home enteral nutrition patients a cross-sectional study. Nutrition in Clinical Practice，2015，30（6）：824-829.

［29］Klek S，Szybinski P，Sierzega M，et al. Commercial enteral formulas and nutrition support teams improve the outcome of home enteral tube feeding. Journal of Parenteral and Enteral Nutrition，2011，35（3）：380-385.

［30］Bell KJ，Smart CE，Steil GM，et al. Impact of Fat，Protein，and Glycemic Index on Postprandial Glucose Control in Type 1 Diabetes: Implications for Intensive Diabetes Management in the Continuous Glucose Monitoring Era. Diabetes Care，2015，38（6）：1008-1015.

［31］Druml C，Ballmer PE，Druml W，et al. ESPEN guideline on ethical aspects of artificial nutrition and hydration. Clinical Nutrition，2016，35（3）：545-556.

［32］Arribas L，Frias L，Creus G，et al. Document of standardization of enteral nutrition access in adults. Nutricion Hospitalaria，2014，30（1）：1-14.

［33］Chang S，Huang C，Lin C，et al. The effects of systematic educational interventions about nasogastric tube feeding on caregivers' knowledge and skills and the incidence of feeding complications. Journal of Clinical Nursing，2015，24（11-12）：1567-1575.

［34］Kurien M，White S，Simpson G，et al. Managing patients with gastrostomy tubes in the community: Can a dedicated enteral feed dietetic service reduce hospital readmissions?. European Journal of Clinical Nutrition, 2012, 66（6）: 757-760.

［35］Klek S, Hermanowicz A, Dziwiszek G, et al. Home enteral nutrition reduces complications, length of stay, and health care costs: results from a multicenter study. The American Journal of Clinical Nutrition, 2014, 100（2）: 609-615.

［36］Apezetxea A, Carrillo. The NutriQoL questionnaire for assessing health-related quality of life （HRQoL）in patients with home enteral nutrition（HEN）: validation and first results. Nutr Hosp, 2016, 33（6）: 1260-1267.

［37］吴国豪, 谈善军. 成人家庭肠外营养中国专家共识. 中国实用外科杂志, 2017, 37（4）: 82-87.

［38］Cederholm T, Barazzoni R, Austin P, et al. ESPEN guidelines on definitions and terminology of clinical nutrition. Clinical Nutrition, 2017, 36（1）: 49-64.

［39］Moureau N, Chopra V. Indications for peripheral, midline and central catheters: summary of the MAGIC recommendations. British journal of nursing, 2016, 25（8）: S15-S24.

［40］Wanten GJ. Parenteral approaches in malabsorption: home parenteral nutrition. Best Pract Res Clin Gastroenterol, 2016, 30（2）: 309-318.

［41］Pironi L, Arends J, Bozzetti F, et al. ESPEN guidelines on chronic intestinal failure in adults. Clin Nutr, 2016, 35（2）: 247-307.

［42］Santarpia L, Buonomo AR, Pagano MC, et al. Central venous catheter related bloodstream infections in adult patients on home parenteral nutrition: Prevalence, predictive factors, therapeutic outcome. Clinical Nutrition, 2016, 35（6）: 1394-1398.

［43］Kovacevich DS, Corrigan ML, Ross VM, et al. American Society for Parenteral and Enteral Nutrition Guidelines for the Selection and Care of Central Venous Access Devices for Adult Home Parenteral Nutrition Administration. Journal of Parenteral and Enteral Nutrition, 2019, 43（1）: 15-31.

［44］Mundi MS, Salonen BR, Bonnes S. Home parenteral nutrition: fat emulsions and potential complications. Nutr Clin Pract, 2016, 31（5）: 629-641.

第13章

头颈部肿瘤放射治疗患者的营养治疗

头颈部肿瘤是包含源自上呼吸道和上消化道被覆上皮、头颈部皮肤等多种不同类型肿瘤的总称。头颈部肿瘤是发病率和死亡率较高的恶性肿瘤，在全世界范围内，每年新病例数达38多万人，占全部恶性肿瘤的3%左右，其中约19.6万病例死亡，占癌症死亡的第8位；在亚洲，世界人口标化发病率为28.2/10万人口。由于头颈部肿瘤解剖位置特殊，与患者消化系统密切相关，因此，肿瘤本身的因素及治疗带来的急性和晚期毒性反应等均极易造成头颈部肿瘤患者发生营养不良。

一、营养不良的发生机制

头颈部肿瘤患者营养不良的发生机制很复杂，包括肿瘤本身的因素及治疗相关因素。

（一）肿瘤本身因素

1.局部因素　由于大部分常见的头颈部肿瘤（如口腔癌、口咽癌、舌癌、舌根癌、扁桃体癌、喉癌、下咽癌等）的发生部位与吞咽功能密切相关，极易引起吞咽困难及疼痛，尤其是局部晚期患者发生营养不良的风险更大。

2.全身因素　肿瘤生长需要大量的能量及基础物质，宿主细胞与肿瘤竞争导致相关副产物增多，使得机体能量代谢和消耗失衡，糖类、脂肪及蛋白质代谢异常，导致患者基础代谢率增加或代谢紊乱，从而导致营养不良；此外，肿瘤患者多伴随焦虑、抑郁及厌食、早饱等心理因素，患者进食减少，也会导致营养不良的发生；有研究发现，年龄对肿瘤患者营养状况亦存在一定影响，年龄＞70岁的患者更易合并营养不良或者在治疗过程中出现营养不良。

（二）治疗相关因素

考虑到头颈部肿瘤患者的解剖学特性，放疗计划靶区常包括或紧邻口腔、咽喉部、会厌等与进食关系密切的解剖结构，治疗过程中及放疗后期常伴随的黏膜炎、口干、味觉改变、疼痛、张口困难等急性毒性反应均会影响患者的营养状况。如患者同时联合化疗，放疗加上化疗的毒性反应（如恶心、呕吐、腹泻、便秘等胃肠道反应），以及黏膜毒性等会加重营养不良的发生及营养风险。有文献报道，30%～50%的头颈部肿瘤患者在放疗或放、化疗综合治疗期间常伴随吞咽困难，而这些患者往往有肺炎或败血症的风险。此外，对于术后放疗的患者，如手术造成了器官功能损伤，会更进一步增加营养不良的发生。

二、营养治疗的证据和目标

研究发现，接受放射治疗的患者治疗前约12%存在营养风险，24%已经存在不同程度的营养不良；营养风险和营养不良贯穿于患者的整个治疗过程；在放疗（加或不加化疗）过程中，营养不良的发生率达到44%～88%，其中重度营养不良发生率高达20%～40%，营养风险也增加了约50%。营养治疗的目的就是将充足的营养转化为治疗的优势。早期、及时地给予头颈部肿瘤患者营养干预可以纠正和延缓体重下降及营养不良，增加治疗耐受性及敏感性，减轻治疗不良作用，降低治疗中断发生率。国外学者针对接受同步放化疗的头颈部肿瘤患者进行早期营养干预，发现干预组患者治疗中断≥5d发生率较对照组患者明显降低（30.3%对63.6%），非计划再住院率亦明显下降（16.1%对41.4%）。另一项研究发现，对于胃肠道或头颈部肿瘤的患者，接受营养干预的患者在治疗过程中体重下降不明显（由平均76.3kg降低至75.9kg），生活质量评分表（QLQ-C30）在治疗开始第12周平均分仍能维持在72.7分；而对照组患者体重下降明显（由平均76.9kg降低至72.2kg），生活质量评分表（QLQ-C30）在治疗开始第12周平均分仅为62.6分。近期还有研究发现，在接受放疗或放疗联合化疗的头颈部肿瘤患者中，口服营养补充可以使患者更好地维持体重，得到更多的蛋白质、热量的摄入，拥有更好的生活质量及治疗耐受性。由此可见，营养干预可以提高患者的生活质量，提高患者治疗依从性，使患者更好地完成治疗，从而可能达到提高治疗疗效的目的。

三、营养治疗原则

对于治疗前已存在营养不良的患者，要及时给予患者营养治疗，纠正营养不良状态；对于营养良好或轻度营养不良的患者，自然饮食充足则不需要特殊治疗，可进行营养宣教或专业的饮食指导，避免营养不良的发生；对于多种因素导致患者自然饮食不足超过1周，在及时开展对症处理的基础上，应及时根据患者情况选择合适的肠内或肠外营养治疗，减轻营养不良造成的不利影响；对于放、化疗治疗无效、疾病进展的患者，建议给予患者适当的营养治疗，保证患者的生活质量。

四、营养治疗的适应证

目前头颈部肿瘤患者的营养治疗适应证没有统一标准，根据欧洲临床营养和代谢学会（ESPEN）、既往文献及营养学家的建议，推荐如下：①患者的BMI＜18.5kg/m²，或70岁以下患者的BMI＜20kg/m²，或70岁以上患者的BMI＜22kg/m²；②血清白蛋白＜30g/L；③近期体重下降明显，如6个月内体重减轻大于10%或3个月内体重减轻大于5%或体重持续减轻每周0.5kg；④瘦体重指数＜15kg/m²（女）、＜17kg/m²（男）；⑤PG-SGA≥4分或NRS 2002≥3分；⑥经口摄入不足75%目标量；⑦治疗相关不良反应严重，导致患者进食减少、摄入不足，如口腔/口咽黏膜反应、口干导致的疼痛和吞咽困难、味觉改变、胃肠道反应导致进食减少持续超过3d等。

五、营养需求及比例

（一）能量需求

准确预测患者的能量需求是临床上开展营养治疗工作的前提，常用的预测方法有测定法和估算法。前者相对精确，但是操作复杂；后者操作简便，临床应用更广泛。测定法常采用Harris-Bendeict及其改良公式和Mifflin-St Jeor公式计算机体静息能量消耗（rest energy expenditure，REE），但是目前尚无头颈部肿瘤放疗患者每日能量需求的准确数据。ESPEN和《恶性肿瘤患者的营养治疗专家共识》推荐放疗患者的每日消耗量为25～30kcal/（kg·d），如患者合并严重并发症，建议每日消耗量为30～35kcal/（kg·d），具体每位患者的能量需求应根据治疗过程中不同时期的营养状态变化及时进行调整。

（二）营养素比例

由于肿瘤细胞糖酵解能力大大增强，是正常细胞的20～30倍，50%以上的ATP来自糖酵解途径。研究发现，糖酵解强度与肿瘤生长速度和侵袭性密切相关，减少葡萄糖供应对肿瘤生长有选择性抑制作用，因此肿瘤患者应适当提高脂肪的供能比例。2017年ESPEN指南提出，对于体重稳定或减轻的肿瘤患者脂肪的比例可以自0.7g/（kg·d）提高至1.9g/（kg·d），同时适当补充长链n-3脂肪酸或鱼油，以维持或改善患者食欲，保证食物摄入量，维持患者体重。同时ESPEN建议蛋白质供给量为1.0～1.5g/（kg·d）。

六、营养筛查与评估

（一）营养风险评估量表

美国营养师协会（American Dietetic Association，ADA）指出，营养风险筛查是发现患者是否存在营养问题和是否需要进一步进行全面营养评估的过程。目前临床上最常用的营养风险筛查量表是营养风险筛查2002（nutritional risk screening 2002，NRS 2002）。该量表针对成年住院患者，耗时少、简单易操作，能快速且有效地评估患者是否存在营养风险。

（二）营养评估量表

美国营养师协会和中国抗癌协会临床肿瘤学协作专业委员会（CSCO）肿瘤营养治疗专家委员会推荐首选患者主观全面评定来评估肿瘤患者的营养状况。患者主观全面评定是专门为肿瘤患者设计的营养状况评估方法，由患者自我评估和医务人员评估两部分组成，具体内容包括体重、进食情况、症状、活动和身体功能、疾病与营养需求的关系、代谢需求、体格检查7个方面。澳大利亚临床肿瘤协会推荐放疗中每周评估1次，放疗结束后每2周评估1次，至少坚持6周。

七、营养治疗

（一）营养治疗的"五阶梯疗法"

中国抗癌协会肿瘤营养与支持治疗专业委员会提出营养治疗的"五阶梯疗法"：第一阶梯为正常饮食和营养教育；第二阶梯为正常饮食和口服营养补充；第三阶梯为全肠内营养，包括ONS和管饲；第四阶段为部分肠内营养（partial enteral nutrition，PEN）和部分肠外营养（partial parenteral nutrition，PPN）；第五阶梯为全肠外营养（total parenteral nutrition，TPN）。当前一阶梯不能满足患者需求3～5d时，应进入下一阶梯。上述"五阶梯疗法"将不同营养治疗方式根据患者的需要合理地结合在一起，发挥各自优势的同时弥补其不足，同时可根据患者的具体情况加以调整，使其更加符合患者的实际临床需要。

（二）营养宣教

中国抗癌协会肿瘤营养与支持治疗专业委员会提出，肿瘤患者营养宣教的基本内容应包括宣传肿瘤的病理生理；传授营养知识、提出营养建议；完成生活质量问卷调查和营养筛查或评估量表；查看患者血液及生化检验结果；告知营养筛查与评估的目的；回答患者及其家属提出的问题；讨论个体化的营养干预目标七大方面。有研究发现，接受专业营养宣教的患者比没有接受专业营养宣教的患者营养摄入情况要好，体重减轻少，生活质量水平高，可使患者能够顺利完成放疗计划，避免治疗中断的发生，并且在患者放疗结束后3个月仍能维持良好的营养状况和生活质量。

（三）肠内营养

1.经口补充营养　肿瘤患者营养摄入的理想途径是经口摄入，建议进食优质、高热量的流食或软食；对于可以经口进食同时存在营养摄入不足的患者建议增加医学膳食补充剂。这些营养补充剂可以提供一部分或大部分一餐所需的能量和蛋白质，减轻患者体重下降程度；另外，还有助于预防治疗中断的发生。需注意的是许多患者依赖补充剂作为摄取能量和蛋白质的重要途径，应该鼓励他们适当的口服一些食物。

2.鼻饲管补充营养　由于头颈部肿瘤患者绝大部分在接受放疗或放化疗的综合治疗过程中会出现明显的黏膜炎、味觉改变、唾液黏稠、恶心及呕吐等不良反应，使得患者极易放弃经口进食。鼻饲管是最常用的肠内营养管饲途径，具有无创、简便、经济等优点，在一定程度上可以缓解头颈部肿瘤患者营养摄入不足，降低治疗中断的频率和时间、避免再住院的问题。鼻饲管主要包括鼻胃管和鼻肠管，主要适用于短期喂养的患者，一般短于4周。在治疗过程中，由于患者已出现黏膜炎、口干、唾液黏稠等不良反应，经鼻放置导管可能会进一步加重上述不良反应；同时，由于头颈部肿瘤患者放疗期间需要面罩进行固定，经鼻留置导管可能会因操作不慎影响摆位准确性；此外，经鼻放置导管存在一定的误吸风险，且导管偏细容易发生堵塞，护理须谨慎。

3.经皮内镜下胃造口术（PEG）或空肠造口术（PEJ）　预计接受肠内营养时间超过4周的患者多考虑采用PEG或PEJ。该方法创伤小，可留置管数月或数年，满足长期管饲的需要。与鼻饲管相比，两者在维持患者体重方面及肺炎等感染发生率方面没有区别，但 PEG 或 PEJ 位置不易变动，较少刺激到头颈部黏膜，使患者有更好的生活质量，且由于胃/空肠造口管的直径比鼻饲管的大，经管注入的食物和药物更容易通过，不易发生堵塞。也有研究发现，相比鼻饲管，PEG 或 PEJ 患者更容易在治疗结束后出现吞咽困难和依赖管饲的现象，因此，即使采用了 PEG 或 PEJ，也应建议和鼓励患者经口保持适量的进食。

（四）肠外营养

对于胃肠道反应重，出现肠道功能紊乱等不能耐受肠内营养的患者，可考虑实施肠外营养，即通过外周静脉或中央静脉输入营养物质。肠外营养风险要高于肠内营养，因为要建立静脉通路所以易发生与外周静脉或中央静脉相关的感染。如果患者病情好转可以行肠内营养，应该尽早由肠外营养改为肠内营养。

八、展望

营养不良在头颈部肿瘤放疗的患者中发生率高且具有诸多危害，营养治疗作为改善患者营养不良的重要手段之一，已得到国内外研究广泛证实。及时给予患者营养治疗可以纠正患者体重下降，减少治疗中断发生，减轻治疗不良反应，增强机体免疫，改善患者生活质量。头颈部肿瘤放疗患者的营养治疗不应仅局限在放疗中，需要在放疗前、放疗中和放疗后进行全程营养管理。在未来的研究中，迫切需要设计合理完善的大样本、随机、对照、前瞻性临床试验来研究营养干预对患者预后及治疗毒性的影响，并进一步探讨营养干预的最佳方式及时机。

参 考 文 献

［1］Torre LA，Bray F，Siegel RL，et al．Global cancer statistics，2012．CA Cancer J Clin，2015，65（2）：87-108．

［2］Langius JA，Doornaert P，Spreeuwenberg MD，et al．Radiotherapy on the neck nodes predicts severe weight loss in patients with early stage laryngeal cancer．Radiother Oncol，2010，97（1）：80-85．

［3］De Luis DA，Aller R，Izaola O，et al．Influence of insulin resistance in obese patients on elevated serum alanine aminotransferase．European Review for Medical and Pharmacological Sciences，2007，11（1）：21-25．

［4］Unsal D，Mentes B，Akmansu M，et al．Evaluation of nutritional status in cancer patients receiving radiotherapy：a prospective study．AmJ Clin Oncol，2006，29（2）：183-188．

［5］Brookes GB．Nutritional status-a prognostic indicator in head and neck cancer．Otolaryngol Head Neck Surg，1985，93（1）：69-74．

［6］Hussain M，Kish JA，Crane L，et al．The role of infection in the morbidity and mortality of patients with head and neck cancer undergoing multimodality therapy．Cancer，1991，67（3）：716-721．

［7］Reilly JJ．Does nutrition management benefit the head and neck cancer patient？ Oncology（Williston Park），1990，4（6）：105-115．

［8］Sako K，Lore JM，Kaufman S，et al. Parenteral hyperalimentation in surgical patients with head and neck cancer：a randomized study. J Surg Oncol，1981，16（4）：391-402.

［9］Larsson M，Hedelin B，Johansson I，et al. Eating problems and weight loss for patients with head and neck cancer：a chart review from diagnosis until one year after treatment. Cancer Nurs，2005，28（6）：425-435.

［10］Britton B，Clover K，Bateman L，et al. Baseline depression predicts malnutrition in head and neck cancer patients undergoing radiotherapy. Support Care Cancer，2012，20（2）：335-342.

［11］Piquet MA，Ozsahin M，Larpin I，et al. Early nutritional intervention in oropharyngeal cancer patients undergoing radiotherapy. Support Care Cancer，2002，10（6）：502-504.

［12］Bahl A，Elangovan A，Kaur S，et al. Pre-Treatment Nutritional Status and Radiotherapy Outcome in Patients with Locally Advanced Head and Neck Cancers. Gulf J Oncolog，2017，1（25）：61-63.

［13］Yuce Sari S，Yazici G，Yuce D，et al. The effect of glutamine and arginine-enriched nutritional support on quality of life in head and neck cancer patients treated with IMRT. Clin Nutr ESPEN，2016，16（1）：30-35.

［14］Bressan V，Stevanin S，Bianchi M，et al. The effects of swallowing disorders，dysgeusia，oral mucositis and xerostomia on nutritional status，oral intake and weight loss in head and neck cancer patients：A systematic review. Cancer Treat Rev，2016，45（1）：105-119.

［15］Cox JD，Fu KK，Pajak TF，et al. Radiation Therapy Oncology Group（RTOG）trials for head and neck cancer. Rays，2000，25（3）：321-323.

［16］Vlooswijk CP，van Rooij PH，Kruize JC，et al. Dietary counselling and nutritional support in oropharyngeal cancer patients treated with radiotherapy：persistent weight loss during 1-year follow-ups. Eur J Clin Nutr，2016，70（1）：54-59.

［17］Garg S，Yoo J，Winquist E. Nutritional support for head and neck cancer patients receiving radiotherapy：a systematic review. Support Care Cancer，2010，18（6）：667-677.

［18］O'Sullivan JM，Hollywood DP，Cody N，et al. Accelerated radiation therapy，seven fractions per week，for advanced head and neck cancer-a feasibility study. Clin Oncol，2002，14（3）：236-240.

［19］Overgaard J，Hansen HS，Specht L，et al. Five compared with six fractions per week of conventional radiotherapy of squamous-cell carcinoma of head and neck：DAHANCA 6 and 7 randomised controlled trial. Lancent，2003，362（9388）：933-940.

［20］Shah N，Saunders MI，Dische S. A pilot study of postoperative CHART and CHARTWEL in head and neck cancer. Clin Oncol，2000，12（6）：392-396.

［21］Trotti A，Bellm LA，Epstein JB，et al. Mucositis incidence，severity and associated outcomes in patients with head and neck cancer receiving radiotherapy with or without chemotherapy：a systematic literature review. Radiother Oncol，2003，66（3）：253-262.

［22］Murphy BA，Gilbert J. Dysphagia in head and neck cancer patients treated with radiation：assessment，sequelae，and rehabilitation. Semin Radiat Oncol，2009，19（1）：35-42.

［23］Wolff HA，Bosch J，Jung K，et al. High-grade acute organ toxicity as positive prognostic factor in primary radio（chemo）therapy for locally advanced，inoperable head and neck cancer. Strahlenther Onkol，2010，186（5）：262-268.

［24］Schindler A，Denaro N，Russi EG，et al. Dysphagia in head and neck cancer patients treated with radiotherapy and systemic therapies：Literature review and consensus. Crit Rev Oncol Hematol，2015，96（2）：372-384.

［25］Paccagnella A，Morello M，Da MM，et al. Early nutritional intervention improves treatment tolerance and outcomes in head and neck cancer patients undergoing concurrent chemoradiotherapy. Support Care Cancer，2010，18（7）：837-845.

［26］Isenring EA，Capra S，Bauer JD. Nutrition intervention is beneficial in oncology outpatients receiving radiotherapy to the gastrointestinal or head and neck area. Br J Cancer，2004，91（3）：447-452.

［27］Cereda E，Cappello S，Colombo S，et al. Nutritional counseling with or without systematic use of oral nutritional supplements in head and neck cancer patients undergoing radiotherapy. Radiotherapy and Oncology，2018，126（1）：81-88.

［28］Arends J，Bachmann P，Baracos V，et al. ESPEN guidelines on nutrition in cancer patients. Clin Nutr，2017，36（1）：11-48.

［29］恶性肿瘤患者的营养治疗专家共识. 临床肿瘤学杂志，2012，17（1）：59-73.

［30］石汉平，赵青川，王昆华，等. 营养不良的三级诊断. 肿瘤代谢与营养电子杂志，2015，2（2）：31-36.

［31］Ottery FD. Rethinking nutritional support of the cancer patient：the new field of nutritional oncology. Semin Oncol，1994，21（6）：770-778.

［32］Head and Neck Guideline Steering Committee. Evidence-based practice guidelines for the nutritional management of adult patients with head and neck cancer. Sydney：Cancer Council Australia. Available from：http：//wiki.cancer.org.au/australia/COSA：Head_and_neck_cancer_nutrition_guidelines.

［33］van den Berg MG，Rasmussen-Conrad EL，Wei KH，et al. Comparison of the effect of individual dietary counselling and of standard nutritional care on weight loss in patients with head and neck cancer undergoing radiotherapy. Br J Nutr，2010，104（6）：872-877.

［34］Ravasco P，Monteiro-Grillo I，Marques VP，et al. Impact of nutrition on outcome：a prospective randomized controlled trial in patients with head and neck cancer undergoing radiotherapy. Head Neck，2005，27（8）：659-668.

［35］Langius JA，Zandbergen MC，Eerenstein SE，et al. Effect of nutritional interventions on nutritional status，quality of life and mortality in patients with head and neck cancer receiving（chemo）radiotherapy：a systematic review. Clin Nutr，2013，32（5）：671-678.

［36］American Society for Parenteral and Enteral Nutrition（A. S. P. E. N.）Board of Directors. Guidelines for the use of parenteral and enteral nutrition in adult and pediatric patients. JPEN J Parenter Enteral Nutr，2002，26（1 Sup）：1SA -138SA.

［37］Fietkau R，Iro H，Sailer D，et al. Percutaneous endoscopically guided gastrostomy in patients with head and neck cancer. Recent Results Cancer Res，1991，121（1）：269-282.

［38］蒋朱明. 临床诊疗指南：肠外肠内营养学分册（2008版）. 北京：人民卫生出版社，2009.

［39］Wang J，Liu M，Liu C，et al. Percutaneous endoscopic gastrostomy versus nasogastric tube feeding for patients with head and neck cancer：a systematic review. J Radiat Res. 2014；55（3）：559-567.

［40］Lees J. Nasogastric and percutaneous endoscopic gastrostomy feeding in head and neck cancer patients receiving radiotherapy treatment at a regional oncology unit：a two-year study. Eur J Cancer Care. 1997；6（1）：45-49.

［41］石汉平，凌文华，李薇，等. 肿瘤营养学（2012版）. 北京：人民卫生出版社，2012.

◈ 第14章 ◈

胸部肿瘤放射治疗患者的营养治疗

第一节　食管癌放射治疗患者的营养治疗

食管癌是世界范围内特别是我国高发的恶性肿瘤之一。2012年，全球食管癌新发和死亡病例分别为572 034例和508 505例，分别居所有恶性肿瘤的第9位和第6位。根据2019年1月中国国家癌症中心发布的2015年全国最新癌症数据，中国食管癌的发病率在男性恶性肿瘤中居第5位，在女性中居第9位，死亡率在男性中居第4位，在女性中居第6位。由于食管特殊的解剖位置和生理功能，食管癌患者营养不良的发生率高，居所有恶性肿瘤的第1位。营养不良会对食管癌放射治疗产生不利影响，包括降低患者的辐射敏感性和精确性、增加放疗不良反应，进而降低治疗疗效。积极的营养治疗可以明显降低食管癌放疗患者治疗期间的体重下降，缩短住院时间，改善生活质量，减少不良反应，提高治疗效果。

一、营养不良的发生机制

食管癌患者营养不良的发生机制很复杂，包括肿瘤本身的因素及与治疗相关的因素。肿瘤本身的因素又分为局部因素和全身因素。局部因素包括食管肿瘤引起的吞咽困难、吞咽疼痛、胃食管反流、呛咳等；全身因素则包括肿瘤引起的厌食、早饱、基础代谢率增加及葡萄糖、蛋白质、脂代谢紊乱等。

放疗是食管癌综合治疗的主要手段，80%的食管癌患者在其治疗的不同时期需要接受放疗。接受放疗的食管癌患者可能会发生不同程度的放射性食管炎、放射性肺炎等并发症，导致吞咽疼痛、厌食、恐惧进食、咳嗽等症状，在一定程度上导致或加重营养不良的发生。

二、营养治疗的目标

食管癌放疗患者开展营养治疗的目标主要为：①评估、预防和治疗食管癌放疗患者的营养不良；②提高患者放疗耐受性和依从性；③降低放疗不良反应；④提高患者放疗疗效和生活质量。

三、营养治疗的证据

营养治疗对食管癌放疗患者具有积极的意义。吕家华等对82例食管癌同步放、化疗患者按2∶1比例随机分为试验组（同步放、化疗联合肠内营养组）和对照组（同步放、化疗组）。试验组在同步放化疗及自然饮食的基础之上，根据患者吞咽困难程度、饮食结构和进食量不同给予10～25kcal/（kg·d）的能全素肠内营养制剂补充。结果显示，肠内营养可以减少食管癌患者放、化疗期间的体重下降，提高患者营养状况和治疗耐受性，降低不良反应发生率。Qiu等开展的一项随机对照临床研究，总共纳入96例同步放、化疗食管癌患者，随机分为试验组（全程营养管理治疗）和对照组（一般营养治疗）。研究结果发现，在整个试验期间，两组之间的血清白蛋白和总蛋白的变化存在显著差异（$P < 0.05$），试验组治疗前、后并发症（如放射性食管炎、皮肤症状）和生活质量明显优于对照组（$P < 0.05$）。

四、营养诊断

恶性肿瘤放疗患者营养不良的诊断采用三级诊断。营养筛查是营养不良诊断的第一步，包括营养风险筛查、营养不良风险筛查、营养不良筛查三方面，可以分别采用NRS 2002、营养不良通用筛查工具（malnutriton universal screening tool，MUST）或者营养不良筛查工具（malnutrition screening tool，MST）、标准体重和BMI进行筛查。

营养评估是营养不良的二级诊断，通过评估主要判断患者有无营养不良及其严重程度。常用的营养评估量表有SGA、PG-SGA等。SGA是ASPEN推荐的临床营养评估工具，其目的是发现营养不良，并对营养不良进行分级。PG-SGA是专门为肿瘤患者设计的肿瘤特异性营养评估工具，由患者自我评估和医务人员评估两部分组成，具体内容包括体重、进食情况、症状、活动和身体功能、疾病与营养需求的关系、代谢需求、体格检查7个方面。

营养评估应该在患者入院后48h内完成，由护士、医师和营养师共同实施。在营养评估基础上，为了进一步了解营养不良的类型、导致营养不良的原因，以及分析营养不良是否合并代谢紊乱及器官功能障碍，需要进一步进行综合测定，即营养不良的三级诊断。综合测定的内容包括应激程度、炎症反应、能量消耗水平、代谢状况、器官功能、人体组成、心理状况等方面，应该在入院后72h内完成。

五、营养治疗的适应证

不推荐对食管癌放疗患者进行常规营养治疗，而是应该建立在营养诊断的基础之上。食管癌放疗患者营养治疗的适应证主要有：中、重度吞咽困难；1个月内体重下降在5%以上；BMI < 18.5；PG-SGA ≥ 4分；患者营养摄入量少于正常需要量的60%达到3～5d以上等。

六、营养治疗的途径

营养治疗的途径包括肠内营养和肠外营养两种方式。肠内营养是指通过口服或管饲途径，经过肠道补充机体代谢所需的营养物质；肠外营养指通过静脉途径提供机体所需要的蛋白质、氨基酸、糖类、电解质、微量元素等营养物质以达到营养治疗的方法。肠内营养更符合人体生理，有利于维持肠道黏膜细胞结构与功能完整性，并发症少且价格低廉，因此只要患者存在或部分存在胃肠道消化、吸收功能，就应尽可能考虑肠内营养。

肠内营养途径主要有口服和管饲。肠内营养途径的选择遵循四阶梯模式，见图14-1。口服营养补充是以特殊医学用途食品经口服途径摄入，补充日常饮食的不足。大多数食管癌放疗患者均伴有食管完全或不完全梗阻及吞咽困难，单纯ONS往往不能满足患者全部的营养需求而需要进行管饲。管饲途径分为两大类，一是无创置管技术，主要是指经鼻途径放置导管，根据病情需要，导管远端可放置在胃、十二指肠或空肠中；二是有创置管技术，包括微创（内镜协助）和外科手术下各类造口技术。经鼻置管是最常用的肠内营养管饲途径，具有无创、简便、经济等优点，其缺点是可能导致鼻咽部刺激、溃疡形成、出血、导管脱出或堵塞、反流性肺炎等并发症。鼻饲管主要用于短期患者（一般短于4周），如肠内营养时间需超过4周的患者，可以考虑行经皮内镜下胃造口术或空肠造口术。PEG/PEJ创伤小，可置管数月至数年，能满足长期的营养需求。部分食管癌患者，因肿瘤堵塞管腔导致鼻饲管或PEG/PEJ无法安置时，可采取手术下胃或空肠造口。对于管饲，导管远端位置的选择对于营养治疗的效果和并发症有重要影响。在选择位置时，应充分评估患者的胃动力情况和发生误吸风险的高低，在患者胃动力基本正常，误吸风险低的情况下，首选经胃途径。

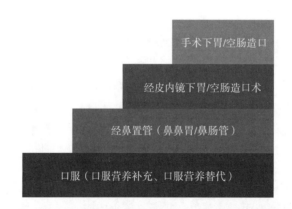

图14-1 食管癌放疗患者肠内营养途径选择的四阶梯原则

食管癌患者普遍存在吞咽困难，部分患者无法实施肠内营养或肠内营养无法完全满足正常人体需要，这时应该考虑肠内营养联合肠外营养或全肠外营养。肠外营养输注途径包括经外周静脉的肠外营养途径和经中心静脉的肠外营养途径。经外周静脉的肠外营养途径简便易行，且容易早期发现静脉炎，缺点是输液渗透压不能过高，需反复穿刺，易发生静脉炎，故不宜长期使用。经外周静脉的肠外营养途径主要适应证：①短期肠外营养（＜2周）、营养液渗透压低于1200mOsm/（kg·H$_2$O）；②中心静脉置管禁忌或患者不愿置管；③导管相关性感染或有脓毒症。经中心静脉的肠外营养途径包括经颈内静脉、锁骨下静脉或上肢的外周静脉达上腔静脉，其主要适应证有：肠外营养超过2周、营养液渗透压高于1200mOsm/（kg·H$_2$O）。

七、营养素

食管癌放疗患者所需的营养素与一般放疗患者类似，主要包括糖类、脂肪、蛋白质、水、电解质、微量元素和维生素。三大营养物质（糖类、脂肪和蛋白质）的代谢是机体供能和维持人体生命活动及内环境稳定最重要的因素，也是制订营养方案时首要考虑的因素。能量需求的准确预测是临床营养治疗的前提。能量需求的预测方法有测定法和估算法。测定法相对精准，但操作复杂，估算法操作方便，应用范围更广。至今Harris-Bend-eict及其改良公式一直作为临床上计算机体基础能量消耗的经典公式。食管癌放疗患者，一般推荐能量需求量为25～30kcal/（kg·d）。非荷瘤状态下三大营养素的供能比例为：糖类50%～55%、脂肪25%～30%、蛋白质15%～20%。正常成人饮食中，糖类提供35%～70%的非蛋白质热量，肿瘤细胞的糖酵解能力是正常细胞的20～30倍，因此应该减少糖类在总能量中的供能比例，提高蛋白质、脂肪的供能比例。脂肪的主要生理功能是提供能量、构成身体组织、供给必需脂肪酸并携带脂溶性维生素等，脂肪供能应占总能量的20%～30%。正常成人每日蛋白质的基础需要量为0.8～1.0g/kg，相当于氮0.15g/kg，部分肿瘤患者随代谢的变化蛋白质需要量可以提高到1.5～2.0g/（kg·d）。氨基酸提供机体最直接、最有效的氮源，静脉内给予的氮应由氨基酸提供，它比蛋白质供氮更合理，直接参与合成代谢，且无异性蛋白副作用。水是维持生命的必需物质，也是营养治疗的重要成分。一般成人每日需水量为30ml/（kg·d），但受代谢、年龄、体力、温度和膳食等影响较大。对于食管癌放疗患者，由于吞咽困难和食管放射性炎症，食管分泌物较多且通过口腔排出，因此需要更多的水分摄入。

八、肠内营养配方

临床上可供选用的肠内营养配方很多，其成分与营养价值差别很大，临床医师选择配方时除主要考虑其蛋白质、糖类与脂肪的来源及比例外，同时也要参考该配方中包含的膳食纤维、维生素和微量元素含量等。另外，不同患者的营养状况、代谢、基础疾病及应激状态不尽相同，因此应该选择个体化的营养配方。如高代谢和有应激反应的患者应选择高热量配方；需要限制水分摄入的患者应选择浓度较高（如能量密度为1.5kcal/ml）的配方；大多数食管癌患者合并免疫功能异常，可以选择具有免疫调节作用的营养配方。肠内免疫营养有助于食管癌同步放、化疗患者在治疗过程中获得更好的营养状况或维持免疫功能。Miyata H的研究共纳入61例新辅助化疗的食管癌患者并随机分为富含ω-3脂肪酸的肠内营养组（n=31）或ω-3脂肪酸含量较少的肠内营养组（n=30）。富含ω-3脂肪酸的肠内营养组每日给予剂量为900mg，而ω-3脂肪酸含量较少组每日给予剂量为250mg。结果显示，对比3/4级白细胞减少症的发生率和中性粒细胞减少率，两组没有显著差异（$P>0.05$）。然而，ω-3脂肪酸富含组口腔炎和腹泻的发生率明显少于ω-3脂肪酸较少组。另外，该研究还发现，ω-3脂肪酸对肝还有一定的保护作用，ω-3富含组谷草转氨酶和谷丙转氨酶水平显著低于ω-3脂肪酸较少组（$P=0.012$和$P=0.015$）。Fietkau R等的研究则显示富含ω-3 PUFA的肠内营养配方相对于标准营养配方更能改善食管癌放疗患者的营养状况和生活质量。

九、肠外营养配方

与肠内营养类似，肠外营养的配方也应该根据患者的营养需求、代谢能力、基础疾病等方面综合考虑。结合人体正常的营养需要，目前推荐的肠外营养配方主要包括：能量为20～30kcal/（kg·d）、葡萄糖为2～4g/（kg·d）、脂肪为1～1.5g/（kg·d）、氮量为0.1～0.25g/（kg·d）、氨基酸为0.6～1.5g/（kg·d）。葡萄糖一直是肠外营养的主要供能物质，目前肿瘤患者常用的浓度有5%、10%、50%等。高浓度的葡萄糖渗透压高，最好经中心静脉导管输入，以避免外周静脉血栓性静脉炎。给予肠外营养时葡萄糖推荐量一般不超过300～400g/d，过量输入可能引起高血糖、糖尿，甚至是非酮症高渗高糖性昏迷。脂肪的主要营养价值为供能和提供必需脂肪酸，目前临床上常用的脂肪乳浓度有10%、20%、30%。脂肪乳有长链脂肪乳、中链脂肪乳和结构型中长链脂肪乳（结构脂肪乳）。长链脂肪乳的代谢需要卡尼汀辅助；中链脂肪乳不需要卡尼汀，但其不包含亚油酸和亚麻酸；结构脂肪乳则是将中、长链脂肪乳进行均匀混合使用。肠外营养液中最常用的氮源是结晶氨基酸。复方氨基酸由8种必需氨基酸和6～10种非必需氨基酸配制而成，能提供生理性肠外营养，是最理想的氮源。谷氨酰胺、精氨酸等特殊氨基酸也应该被包含在肠外营养配方中，能够维持肠道黏膜功能，调节肿瘤患者免疫力。用于肠外营养的维生素注射液通常为复方制剂，每支所含的各种维生素刚好为成人每天的需要量，使用十分方便。机体内无水溶性维生素储备，肠外营养时应该常规给予，尤其是对于病情危重的患者，给予量可根据具体情况适量增加；脂溶性维生素在患者体内有一定的储备，因此短期肠外营养患者可暂时不用给予。

肠外营养中电解质溶液很多，如10%氯化钠、10%氯化钾、10%葡萄糖酸钙、25%硫酸镁及各种电解质综合的复合制剂，如钠钾镁钙葡萄糖注射液等。在进行肠外营养时，电解质的给予量不是固定不变的，应在基础需要量或推荐的给予量之上，综合患者的病情变化、营养状况和电解质情况进行动态监测和调整。

十、营养治疗的评价

在恶性肿瘤放疗过程中，医师应该对肠内营养的疗效和不良反应进行定期评价，以便及时调整肠内营养的途径和方案。评价指标包括快速反应指标、中速反应指标和慢速反应指标。快速反应指标应每周测量1～2次，必要时每天测量1次，包括体重、血常规、电解质、肝肾功能、炎症参数、白蛋白、前白蛋白、运铁蛋白等。急性放射损伤属于快速反应指标，应该根据患者情况密切观察，采用RTOG急性放射反应评价标准进行分级评价。中速反应指标应每月测量1～2次，包括人体测量参数、人体成分分析、生存质量评估、体能评估、肿瘤病灶评估、晚期放射反应等。慢速反应指标为生存分析，应每3～6个月测量1次。在放疗过程中，对患者进行肠内营养疗效评价后，应根据评价结果对患者放疗和肠内营养治疗方案进行动态调整。

十一、营养方案的调整

食管癌放疗患者，由于放疗所致不良反应和肿瘤消退等情况，患者进食量、饮食结构和营养状况可能不断发生变化。初始的肠内营养方案并不一定适合患者放疗的全过程，因此应该在治疗过程中进行及时调整。肠内营养方案调整的主要依据为患者的营养状况（特别是体重）、吞咽困难、吞咽疼痛、进食量及饮食结构等的变化情况；调整的内容包括肠内营养的途径、总的营养需求和各营养素的构成比例等。当放疗联合肠内营养治疗的患者出现放射性食管炎、放射性食管水肿、食管气管瘘等影响进食和肠内营养实施的时候，应该调整为部分或全肠外营养。对于吞咽严重梗阻的食管癌患者，可以在肠外营养的基础上行同步放、化疗或腔内放疗以解除局部梗阻。放疗过程中随着肿瘤的消退，患者吞咽困难缓解后，可以由肠外营养逐渐过渡到肠内营养。肠内、肠外营养过渡一定要循序渐进，防止出现再喂养综合征。

第二节　肺癌放射治疗患者的营养治疗

恶性肿瘤已经成为严重威胁人类生命健康的疾病。2015年我国癌症新发病例约429.2万人，相当于每天诊断1.2万例癌症患者，癌症死亡病例约281.4万。肺癌是发病率和死亡率最高的疾病，2015年新发肺癌病例约73.3万人，肺癌死亡约61万人。肺癌的治疗以包含手术、放疗、化疗、分子靶向治疗及免疫治疗的综合治疗为主。恶性肿瘤对机体的消耗、各种治疗手段的副作用都对机体的营养状态造成负面影响，导致很多肺癌患者处于高营养风险中。营养不良使机体免疫功能下降，机体对各种治疗的耐受性下降，从而降低了治疗效果。积极的营养治疗可维持患者体重稳定，改善患者生活质量，提高患者对治疗的耐受性。

一、肺癌患者的营养不良发生机制

肺癌患者的营养不良发生机制包括肿瘤因素和治疗因素。肺癌发生营养不良的风险虽不及食管癌和头颈部肿瘤这种严重影响进食的恶性肿瘤高，但肺癌患者的营养状态管理仍是临床工作中不可忽略的重要内容。肺癌患者通常处于高代谢状态，葡萄糖、蛋白质、脂质代谢紊乱，尤其对于肿瘤负荷重的患者，表现得尤为明显。肺癌的治疗手段，如手术、放疗及化疗等都可能对患者的营养摄取造成不利影响，尤其是放疗引起的放射性食管炎，以及化疗引起的食欲缺乏、恶心、呕吐等都严重影响了患者的营养摄入，使患者长期处于负氮平衡状态，造成骨骼肌蛋白质的丢失，从而加剧患者的营养不良。系统性炎症综合征（systemic inflammation syndrome）与疲乏、体力下降、厌食、体重降低直接相关，其在肺癌患者中并不少见。测量C反应蛋白和白蛋白水平有利于评估系统性炎症综合征的严重程度。系统性炎症综合征可显著影响患者的新陈代谢过程：脂肪和肌肉的蛋白质被消耗，急性期蛋白产生增加；系统性炎症反应常导致胰岛素抵抗和糖耐量降低，加剧糖尿病患者的营养不良状况。即使在有效营养支持治疗下，给予患者足够的营养摄入，系统性炎症综合征仍能阻止机体恢复骨骼肌含量。

二、肺癌的营养筛查

恶性肿瘤患者是营养不良的高危人群，因此应对所有的恶性肿瘤住院及门诊患者进行营养筛查。体重和BMI是简单易用的评估方法，可初步评估肿瘤患者的营养状态，根据体重的动态变化可了解肿瘤引起机体消耗的初步情况。值得注意的是在用体重评估患者营养状态时应考虑去除胸腔积液、腹水及水肿成分。一项基于8160例患者的临床研究显示，体重下降比例和BMI分别与肿瘤患者的生存时间显著相关，经过年龄、性别、肿瘤位置、临床分期和PS评分等因素较正的基于体重下降比例和BMI两项因素构建的分度标准中，高BMI且低体重下降的患者生存数据最佳，低BMI和高体重下降预后不良。营养筛查有一系列工具量表，如NRS 2002、MUST及MST等，可用以初步筛查出有营养不良发生风险的患者。

三、肺癌的营养评估

对营养筛查有营养不良发生风险的患者应进行营养评估，常用的营养评估量表有SGA、PG-SGA和MNA等。SGA是ASPEN推荐的临床营养评估工具，其目的是发现营养不良，并对营养不良进行分级。PG-SGA是专门为肿瘤患者设计的肿瘤特异性营养评估工具，由患者自我评估和医务人员评估两部分组成，具体内容包括体重、进食情况、症状、活动和身体功能、疾病与营养需求的关系、代谢需求、体格检查7个方面。

四、肺癌的营养治疗

1.营养治疗的目的和适应证　在营养筛查和营养评估的基础上，对营养不良患者应进行营养治疗。营养治疗的目的是维持和改善食物摄取，改善新陈代谢紊乱状态，维持骨骼肌含量和体力活动能力，减少抗肿瘤治疗的非计划性中断甚至中止，改善患者的生活质量。没有证据提示对恶性肿瘤患者进行积极的营养治疗，促进了肿瘤的生长。营养治疗的适应证包括：①食物摄入不足，患者不能进食持续1周或能量摄入小于需要量的60%持续1~2周及以上；②1个月内体重下降5%以上；③BMI＜18.5；④PG-SGA≥4分；⑤严重厌食、恶心、呕吐等胃肠道反应。

2.营养治疗的时机　关于营养治疗的时机目前尚缺乏足够的临床证据，但由于营养不良与预后差显著相关，且一旦发生严重的新陈代谢紊乱，即使给予恰当的营养治疗也不易完全纠正。因此，对有营养风险患者的营养治疗应在尚未发生严重新陈代谢异常时及早开始，以维持和改善患者的营养状态。

3.营养治疗的形式　营养治疗的形式包括：营养咨询和营养指导、肠内营养、肠外营养、物理治疗及药物治疗等。

（1）营养咨询和营养指导：是营养治疗中的一线治疗。Halfdanarson等实施的一项包含5个随机对照试验共488例患者的系统评价显示：营养咨询和营养指导试验组与对照组相比，提高了患者的生存质量。专业的营养咨询不同于临床工作中偶然对患者提出的简单营养建议，而是由受过专业营养学培训的专业人员针对营养高危者专门进行的专业营养沟通过程（包括估计和计算患者每日所需能量；指导患者的膳食构成、制备过程及营养元素的摄入比例，增加高能量、高蛋白质饮食，必要时指导患者改变进餐频率、减少每餐进食量等进食细节；指导应用改善消化、吸收的药物等内容），并通过充分沟通使患者完全理解营养建议，并付诸实施。营养咨询和营养指导时应充分考虑患者的个人习惯和喜好，恰当的沟通技巧是营养建议被患者采纳和实施的基础。

（2）口服营养补充：增加能量和蛋白质摄入的最佳方式是通过正常进食。在正常进食摄入不足时，可通过一线营养咨询和指导，鼓励患者增加高能量、高蛋白质的自主饮食。当能量摄取仍不足时，口服营养补充是最经济、有效的方式，即以配方科学的特殊医学用途食品经口摄入，补充日常饮食的不足。经口进食足够的食物除能够满足机体能量需求之外，还对患者的心理健康具有重要意义，心理健康也是患者生活质量的重要组成部分。

（3）肠内营养：人工营养包括肠内营养和肠外营养。当经历一线营养咨询和指导及ONS后能量摄入仍不足时，或患者无法经口进食时，应采用肠内营养方式补充营养摄取。肠内营养的途径包括：鼻胃管、鼻空肠管、胃造口术及空肠造口术等。肠内营养可提高能量摄取和体重，改善患者生活质量，但不影响长期生存。营养治疗可能对减轻晚期放疗反应有积极作用。

（4）肠外营养：不加选择地应用肠外营养弊大于利。肠外营养仅用于当加用肠内营养仍不足以满足患者能量要求时，或有严重的胃肠吸收障碍、短肠综合征、腹膜多发转移的患者，可选择肠外营养。

（5）物理治疗：肿瘤患者的体力活动减少，分解代谢增加，肌肉消耗，机体功能有退化趋势。物理治疗包括每日日常生活中的体力活动、适当的有氧训练和力量训练，恰当的身体锻炼可增加机体的合成代谢，增加对营养素的利用。多个系统评价及RCT已经证实了各期恶性肿瘤患者进行适当的身体锻炼的安全性。改变久卧、久坐的生活方式，以及进行恰当的身体锻炼有利于维持和提高患者的有氧代谢能力、肌力，改善疲乏，提高生活质量，且对患者心理状态有积极影响，可减少焦虑感，提高自信心。适当的身体锻炼可减少肌肉的分解代谢，增加合成代谢，缓解机体高分解代谢状态，减轻系统性炎症。抗阻力锻炼可能较有氧训练在增加肌力方面更有效。多数临床试验都是基于临床分期较早的患者，多是在根治治疗后进行。关于肺癌患者身体锻炼的临床试验较缺乏，对患者身体锻炼的建议是应个体化，综合考虑患者的肿瘤负担、身体一般状况、既往体力活动情况，循序渐进。

（6）药物治疗：对于严重营养不良的患者，可应用药物治疗刺激食欲、促进胃动力。糖皮质激素有暂时改善食欲的作用，一般可持续几周，随着糖皮质激素免疫抑制、胰岛素抵抗、肌肉分布等副作用逐渐显现，改善食欲的作用逐渐消失。因此不主张长期应用，仅在预期生存时间短，尤其是合并有疼痛、恶心、呕吐的患者中应用。

孕激素类药物主要包括甲地孕酮和甲羟孕酮，患者可用于改善食欲，具有增加体重的作用。孕激素类药物不改善患者生活质量，应用中应注意其副作用，如可导致水肿、阳痿、阴道出血，尤其是其增加血栓的风险，可能会增加患者死亡风险。

五、营养与肿瘤治疗相关的副作用

在肺癌的综合治疗过程中，应积极识别和治疗影响患者营养状态的副作用，避免或减轻与治疗相关的副作用，以免加重患者营养负担。

1.手术治疗　对接受手术治疗的肺癌患者应采用加速康复外科（enhanced recovery after Surgery，ERAS）程序，包括减少患者所受手术打击；减少并发症，促进患者康复；维持营养状态；术后给予恰当的镇痛治疗；术前减少液体和糖类的输注；术后首日鼓励患者经口进食，促进胃肠道功能的早期恢复。研究显示，ERAS可显著降低手术给患者带来的代谢紊乱，减少与手术副作用相关的营养不良发生率。对于营养风险高的患者应重新进行创伤大的根治性手术与姑息减症手术之间的利益代价分析。

2.放射治疗　放疗是治疗恶性肿瘤的一种重要的局部治疗手段，除少数全身反应外，其副作用大多发生在放射野局部。肺癌的放射治疗常不可避免地照射到食管。在勾画靶区阶段就应充分考虑到食管的照射剂量，在肿瘤区（gross target volume，GTV）向临床靶区（clinical target volume，CTV）的外扩和勾画中应充分权衡，适当减少食管涉入计划靶区（planning target volume，PTV）的范围。在计划制订阶段应采用合理的放射野分布，减少食管的照射范围。计划评估阶段应对食管受照射的最大剂量（Dmax）和平均剂量（Dmean）给予充分重视。食管受照射的Dmax不应超过处方剂量的105%，Dmean的大小与靶区和食管的相对空间位置关系密切，应努力使Dmean减低到可合理达到的最低水平。

放射性食管炎通常发生在常规分割放疗10～20次后，轻者仅表现为吞咽异物感，典型表现为吞咽疼痛、吞咽困难，严重者影响进食、进饮。放射性食管炎需要及时的临床介入，以降低其对患者进食的影响，可应用含利多卡因、B族维生素、地塞米松的漱口水，选择合适体位吞咽，使其缓慢通过食管，在局部发挥镇痛、抗炎、修复食管黏膜的作用。对于重度放射性食管炎的患者可全身应用糖皮质激素治疗，必要时联合全身镇痛治疗。

3.化疗　化疗的消化道反应是影响患者营养状态的首要因素，尤其对于消化道反应较重的化疗方案，应在化疗前常规给予5-HT$_3$受体拮抗剂，糖皮质激素可增强5-HT$_3$受体拮抗剂的镇吐作用，必要时联合应用阿瑞匹坦。化疗前即已存在体重减低、肌肉含量减少的患者更容易发生剂量限制毒性反应，应给予重视。

六、对放疗副作用的预防和治疗

理论上，任何恶性肿瘤都可被射线毁损，限制放疗发挥更大、更积极作用的是靶区周围及射线入路上的正常组织。放疗是治疗恶性肿瘤的一种重要的局部治疗手段，除少数全身反应外，其副作用大多发生在放射野局部。胸部放疗引起的副作用包括放射性肺炎、放射性肺纤维化、放射性气管炎、放射性皮炎，少数患者可发生心包积液、胸腔积液及肋骨骨折等。相关副作用可降低患者的生活质量，提高基础代谢，影响食欲，降低患者对营养的摄取，增加机体营养负担，因此控制放疗副作用的发生具有营养学意义。在肺癌的综合治疗过程中，应积极识别和治疗放疗副作用，避免或减轻其对患者营养状态的不良影响。

1.放射性肺损伤　放射性肺损伤（radiation-induced lung injury，RILI）包括放射性肺炎和放射性肺纤维化，是胸部放疗剂量给予的重要限制性因素之一。放射性肺损伤可降低患者的生活质量，提高患者的基础代谢，增加机体营养负担，因此控制放射性肺损伤的发生具有营养学意义。随着放疗设备的更新和放疗理念的发展，已经可以通过控制照射的剂量和范围将放射性肺损伤的发生风险限制在可接受范围内。对于并行器官，照射剂量并不是唯一衡量副作用发生风险的指标，照射体积同样重要。肺V20是指接受超过20Gy放疗剂量的正常肺体积占肺总体积的百分比。V20与放射性肺炎的发生风险相关。在一项包含99例不可手术切除的非小细胞肺癌患者的临床研究中，V20＜22%时，没有患者发生放射性肺炎，V20在22%～31%时，2级以上放射性肺炎的发生率为7%，当V20＞40%，2级以上放射性肺炎的发生率达到了36%。此外V5和肺平均剂量（Dmean）也对放射性肺炎的预测有重要意义，肺V20应小于35%，V5应小于60%，Dmean应小于35Gy。为减少放射性肺炎的发生风险，应努力完善放疗计划，使肺的内照射剂量和内照射体积达到可合理达到的尽可能低的水平。

有报道提示，同步化疗、诱导化疗可能增加放射性肺炎的发生风险，但二者是非小细胞肺癌（non-small cell lung cancer，NSCLC）综合治疗的重要手段，对保证局部控制和总生存时间具有重要意义，当放射性肺炎发生风险和严重程度在可接受范围内，使用同步化疗、诱导化疗是合理的，符合辐射实践正当化原则。在化疗方案的选取中应注意避免肺毒性的叠加，选择肺毒性小的化疗方案，应避免选择吉西他滨、多柔比星、博来霉素、长春新碱、丝裂霉素及放线菌素D等。

2. 放射性心脏损伤　以往的胸部放疗并未对心脏的照射给予充分的重视。RTOG 0617提示更高的心脏内照射剂量与总生存时间相关，在单因素分析和多因素分析中，心脏V5和V30均与总生存时间相关，这从一个侧面解释了为什么更高的肺癌照射剂量不能带来更佳的治疗效果。放疗可引起多种心脏副作用，包括心包积液、心包炎、冠状动脉粥样硬化性心脏病（冠心病）、心律失常及心力衰竭（心衰）等。在一项包含112例Ⅲ期NSCLC患者的回顾性研究中，23%发生了症状性心脏副作用，心脏平均照射剂量＜10Gy、10～20Gy、＞20Gy分别对应4%、7%、21%的症状性心脏副作用发生率。因此控制心脏照射剂量可减少心脏副损伤发生。

3. 放射性食管炎　肺癌的放射治疗常不可避免地照射到食管。在勾画靶区阶段就应充分考虑到食管的照射剂量，在GTV向CTV的外扩和勾画中应充分权衡，适当减少食管涉入PTV的范围。在计划制订阶段应采用合理的放射野分布，减少食管的照射范围。计划评估阶段应对食管最大剂量（Dmax）和平均剂量（Dmean）给予充分重视，食管Dmax不应超过处方剂量的105%，Dmean的大小与靶区和食管的相对空间位置关系密切，应努力使Dmean减低到可合理达到的最低水平。

放射性食管炎通常发生在常规分割放疗10～20次后，轻者仅表现为吞咽异物感，典型表现为吞咽疼痛、吞咽困难，严重者影响进食、进饮。放射性食管炎需要及时的临床介入，以降低其对患者进食的影响，可应用含利多卡因、B族维生素、地塞米松的漱口水，选择合适体位吞咽，使其缓慢通过食管，在局部发挥镇痛、抗炎、修复食管黏膜的作用。对于重度放射性食管炎的患者可全身应用糖皮质激素治疗，必要时联合全身镇痛治疗。

4. 立体定向消融放射治疗（stereotactic ablative radiotherapy，SABR）引起副损伤的特点　SABR是指在较短时间内以高度适形、大分割的放疗剂量精确地照射较局限的靶区。SABR的放射生物学反应与常规分割放疗有显著差别。传统的LQ模型可能过高地估计了转换后的SABR等效生物剂量。与常规分割放疗相比，SABR可产生更多的亚致死性损伤，导致乏氧细胞再氧合减少，减少细胞周期内再分布，减少加速再增殖；单次大剂量放疗后可产生血管损伤，间接杀灭肿瘤细胞；此外，SABR还可激活机体产生抗肿瘤免疫的效应。

SABR在并行器官中具有较大的剂量学优势。SABR在早期NSCLC患者中获得了与手术相当的总生存时间（OS）。NCCN指南推荐SABR用于医学原因无法手术或拒绝手术的早期肺癌。SABR有多种不同的分割方式，使$BED_{10} > 100Gy$，$BED_3 < 210Gy$包括：50Gy/5f、54Gy/6f、56Gy/7f和60Gy/8f等。研究显示，SABR用于中央型肺癌较周围型肺癌可产生更多的与治疗相关的副作用，对中央型肺癌施行SABR治疗时应更佳审慎地选择剂量分割模式。SABR治疗距离胸壁较近的肿瘤时，可能发生胸壁损伤和皮肤损伤，包括神经性疼痛、肋骨骨折、皮下纤维化、皮肤溃疡等。SABR引起的胸壁疼痛一般发生在治疗6个月后，其发生可能与肋间神经的辐射损伤相关。临床研究显示，肿瘤距离胸壁小于2.5cm时发生胸壁损伤的风险显著升高，因此在对近胸壁的肿瘤治疗时应注意胸壁组织的保护。

5.肿瘤溶解综合征　对于某些生长迅速、分化程度低的肺癌，综合治疗手段（包括放疗、化疗、分子靶向治疗等）可能使大量癌细胞在短时间内大量裂解死亡，细胞内物质（如钾、磷、核酸等）大量释放，进入体循环，造成一系列代谢紊乱，可产生严重心律失常、急性肾衰竭等严重后果。因此在分化较差肺癌的治疗中，尤其是行SABR同步放化疗时，应警惕其发生。对于基础尿酸值高的患者可预防性应用别嘌醇，并给予碱化尿液治疗，必要时给予水化利尿治疗，并密切监测电解质、肝肾功能等，积极纠正电解质紊乱。

放疗技术正经历着日新月异的高速增长，新技术不断广泛应用于临床，如IMRT、IGRT、4DCT、呼吸门控等。新技术的应用使得照射范围更精准、剂量分布更适形，从而可在保证靶区剂量的同时有效减少正常器官的受照射剂量和体积，减少副作用。因此在有条件的单位应积极使用新技术，尤其是对于营养高危的患者，放疗新技术的应用具有营养学意义。

参 考 文 献

［1］Torre LA，Bray F，Siegel RL，et al. Global cancer statistics，2012. CA Cancer J Clin，2015，65（2）：87-108.

［2］Chen W，Zheng R，Baade PD，et al. Cancer statistics in China，2015. CA Cancer J Clin，2016，66（2）：115-132.

［3］Song C，Cao J，Zhang F，et al. Nutritional Risk Assessment by Scored Patient-Generated Subjective Global Assessment Associated with Demographic Characteristics in 23，904 Common Malignant Tumors Patients［J］. Nutr Cancer，2019，71（1）：50-60.

［4］Di Fiore A，Lecleire S，Gangloff A，et al. Impact of nutritional parameter variations during definitive chemoradiotherapy in locally advanced oesophageal cancer. Dig Liver Dis，2014，46（3）：270-275.

［5］Bo Y，Wang K，Liu Y，et al. The Geriatric nutritional risk index predicts survival in elderly esophageal squamous cell carcinoma patients with radiotherapy. Plos One，2016，11（5）：e155903.

［6］吕家华，李涛，朱广迎，等. 肠内营养对食管癌同步放化疗患者营养状况、不良反应和近期疗效影响——前瞻性、多中心、随机对照临床研究（NCT02399306）. 中华放射肿瘤学杂志，2018，27（1）：44-48.

［7］ Qiu Y，You J，Wang K，et al．Effect of whole-course nutrition management on patients with esophageal cancer undergoing concurrent chemoradiotherapy：A randomized control trial．Nutrition，2020，69（1）：110558-110589.

［8］ Cong MH，Li SL，Cheng GW，et al．An interdisciplinary nutrition support team improves clinical and hospitalized outcomes of esophageal cancer patients with concurrent chemoradiotherapy．Chin Med J（Engl），2015，128（22）：3003-3007.

［9］ Xu YJ，Cheng JC，Lee JM，et al．A walk-and-eat intervention improves outcomes for patients with esophageal cancer undergoing neoadjuvant chemoradiotherapy．Oncologist，2015，20（10）：1216-1222.

［10］ Rietveld SCM，Witvliet-van Nierop JE，Ottens-Oussoren K，et al．The Prediction of Deterioration of Nutritional Status during Chemoradiation Therapy in Patients with Esophageal Cancer．Nutr Cancer，2018，70（2）：229-235.

［11］ Cooper JS，Guo MD，Herskovic A，et al．Chemoradiotherapy of locally advanced esophageal cancer：long-term follow-up of a prospective randomized trial（RTOG 85-01）．Radiation Therapy Oncology Group．JAMA，1999，281（17）：1623-1627.

［12］ 王昆华，石汉平，赵青川，等．营养不良的三级诊断．肿瘤代谢与营养电子杂志，2015，2（2）：31-36.

［13］ Koom WS，Ahn SD，Song SY，et al．Nutritional status of patients treated with radiotherapy as determined by subjective global assessment．Radiat Oncol J，2012，30（3）：132-139.

［14］ 石汉平，李薇，王昆华．PG-SGA-肿瘤患者营养状况评估操作手册．北京：人民卫生出版社，2013.

［15］ CHEN MJ，WU IC，CHEN YJ，et al．Nutrition therapy in esophageal cancer——Consensus statement of the Gastroenterological Society of Taiwan．The International Society for Diseases of the Esophagus，2018，31（8）：1-9.

［16］ LYU J，LI T，XIE C，et al．Enteral nutrition in esophageal cancer patients treated with radiotherapy：a Chinese expert consensus 2018［J］．Future Oncology，2019，15（5）：517-531.

［17］ Arends J，Bachmann P，Baracos V，et al．ESPEN guidelines on nutrition in cancer patients．Clinical Nutrition，2017，36（1）：11-48.

［18］ Löser C，Aschl G，Hébuterne X，et al．ESPEN guidelines on artificial enteral nutrition——percutaneous endoscopic gastrostomy（PEG）．Clinical Nutrition，2005，24（5）：848-861.

［19］ Westaby D，Young A，O'toole P，et al．The provision of a percutaneously placed enteral tube feeding service．Gut，2010，59（12）：1592-1605.

［20］ Mansfield SA，El-Dika S，Krishna SG，et al．Routine staging with endoscopic ultrasound in patients with obstructing esophageal cancer and dysphagia rarely impacts treatment decisions．Surg Endosc，2016.

［21］ 杨志勇，魏晶晶，庄则豪．中国恶性肿瘤营养治疗通路专家共识解读：非外科空肠造口．肿瘤代谢与营养电子杂志，2018，5（2）：139-143.

［22］ 樊跃平，张田，曲芊诺，等．中国恶性肿瘤营养治疗通路专家共识解读——经外周静脉置管部分．肿瘤代谢与营养电子杂志，2019，6（3）：59-73.

［23］ 刘明，石汉平．中国恶性肿瘤营养治疗通路专家共识（2018）．北京：人民卫生出版社，2018.

［24］ 石汉平，许红霞，李薇．临床能量需求的估算．肿瘤代谢与营养电子杂志，2015（1）：7-10.

［25］ 高纯，李梦，韦军民，等．复方氨基酸注射液临床应用专家共识．肿瘤代谢与营养杂志，2019，（2）：183-189.

［26］Miyata H，Yano M，Yasuda T，et al. Randomized study of the clinical effects of omega-3 fatty acid-containing enteral nutrition support during neoadjuvant chemotherapy on chemotherapy-related toxicity in patients with esophageal cancer. Nutrition，2017，33（1）：204-210.

［27］Fietkau R，Lewitzki V，Kuhnt T，et al. A disease-specific enteral nutrition formula improves nutritional status and functional performance in patients with head and neck and esophageal cancer undergoing chemoradiotherapy：results of a randomized，controlled，multicenter trial. Cancer，2013，119（18）：3343-3353.

［28］刘玉迪，崔久嵬. 肿瘤免疫营养治疗. 肿瘤代谢与营养杂志，2015，2（4）：19-24.

［29］石汉平. 营养治疗的疗效评价. 肿瘤代谢与营养电子杂志，2017，4（4）：364-370.

［30］Isik A，Firat D，Peker K，et al. A case report of esophageal perforation：complication of nasogastric tube placement. Am J Case Rep，2014，15（1）：168-171.

［31］Liu CX，Li XY，Gao XS. Meta-analysis of late course accelerated hyperfractionated radiotherapy combined with FP chemotherapy for esophageal carcinoma. Chin J Cancer，2010，29（10）：889-899.

［32］Atsumi K，Shioyama Y，Arimura H，et al. Esophageal stenosis associated with tumor regression in radiotherapy for esophageal cancer：frequency and prediction. Int J Radiat Oncol Biol Phys，2012，82（5）：1973-1980.

［33］Chen W，Zheng R，Baade PD，et al. Cancer statistics in China，2015. CA：a cancer journal for clinicians，2016，66（2）：115-132.

［34］McMillan DC. The systemic inflammation-based Glasgow Prognostic Score：a decade of experience in patients with cancer. Cancer Treat Rev，2013，39（5）：534-540.

［35］Martin L，Senesse P，Gioulbasanis I，et al. Diagnostic criteria for the classification of cancer-associated weight loss. J Clin Oncol，2015，33（1）：90-99.

［36］Detsky AS，McLaughlin JR，Baker JP，et al. What is subjective global assessment of nutritional status? JPEN Journal of parenteral and enteral nutrition，1987，11（1）：8-13.

［37］Bauer J，Capra S，Ferguson M. Use of the scored Patient-Generated Subjective Global Assessment（PG-SGA）as a nutrition assessment tool in patients with cancer. European Journal of Clinical Nutrition，2002，56（8）：779-785.

［38］Gabrielson DK，Scaffidi D，Leung E，et al. Use of an abridged scored Patient-Generated Subjective Global Assessment（abPG-SGA）as a nutritional screening tool for cancer patients in an outpatient setting. Nutrition and Cancer，2013，65（2）：234-239.

［39］Arends J，Bachmann P，Baracos V，et al. ESPEN guidelines on nutrition in cancer patients. Clin Nutr，2017，36（1）：11-48.

［40］Bozzetti F，Mori V. Nutritional support and tumour growth in humans：a narrative review of the literature. Clin Nutr，2009，28（3）：226-230.

［41］吕家华，李涛，谢丛华，等. 食管癌放疗患者肠内营养专家共识. 肿瘤代谢与营养电子杂志，2015，2（4）：29-32.

［42］Halfdanarson TR，Thordardottir E，West CP，et al. Does dietary counseling improve quality of life in cancer patients? A systematic review and meta-analysis. The Journal of Supportive Oncology，2008，6（5）：234-237.

［43］Eaton CB，McBride PE，Gans KA，et al. Teaching nutrition skills to primary care practitioners. The Journal of Nutrition，2003，133（2）：563s-566s.

［44］Langius JA，Zandbergen MC，Eerenstein SE，et al. Effect of nutritional interventions on nutritional status, quality of life and mortality in patients with head and neck cancer receiving (chemo) radio-therapy: a systematic review. Clin Nutr, 2013, 32 (5): 671-678.

[45] Ravasco P, Monteiro-Grillo I, Camilo M. Individualized nutrition intervention is of major benefit to colorectal cancer patients: long-term follow-up of a randomized controlled trial of nutritional therapy. The American Journal of Clinical Nutrition, 2012, 96 (6): 1346-1353.

[46] Klein S, Koretz RL. Nutrition support in patients with cancer: what do the data really show? Nutrition in clinical practice: official publication of the American Society for Parenteral and Enteral Nutrition, 1994, 9 (3): 91-100.

[47] Jones LW, Alfano CM. Exercise-oncology research: past, present, and future. Acta Oncol, 2013, 52 (2): 195-215.

[48] Stene GB, Helbostad JL, Balstad TR, et al. Effect of physical exercise on muscle mass and strength in cancer patients during treatment——a systematic review. Critical Reviews in Oncology/Hematology, 2013, 88 (3): 573-593.

[49] Fong DY, Ho JW, Hui BP, et al. Physical activity for cancer survivors: meta-analysis of randomised controlled trials. Bmj, 2012, 344 (1): e70-e84.

[50] Moertel CG, Schutt AJ, Reitemeier RJ, et al. Corticosteroid therapy of preterminal gastrointestinal cancer. Cancer, 1974, 33 (6): 1607-1609.

[51] Yavuzsen T, Davis MP, Walsh D, et al. Systematic review of the treatment of cancer-associated anorexia and weight loss. J Clin Oncol, 2005, 23 (33): 8500-8511.

[52] Ruiz Garcia V, Lopez-Briz E, Carbonell Sanchis R, et al. Megestrol acetate for treatment of anorexia-cachexia syndrome. The Cochrane Database of Systematic Reviews, 2013, 2013 (3): 1-152.

[53] Gustafsson UO, Scott MJ, Schwenk W, et al. Guidelines for perioperative care in elective colonic surgery: Enhanced Recovery After Surgery (ERAS (R)) Society recommendations. Clin Nutr, 2012, 31 (6): 783-800.

[54] Ljungqvist O. Jonathan E. Rhoads lecture 2011: Insulin resistance and enhanced recovery after surgery. JPEN Journal of parenteral and enteral nutrition, 2012, 36 (4): 389-398.

[55] 宋宇哲. 单核苷酸多态性与放疗副损伤风险间关系的系统评价和meta分析 [硕士]. 吉林大学, 2016.

[56] Graham MV, Purdy JA, Emami B, et al. Clinical dose-volume histogram analysis for pneumonitis after 3D treatment for non-small cell lung cancer (NSCLC). Int J Radiat Oncol Biol Phys, 1999, 45 (2): 323-329.

[57] Mao J, Kocak Z, Zhou S, et al. The impact of induction chemotherapy and the associated tumor response on subsequent radiation-related changes in lung function and tumor response. Int J Radiat Oncol Biol Phys, 2007, 67 (5): 1360-1369.

[58] Lingos TI, Recht A, Vicini F, et al. Radiation pneumonitis in breast cancer patients treated with conservative surgery and radiation therapy. Int J Radiat Oncol Biol Phys, 1991, 21 (2): 355-360.

[59] Bradley JD, Paulus R, Komaki R, et al. Standard-dose versus high-dose conformal radiotherapy with concurrent and consolidation carboplatin plus paclitaxel with or without cetuximab for patients with stage ⅢA or ⅢB non-small-cell lung cancer (RTOG 0617): a randomised, two-by-two factorial phase 3 study. The Lancet Oncology, 2015, 16 (2): 187-199.

[60] Simone CB. New Era in Radiation Oncology for Lung Cancer: Recognizing the Importance of Cardiac Irradiation. J Clin Oncol, 2017, 35 (13): 1381-1383.

[61] Timmerman R, McGarry R, Yiannoutsos C, et al. Excessive toxicity when treating central tumors

in a phase II study of stereotactic body radiation therapy for medically inoperable early-stage lung cancer. J Clin Oncol, 2006, 24（30）: 4833-4839.

［62］Senthi S, Haasbeek CJ, Slotman BJ, et al. Outcomes of stereotactic ablative radiotherapy for central lung tumours: a systematic review. Radiother Oncol, 2013, 106（3）: 276-282.

［63］Liao ZX, Komaki RR, Thames HD, et al. Influence of technologic advances on outcomes in patients with unresectable, locally advanced non-small-cell lung cancer receiving concomitant chemoradiotherapy. Int J Radiat Oncol Biol Phys, 2010, 76（3）: 775-781.

第 15 章

腹部肿瘤放射治疗患者的营养治疗

第一节　肝癌放射治疗患者的营养治疗

一、背景

原发性肝癌是常见的恶性肿瘤之一，发病率和死亡率均位居前列，我国是肝癌大国，全球约有50%的肝癌患者发生在我国。相比于正常人群，恶性肿瘤患者分解代谢明显增加，造成营养不良的发生率明显增加，而多数肝癌患者均有慢性乙型肝炎病史，常合并不同程度的肝硬化，患者往往存在肝源性营养不良，造成贫血、低蛋白血症，同时还影响脂质、脂溶性维生素的吸收，这些因素均使得肝癌患者营养不良的风险性明显高于其他恶性肿瘤。Wie等对14 972例恶性肿瘤患者进行了一项营养调查，显示61.3%的肿瘤患者存在不同程度的营养不良，其中肝癌的营养不良发生率最高，达87%，高于肺癌、胃癌和结直肠癌。Pan等分析了2248例恶性肿瘤患者，指出肝癌营养不良的发生率为35%～40%。于康等针对我国恶性肿瘤患者也进行了一项调查，发现31%的肝癌患者具有营养不良，而51%的肝癌患者存在营养不良风险。

由于肝癌发病的隐匿性，临床发现时大多已发展为中晚期，可根治性切除的患者不足20%。肝癌恶性程度高，即使患者行手术切除仍有约50%的患者会出现复发或远处转移，因此肝癌的综合治疗是目前推荐的治疗模式。随着放疗技术的不断进步，近年来放射治疗在肝癌综合治疗中也发挥着越来越重要的作用，但是，放射线在杀灭肿瘤细胞的同时，肿瘤周围的正常组织也会产生损伤，肝周围靠近肠组织，可能诱发胃肠炎的发生，造成患者出现食欲缺乏、恶心、呕吐等，进而加重肝癌患者的营养不良。因此，肝癌患者在放疗期间的营养状况也需要得到足够重视。

肝癌患者的营养状态与其生存预后、治疗毒性等密切相关，营养不良会造成肿瘤对放化疗治疗的敏感性降低，加重治疗的毒性反应，增加肝癌手术后并发症的发生率，严重影响患者的生存预后。Goh等针对166例肿块直径超过10cm的大肝癌患者进行了分析，发现较低的预后营养指数（prognostic nutrition index，PNI）（＜41）及高水平的甲胎蛋白（alpha fetal protein，AFP）均是预测肝癌患者死亡率的独立因素。Schütte等也得出类似的结论，其通过对51例肝癌患者的BMI、MNA、NRS评分及实验室检查分析，发现患者的营养状况与其生存率明显相关。Yao H等比较了是否给予术前肠内营养干预的两组肝癌患者，发现营养干预组患者的住院天数明显缩短，患者胃肠道功能恢复时间明显缩短，说明营养干预可以明显加快肝癌术后的机体修复。近年来，随着对肝癌患者营养问题的关注，国内外也开展了一系列临床研究，目前研究的结果也证实了给予肝癌患者合理的营养干预可以明显改善患者的机体恢复，降低毒性反应及并发症的发生率，延长患者的总生存时间。Nishikawa等针对接受经导管动脉栓塞化疗（transcatheter arterial chemoembolization，TACE）治疗的99例肝癌患者，分为常规饮食组和给予支链氨基酸营养支持组，结果证实营养干预组相比于对照组可以明显改善患者的白蛋白水平和Child-Pugh分数，指出营养干预对维持肝功能的储备有帮助。Ichikawa等分析了支链氨基酸营养干预对于肝癌患者长期预后的作用，发现相比于常规饮食组，营养干预组患者虽然总生存率并无改善，但术后30个月的复发率明显降低，同时在术后36个月时肝癌肿瘤标志物AFP水平也处于较低水平。Chen等针对肝癌患者施行口服支链氨基酸（branched-chain amino acids，BCAA）营养治疗的疗效和安全性进行了荟萃分析，证实了BCAA口服可以明显改善肝功能储备能力，使血清白蛋白维持在较高水平，而腹水和水肿的发生率明显降低，同时BCAA也有助于提高患者的生存率，尤其是Child-Pugh B的患者。我国学者李满也针对肝癌患者手术后早期给予肠内营养进行了荟萃分析，共纳入7项随机对照研究460例患者，并得出了类似的结论，肠内营养可以明显提高患者的血清白蛋白水平，缩短胃肠道恢复时间。需要指出的是，目前开展的肝癌营养干预的研究大多都是针对肝癌围术期，仍缺乏针对肝癌患者放疗期间的营养分析和干预的研究证据。随着放疗在肝癌综合治疗中的地位逐渐提高，患者在放疗期间的营养问题也逐渐凸显，这一空白领域相信很快会被填补。

二、肝癌放疗患者的营养治疗

（一）营养筛查

由于大多数肝癌患者合并慢性肝病，如肝硬化等，造成其肝功能经常出现异常。患者在出现肌肉和脂肪消耗的同时，也可能由于水钠潴留和腹水等原因严重干扰人体测量指标的结果，同时由于蛋白质合成受肝功能影响，白蛋白及运铁蛋白等也不能准确反映患者的营养状态。目前很多的营养筛查工具（如SGA、微型营养评定量表、营养不良通用筛查工具、NRS 2002等）在肝癌患者中得出的结果差别较大，还缺乏公认的筛查标准。PG-SGA是在SGA基础上改进而成的，是美国营养师协会和中国抗癌协会推荐的应用于肿瘤患者的营养筛查首选工具，可应用于肝癌患者的营养筛查和评估。肝癌患者营养评估虽缺乏共识，但一般认为，由于上臂肌围、握力等测量不受腹水和下肢水肿的影响，适用于所有肝病及肝癌患者。肌酐身高指数（24h尿肌酐与身高之比）可反映蛋白质的摄入量能否满足机体的需要及体内蛋白质合成和分解代谢状态，且不受水钠潴留的影响，若肾功能正常且无特殊感染等并发症，可用于评估合并肝硬化的肝癌患者。

（二）营养治疗途径

肝癌患者的营养干预仍应遵循五阶梯治疗模式：第一阶梯，营养教育＋饮食指导；第二阶梯，饮食指导＋口服营养补充；第三阶梯，完全使用肠内营养补充；第四阶梯，部分肠内营养＋部分肠外营养；第五阶梯，完全采用肠外营养补充。首选营养教育，后选肠内、肠外营养；首选肠内营养，后选肠外营养；首选口服，后选管饲。按阶梯选择治疗模式，当下一阶段不能满足60%目标能量需求3～5d时，应选择上一阶梯。

对于需要营养治疗的肝癌患者，肠内营养仍然是首选的营养治疗手段。相比于肠外营养，肠内营养具有很多优点：肠内营养不仅可经肠道提供足够的营养要素，还有助于维持肠黏膜细胞结构与功能的完整性，增强肠道的机械和免疫屏障功能，防止细菌和毒素移位，从而明显减少肠源性感染的发生；同时营养物质直接从肠道吸收，经肝门静脉进入肝，可直接改善肝门静脉的血流供应，促进胆囊收缩、胃肠蠕动，代谢更符合生理，从而减少肝、胆并发症的发生。我国学者李满针对肝癌患者手术后早期给予肠内营养进行了荟萃分析，共纳入7项随机对照研究460例患者，指出肠内营养可以明显提高患者的血清白蛋白水平，缩短胃肠道恢复时间。曹景玉等也指出肝癌患者在接受肝手术后，给予早期肠内营养，可以明显降低术后并发症，改善患者氮平衡，改善临床结局指标。Hasse等研究发现，肝癌肝移植术后12h内给予肠内营养相比于肠外营养可显著降低感染并发症的发生率。

由于肝周围毗邻胃、小肠、结肠，肝癌患者放疗期间可能诱发放射性胃肠炎症，严重的放射性胃肠炎患者不能耐受肠内营养制剂，此时就需要结合肠外营养。需要指出的是，放疗期间如果炎症逐渐改善，就需要逐渐增加肠内营养的比例，使患者胃肠道功能及机体得到更好的恢复，同时也降低了由于长期肠外营养造成的各类风险。

（三）能量需求及配方

对于肝癌患者每日推荐的能量摄入量，目前主要参照Fan ST等的推荐量30kcal/（kg·d），但在临床应用中仍应根据肝功能状态，合理调整营养供给。

肝癌患者大多伴发肝硬化，对糖类的利用能力有限，仅为正常人的35%，因此如给予过量的糖类物质，不但达不到营养治疗的作用，反而会导致严重的高血糖症，造成肝源性糖尿病，而过多的葡萄糖也会转化为脂肪沉积于肝。因此对于肝癌患者，建议糖类供给量应小于150～180g/d，同时肠外营养补充时需注意输注速度应小于4mg/（kg·min）。胰岛素不仅促进葡萄糖的氧化功能，也是一种亲肝因子，有利于患者的肝功能改善，葡萄糖结合外源性胰岛素是肠外营养常用的能量供给方式。为减少糖类负荷，可用脂肪提供30%～40%的能量，以葡萄糖和中/长链脂肪乳（LCT/MCT）联合应用的肠外营养方式，更易于被全身大多数组织摄取，不会在血液和肝内蓄积，改善肝的能量代谢，减轻肝脂肪变性。

肝癌合并肝硬化时，由于脂代谢严重紊乱，正常甘油三酯合成和分泌的平衡被破坏，血浆游离脂肪酸及甘油三酯增高，因此一般将脂肪的供给量控制在1g/（kg·d）（肠外营养时占非蛋白质能量的40%～50%）。中链甘油三酯（MCT）水解氧化快而彻底，较少沉积在肝和脂肪组织，且其进入线粒体不依赖肉毒碱转运，易被上皮细胞结合的脂蛋白酯酶与肝内肝酶水解，因此MCT被认为是肝癌肝硬化患者较理想的供能物质。由于MCT不含必需脂肪酸，因此临床应用中常与长链甘油三酯（LCT）按相同重量比混合使用。另外，有研究指出鱼油对改善肝癌患者肝功能和临床结局也有益处。Mikagi等进行了一项随机对照研究，指出应用鱼油的肝癌患者相比于对照组具有较少的感染并发症和较低的肝衰竭率。Zhu等通过对接受肝移植手术的肝癌患者的分析，发现应用鱼油脂肪乳可以明显改善患者的肝功能，缩短患者的住院时间，减低感染并发症发生率。

对于肝癌患者，通常蛋白质摄取和合成均不足，因此氨基酸供应量推荐为1.2 ~ 1.5g/（kg·d）。需要注意的是，肝性脑病患者需适当控制蛋白质的摄入量，但过度限制蛋白质摄入也会造成全身状况恶化，增加感染等其他并发症的风险，因此需要个体化的进行。对于轻度肝性脑病（Ⅰ和Ⅱ度）可使用标准氨基酸制剂，重度肝性脑病（Ⅲ和Ⅳ度）应使用含较多支链氨基酸（branched-chain amino acids，BCAA）和较低芳香族氨基酸、色氨酸、甲硫氨酸的制剂。对于患有肝病的患者，由于对氨基酸的代谢能力降低，血液中的BCAA与芳香氨基酸比值降低，可诱发肝性脑病，而BCAA主要在肌肉组织中代谢，适当补充可以减少肌蛋白和肝内蛋白质的分解，促进蛋白质合成。Nishikawa等针对接受TACE治疗的99例肝癌患者，分为常规饮食组和给予BCAA干预组，结果证实营养干预组相比于对照组可以明显改善患者的白蛋白水平和Child-Pugh分数。Chen等针对肝癌施行口服BCAA营养支持的疗效和安全性进行了荟萃分析，证实了BCAA口服可以明显改善肝功能储备能力，使血清白蛋白维持在较高水平，而腹水和水肿的发生率明显降低，同时BCAA也有助于提高患者的生存率。

肝癌患者合并肝功能异常可导致多种微量元素和维生素的缺乏，进而造成机体能量代谢途径的关键酶的数量和活性下降，进一步加重营养不良，因此，合并肝硬化的肝癌患者建议补充维生素A、维生素D、维生素E、维生素K、维生素B、维生素C，并增加微量元素锌、镁、钙等的供给。近年来，有研究指出免疫增强型营养制剂有益于肝癌患者，此类制剂富含免疫增强物质，如核苷酸、谷氨酰胺、精氨酸、ω-脂肪酸及抗氧化剂维生素A、维生素C、维生素E等，可改变创伤后的机体代谢反应，改善免疫功能，降低并发症发生率，但这些免疫增强型营养制剂对肝癌患者的确切益处仍存在一定争议，暂不作为常规推荐。

第二节　胃癌放射治疗患者的营养治疗

一、背景

胃癌是我国常见的恶性肿瘤之一，其营养问题非常突出。一项来自17个中心、入组1545名肿瘤患者的研究统计分析了各种恶性肿瘤患者的营养状况，发现包括胃癌在内的上消化道恶性肿瘤患者营养不良的发生率高达49%。我国学者于康也发现胃癌营养不良的发生率及营养风险的发生率分别为39%和61%。

自INT-0116研究后，放射治疗已被公认为是继手术、化疗之外最常用的胃癌治疗手段。放疗的作用机制是通过射线对肿瘤组织DNA产生直接和间接的损伤，DNA单链或双链断裂后产生对肿瘤的杀伤效应。放疗在杀灭肿瘤细胞的同时会对肿瘤周围的正常组织带来损伤，且同期联合化疗可增加此作用。放疗的毒性可分为全身反应和局部反应。全身反应（如乏力、食欲缺乏等症状）对患者营养状态造成不利影响的同时，腹部肿瘤放疗后会出现胃肠道黏膜损伤，引起食欲缺乏、恶心、呕吐、腹泻等反应，从而进一步导致营养摄入不足或吸收障碍；同期化疗本身也会引起明显的消化道毒性反应，从而会进一步加重患者的营养不良状况；另一方面，临床上胃癌的放疗通常在手术之后进行，大多数患者在放疗时已接受胃大部分切除，消化、吸收功能已受到严重影响，因此胃癌患者放疗时可诱发明显的营养不良，需要受到足够关注。除此之外，造成胃癌患者营养不良的原因还包括：代谢异常造成机体能量消耗明显增加、蛋白质和脂肪分解增加；胃机械性梗阻、排空延迟、食欲缺乏等原因造成患者进食量明显减少；焦虑、抑郁、失眠等引起的食欲缺乏等。

胃癌相关性营养不良会对胃癌患者造成许多不利影响：可降低肿瘤对放、化疗治疗的敏感性，从而造成对患者疗效及预后的不利影响；同时营养不良会加重放、化疗的毒性反应，使得患者对治疗的耐受性下降，生活质量出现明显降低。Sachlova等分析了91例进展期胃癌患者的营养状态与预后的相关性，发现营养不良的患者中位生存期仅为2.9个月，而营养状态正常的患者中位生存期为12.3个月，说明营养不良与患者的长期预后密切相关。Li QW等动态观察了40例接受术后辅助放、化疗的胃癌患者，发现放疗期间体重下降超过5%的患者具有更高比例的Ⅱ级以上消化道毒性反应（91.3%对76.5%），而放疗前患者营养状况的恶化也会进一步加重放疗期间的毒性，降低患者的治疗依从性。Schiesser等指出营养评估分数与胃肠道肿瘤患者围术期并发症的发生率和严重程度密切相关。Andreyev等回顾性分析了1555例胃肠道恶性肿瘤患者的营养情况，发现低体重患者不仅具有较差的生存期，而且其治疗毒性更加明显，生活质量和行为状态水平也明显偏低（$P < 0.05$）。Persson等也发现，随着胃肠道肿瘤患者营养状态的下降，患者的生活质量也出现了明显的降低，疼痛及疲劳等问题的发生也越加明显。

由于胃癌患者营养问题的突出，医务工作者也逐渐开展了一些营养干预研究，证实了营养治疗的重要价值，但目前的研究大多针对的是围术期患者的营养支持，而针对胃癌放疗期间的营养干预研究很少，在今后还需要进一步开展。Cong M等针对104例接受化疗或同期放化疗的消化道肿瘤（食管癌、胃癌）患者，随机分为营养干预组和非干预组，发现治疗结束后干预组患者的肌肉重量明显高于对照组，白蛋白等营养指标也基本稳定，而对照组各项指标均出现明显下降。干预组在治疗期间出现的与感染相关的并发症明显低于对照组（6%对19%），且治疗完成率明显高于对照组（96%对83%）。Henson等针对接受放疗的胃肠道肿瘤患者进行了一项荟萃分析，发现放疗期间的营养干预可以明显降低放疗期间腹泻的发生率，但并未发现营养干预可降低体重减轻的发生率。Isenring等针对60例接受放疗的胃肠道或头颈部肿瘤的患者，随机分为营养干预组和非干预组，发现干预组在放疗后仅出现了轻度的体重减轻和营养状态、生活质量的下降，明显优于对照组，同时还指出早期给予高强度的营养干预治疗对改善患者体重减轻、生活质量和机体功能都有积极作用。Ravasco等也得出类似的结论，指出放疗期间给予足够的营养支持可以明显改善患者的营养状态，提高患者的生活质量。

二、胃癌放疗患者的营养治疗

胃癌放疗会引起胃肠道黏膜损伤，诱发患者出现食欲缺乏、恶心、呕吐等，从而导致出现营养不良及营养风险的比例明显升高；临床上接受放疗的胃癌患者大多数已经接受了胃部手术治疗，胃肠道切除及改道引起的代谢改变及吸收障碍，也使得胃癌患者的营养状况较差；另一方面，患者的营养不良也可能降低患者对放疗的耐受性，导致患者无法完成医师制订的治疗计划。因此，对于胃癌患者的营养问题需要得到足够重视，做到早期发现、早期评估、早期治疗。对于这部分患者的治疗目标主要是改善患者的营养状况，提高其治疗的耐受性及依从性，降低和控制其抗肿瘤治疗的不良反应，提高患者的生活质量。

（一）适应证

目前没有证据显示营养治疗会加速肿瘤生长，因此营养治疗不必考虑这个问题，但是营养治疗也不常规推荐于所有胃癌放疗患者，所有患者都需要进行营养筛查与评估后才判断是否需要营养治疗。目前胃癌放疗期间的营养治疗适应证主要是依据ASPEN和ESPEN营养指南，同时广泛征求国内营养专家意见，主要包括：放疗期间患者已经存在营养不良或预计不能进食超过7d；放疗期间营养摄入量低于能量消耗量的60%超过10d；BMI＜18.5；PG-SGA≥4分；1个月内体重下降超过5%。

（二）营养治疗途径

胃癌患者放疗期间的营养干预应遵循五阶梯治疗模式：第一阶梯，营养教育＋饮食指导；第二阶梯，饮食指导＋口服营养补充；第三阶梯，完全使用肠内营养补充；第四阶梯，部分肠内营养＋部分肠外营养；第五阶梯，完全采用肠外营养补充。首选营养教育，后选肠内、肠外营养；首选肠内营养，后选肠外营养；首选口服，后选管饲。按阶梯选择治疗模式，当下一阶段不能满足60%目标能量需求3～5d时，应选择上一阶梯。

ONS在胃癌患者中取得的疗效已在多项研究中得以证实，ESPEN指南建议将其作为患者肠内营养的首选途径。如果单纯ONS不能满足患者的营养需求时就需要进行管饲治疗，包括鼻饲管、经皮内镜下造口术、外科手术下的各类造口术。临床上需根据实际情况选用合适的管饲手段。对于胃癌手术患者，推荐在术中常规施行空肠穿刺置管造口术（needle catheter jejunostomy，NCJ），有助于术后早期施行肠内营养、防治术后并发症、缩短住院时间，同时对于术后放疗和化疗均有益处，可以提高放、化疗耐受力，减轻放、化疗不良反应。

单纯肠内营养如果不能完全满足患者的营养所需，就需要同时给予肠外营养支持，胃癌放疗引起的放射性胃肠炎症也使得肠内营养无法施行，此时也需要给予肠外营养。如果短期进行肠外营养（通常小于2周）可考虑外周静脉途径；如果需要长期给予，应首先考虑中心静脉置管，其中特别推荐输液港，优点是可以长期留置，同时不妨碍患者日常生活，从而提高患者的生活质量。

（三）能量需求

Ceolin等用代谢车间接测量了食管癌、胃癌、结直肠癌患者的静息能量消耗，发现肿瘤患者的REE与正常人无明显差异，认为30kcal/（kg·d）适用于上述非手术患者（包括胃癌）的总能量消耗。

2012年Mariette C等建议胃癌围手术期患者的每日总能量消耗为：卧床患者30kcal/（kg·d），非卧床患者35kcal/（kg·d），如果摄入量少于需要量的60%就需要进行肠内和（或）肠外营养干预。能量的50%～70%由糖类提供，糖类通常需要摄入3～4g/（kg·d），不低于2g/（kg·d），总量不少于100g为宜。能量的30%～50%由脂肪提供，脂肪通常需要1.5～2g/（kg·d），但不超过2g/（kg·d）。蛋白质需要量从术前1～1.2g/（kg·d）增加到术后1.2～1.8g/（kg·d），同时还需要确保每日摄入足够的微量元素及维生素。

（四）制剂与配方

胃癌患者营养治疗的制剂与配方总体上与其他恶性肿瘤没有区别，但需要指出的是，由于胃癌手术创伤较大，可引起机体免疫力明显下降，在围术期补充免疫营养物质可以降低患者术后感染率和并发症的发生率，缩短住院天数及降低医疗费用。已有多项研究证实了围术期给予免疫营养支持会对胃癌患者产生明显获益，ASPEN指南也推荐行胃肠道大手术的肿瘤患者应使用免疫增强型肠内营养制剂。免疫营养强调联合应用，推荐精氨酸、谷氨酰胺、ω-3多不饱和脂肪酸、核酸4种联合，任何1种免疫营养素单独使用、2种或3种联合使用的结果有待证实。

对于免疫营养制剂是否对胃癌放疗患者有益，目前研究证据仍较少，因此还不能得出明确结论。Kucuktulu等给予腹部放疗的患者口服谷氨酰胺，结果表明相比于安慰剂组，可明显降低放疗引起的腹泻的发生率，口服谷氨酰胺的患者均未出现3～4级腹泻，因此指出谷氨酰胺可以明显改善放射性胃肠炎的发生。Cong M等收治了104例接受化疗或同期放、化疗的食管癌和胃癌的患者，随机分为接受营养免疫组和对照组，营养免疫组相比于对照组增加了谷氨酰胺、EPA和支链氨基酸。结果显示，试验组患者的肌肉重量在治疗后明显增加，而对照组治疗后肌肉重量下降；试验组白蛋白水平在治疗后仍趋于稳定，而对照组明显下降；试验组相比于对照组与感染相关的并发症发生率明显偏低（6%对19%，$P < 0.05$），治疗的完成率也明显高于对照组（96%对83%，$P < 0.05$）。De Aguiar Pastore Silva等针对ω-3进行了一项系统性分析，指出在放、化疗期间补充ω-3可能对患者有益，但仍缺乏大样本的随机对照研究结果的支持。也有得出不同结论的研究，Vidal-Casariego等进行了一项双盲随机对照研究，共入组69例接受盆腔或腹部放疗的恶性肿瘤患者，试验组给予谷氨酰胺30g/d，结果指出试验组发生放射性肠炎的比例高于安慰剂组（55%对22%，$P = 0.002$），该研究作者指出谷氨酰胺对预防放射性肠炎并无作用。

第三节　胰腺癌放射治疗患者的营养治疗

一、背景

胰腺癌是一种恶性程度极高的肿瘤，临床上常缺乏特异性表现，由于症状隐匿，大多数患者确诊时已处于中晚期，手术切除率低，存活时间短，预后极差。由于胰腺癌常合并厌食、饱胀、反酸、腹痛等症状，并且由于肿瘤压迫常导致上消化道、十二指肠梗阻等并发症，导致营养物质摄入不足，体重下降明显，因此大多数胰腺癌患者均有不同程度的营养不良。我国学者于康统计了大多数恶性肿瘤的营养不良发生率,其中胰腺癌患者营养不良的发生率高达52%,而存在营养风险的比例更是高达82%。Pan等也分析了2248例恶性肿瘤患者的营养状态,指出胰腺癌营养不良的发生率为45%,存在营养风险的比例为50%。

由于胰腺癌缺乏特异性的临床表现,早期诊断困难,大多数患者确诊时已为中晚期,同时由于胰腺癌的解剖关系和生物学特点,极易浸润到周围重要器官、血管和神经,造成多数胰腺癌患者确诊时已不能行根治性手术切除,其手术切除率仅为10%~15%。近年来放射治疗在胰腺癌综合治疗中扮演着越来越重要的角色,被公认为是胰腺癌治疗的重要方法之一,其机制是通过射线对肿瘤组织DNA产生直接和间接的损伤,DNA单链或双链断裂后产生对肿瘤的杀伤效应。需要指出的是放射治疗在杀灭肿瘤细胞的同时会对肿瘤周围的正常组织带来损伤,进而诱发或加重胰腺癌患者的营养不良。放疗的毒性可分为全身反应和局部反应。全身反应(如乏力、食欲缺乏等症状)对患者营养状态造成不利影响的同时,腹部肿瘤放疗后会出现胃肠道黏膜损伤,引起食欲缺乏、恶心、呕吐、腹泻等反应,从而进一步导致营养摄入不足或吸收障碍。因此,在胰腺癌放疗期间出现营养不良的比例会明显增加,需要得到足够重视。

胰腺癌患者的营养不良会对其造成许多不利影响:可降低肿瘤对放化疗治疗的敏感性,从而造成对患者疗效及预后的不利影响;同时营养不良会加重放、化疗的毒性反应,使得患者对治疗的耐受性下降,生活质量出现明显降低,因此改善胰腺癌患者的营养问题尤为重要。Kanda等回顾性分析了268例行胰腺癌手术的患者,多因素分析显示预后营养指数(prognostic nutrition index,PNI)较低是预后差的独立预测因素,同时还发现术前较低的白蛋白水平及PNI分值与术后并发症的发生率明显相关,低PNI和BMI与术后发生胰瘘明显相关。Vashi等分析了304例胰腺癌患者的主观全面评定(subjective global assessment,SGA)营养分数,对这些患者进行营养干预,根据治疗后SGA是否有改善将患者分为有改善、无改善及恶化3组,发现3组的平均生存期分别为12.6个月、11.2个月和7.8个月,多因素分析显示治疗后SGA是否有改善是患者的独立预后因素,治疗后SGA明显出现恶化的患者死亡率是SGA改善组的1.5倍。Richter等也指出给予胰腺癌患者足够的营养支持可以明显改善患者的营养状况,提高患者的生活质量,提高患者治疗的耐受性及依从性。Von Meyenfeldt等也指出围术期给予胰腺癌患者足够的营养支持可以明显降低术后的并发症,尤其对于严重营养不良的患者,同时建议患者在围术期间添加谷氨酰胺等免疫营养制剂。对于胰腺癌放疗期间的营养分析和营养干预的研究很少,但随着放疗在胰腺癌综合治疗中的地位的不断提高,放疗期间面临的营养问题的逐渐显露,会有越来越多的学者关注这一领域。Ferrucci等入组了14例初治的进展期胰腺癌患者,所有患者接受局部放疗,分别在放疗前和放疗期间评估厌食/恶病质分数(A/CS),发现放疗后A/CS分数明显增加,治疗前具有较高的A/CS分数的患者,其放疗期间A/CS分数通常增加也越明显,体重下降超过5%的比例也越高,指出放疗期间需要尽早对胰腺癌患者进行营养干预。

二、胰腺癌放疗的营养治疗

胰腺癌患者常合并厌食、饱胀、腹痛等症状,加上由于肿瘤压迫常导致上消化道、十二指肠梗阻等并发症，导致胰腺癌患者的营养问题较为突出，大多数患者均有不同程度的营养不良。胰腺癌放疗在杀伤肿瘤的同时，也会引起胃肠道黏膜的损伤，进一步加重患者的营养不良；另一方面，患者的营养不良除了会影响患者的生存预后，也会对治疗本身产生影响，导致患者对放疗的耐受性降低，无法完成医师制订的治疗计划。因此，在胰腺癌放疗期间需要对患者的营养状况进行早期筛查，做到早期发现、早期评估、早期治疗，以提高患者在放疗期间的耐受性和依从性，降低放疗引起的不良反应，提高患者的生活质量。

（一）适应证

所有胰腺癌患者都需要在入院时常规进行营养筛查与评估，以判断是否需要营养治疗，不推荐所有患者常规给予营养治疗。目前胰腺癌放疗期间的营养治疗适应证主要是依据ASPEN和ESPEN营养指南，主要包括：放疗期间患者已经存在营养不良或预计不能进食超过7d；放疗期间营养摄入量低于能量消耗量的60%超过10d；BMI＜18.5；PG-SGA≥4分；1个月内体重下降超过5%。

（二）营养治疗途径

与其他恶性肿瘤类似，胰腺癌患者放疗期间的营养干预应遵循五阶梯治疗模式：第一阶梯，营养教育＋饮食指导；第二阶梯，饮食指导＋口服营养补充；第三阶梯，完全使用肠内营养补充；第四阶梯，部分肠内营养＋部分肠外营养；第五阶梯，完全采用肠外营养补充。首选营养教育，后选肠内、肠外营养；首选肠内营养，后选肠外营养；首选口服，后选管饲。按阶梯选择治疗模式，当下一阶段不能满足60%目标能量需求3～5d时，应选择上一阶梯。

肠内营养以其应用方便、安全、不良反应轻，可有效防止肠黏膜萎缩及肠道菌群紊乱等优点而广为临床应用，成为胰腺癌营养干预治疗的首选。胰头癌患者绝大多数合并胆汁淤积性黄疸，存在肝功能受损，有报道指出肠内营养对肝功能不全的患者仍然是一种安全、有效的营养方式，而且对肠黏膜屏障具有重要的保护作用。

肠内营养在方式选择上首选ONS，如果单纯ONS无法满足患者的能量所需，则需要根据情况选择鼻饲管、经皮内镜下造口术、外科手术下的各类造口术。一般建议如下：经鼻置管操作简单且无创伤，但患者舒适度较差，且导管容易脱出或堵塞，主要用于短期营养补充的患者（一般不超过4周）；如需要长期给予营养补充，建议患者在接受相应腹部手术时直接术中放置空肠造口管，可以有效改善患者术后的营养状态、防治术后并发症，同时可以提高放化疗的耐受力、减轻放化疗不良反应。如不能进行腹部手术且需要长期给予营养治疗的患者，可考虑行经皮内镜下胃造口术或经皮内镜下空肠造口术，其创伤小，可放置数月至数年。

由于胰腺组织周围被十二指肠包绕，同时毗邻胃、小肠、结肠，因此在胰腺癌放疗期间胃肠炎的发病率仍然较为常见。如果放疗期间出现明显的胃肠炎症，肠内营养可能会进一步加重患者的炎症反应，因此需要给予合理的肠外营养。如果短期进行肠外营养（通常小于2周）可考虑外周静脉途径；如果需要长期给予，首先考虑中心静脉置管，其中特别推荐输液港，可以长期留置，同时不妨碍患者日常生活，从而提高患者的生活质量。

（三）能量需求及配方

对于胰腺癌患者的能量所需目前并无明确结论，现有的证据仍存在一定争议，目前能量的估算与正常人无明显差异，一般推荐非卧床患者供给量为25～30kcal/（kg·d），卧床患者为20～25kcal/（kg·d）。由于肿瘤细胞主要靠糖酵解进行供能，高糖饮食可能会促进肿瘤进一步生长，因此建议胰腺癌患者适当地降低糖的摄入量，1:1的糖脂能量比例是比较合适的，建议每日摄入糖4～5g/kg，每日摄入量不少于2g/kg，而脂肪摄入量推荐为1～1.5g/（kg·d）。需要注意的是，胰腺癌患者易继发糖尿病，这部分患者需要控制糖的摄入量，并且监测患者的血糖。由于肿瘤患者蛋白质分解增加，因此建议患者每日蛋白质摄入量达到1～1.5g/kg，老年人需适量增加蛋白质供给，建议以优质蛋白为主。

胰腺癌患者营养治疗的制剂与配方总体上与其他恶性肿瘤没有区别，但胰腺癌手术创伤性较大，可能引起机体免疫力的下降，目前有研究证据显示围术期补充免疫营养制剂可以降低患者术后并发症的发生率，同时可以提高患者的生存期。Daly等将包含胰腺癌的60例上消化道肿瘤患者随机分为标准营养干预组和添加精氨酸、ω-3脂肪酸等免疫营养制剂组，结果发现试验组血浆和细胞内ω-3/ω-6脂肪酸水平明显增加，术后感染率明显降低，仅为10%，而对照组术后感染率为43%，平均住院天数也从22d缩短到16d。Martin等也得出了类似的结论，他分析了71例胰腺癌患者，分别在术前给予或不给予免疫营养制剂，结果发现试验组术后并发症发生率明显低于对照组，其住院天数也明显降低，营养风险指数（NRI）和白蛋白水平在术后下降水平均明显低于对照组（-12.6对-16.2，$P = 0.03$；-1.1对-1.5，$P < 0.01$）。Ma YJ等进行了一项系统分析，主要研究不可切除的胰腺癌添加n-3 PUFA免疫营养制剂是否对患者的生存预后有益，共有11个随机对照研究符合标准，结果显示添加免疫营养制剂后患者的体重增加更为明显，瘦体重也相比于对照组明显改善，总生存时间也明显高于对照组（130～259d对63～130d），指出添加免疫营养制剂对改善患者的临床结局和预后具有明显作用。Gärtner等也指出给予胰腺癌患者添加ω-3脂肪酸和左旋肉碱可以预防严重的恶病质，改善患者的生存预后。因此，对于围术期胰腺癌患者可以酌情添加一定的免疫营养制剂，可能降低患者术后并发症的发生率。对于胰腺癌放疗期间是否添加免疫营养制剂，目前并无任何研究证据，因此不作为常规推荐。

第四节　其他腹部肿瘤放射治疗患者的营养治疗

一、背景

除以上章节介绍的肝癌、胰腺癌、胃癌，临床中比较常见的接受放射治疗的腹部肿瘤主要有胆道肿瘤、腹腔淋巴瘤，如胃肠道淋巴瘤等，这里主要介绍胆道肿瘤和胃肠道淋巴瘤。

胆囊、胆管癌常由于胆道梗阻，胆道内压力增高，进而损害肝功能，从而影响营养物质的吸收，特别是脂质、脂溶性维生素的吸收，使得机体对脂肪、氨基酸、糖类的代谢能力降低；还可导致必需脂肪酸缺乏、维生素 K 参与的凝血因子合成受到影响。胆囊癌或胆管癌患者接受放疗期间，器官周围的正常组织（包括肝、肠道等）均会受到损伤，造成患者的营养不良进一步加重。有报道指出，胆管癌的营养风险发生率为32%，仅次于肝癌，患者的营养状况与患者的疗效及预后密切相关。黄海等分析了胆囊癌患者的小野寺预后营养指数（PNI）对患者生存的影响，发现 PNI 是影响患者总生存时间的独立影响因素，尤其对年龄小于65岁的患者预测能力更为显著，说明患者的营养状况与其生存期密切相关。我国学者分析了411例肝胆系统肿瘤患者的营养状况，发现有营养风险的患者术后并发症的发生率明显高于无营养风险的患者，有营养风险的患者中给予营养支持者并发症发生率、平均住院天数均明显下降，说明肝胆肿瘤患者的营养状态与治疗结局和毒性明显相关。陈靓等也得出类似的结论，针对肝门部胆管癌根治性切除术的患者，回顾性对比了术前是否行胆道引流及肠内营养的两组，发现营养干预组肝功能明显下降，手术时间缩短，术中出血量减少，指出营养治疗有利于患者术后康复。

恶性淋巴瘤属于血液系统肿瘤，腹部的淋巴瘤主要好发于胃和肠道，肿瘤的局部浸润和压迫会造成梗阻，引起患者食欲缺乏、影响患者对食物的正常摄取；同时，淋巴瘤患者由于免疫功能紊乱，易出现急、慢性感染，也会加重患者的营养不良。放、化疗是恶性淋巴瘤主要的治疗手段，胃和肠道的淋巴瘤接受局部放疗时，易引起胃肠道炎症，造成患者恶心、呕吐、腹泻等消化道症状，更进一步加重了患者的营养不良。恶性淋巴瘤患者的营养状态与其疗效及预后密切相关。Han 等针对573例非霍奇金淋巴瘤的患者展开研究，发现治疗前低体重（BMI＜18.5）的患者与体重正常的患者（18.5≤BMI＜25）相比，生存率明显偏低，他还发现治疗前较低体重的患者及治疗后体重下降明显的患者均预示着较差的预后，说明治疗前及治疗后患者的营养状况与生存情况密切相关。Xiao 等也得出类似的结论，针对896例滤泡性淋巴瘤进行研究，发现治疗后患者体重平均下降1.4kg，治疗后体重下降超过5%的患者的生存率偏低。Chin 等回顾性分析了138例非霍奇金淋巴瘤患者，发现治疗后体重增加的患者生存率明显提高，说明化疗后体重改善预示着更好的预后。

二、其他腹部肿瘤放射治疗患者的营养治疗

（一）适应证

对于胆道恶性肿瘤、胃肠道淋巴瘤等疾病在放疗期间的营养治疗适应证，主要是根据患者是否摄入不足、体重下降是否明显、抗肿瘤治疗情况等因素。结合 ASPEN 和 ESPEN 营养指南及国内专家组意见，营养治疗的适应证主要包括：放疗期间患者已经存在营养不良或预计不能进食超过7d；放疗期间营养摄入量低于能量消耗量的60%超过10d；BMI＜18.5；PG-SGA ≥4分；1个月内体重下降超过5%。需要指出的是，对于没有营养不良或营养风险存在的患者，营养干预不作为常规推荐。

（二）营养治疗途径

与其他恶性肿瘤一样，胆道恶性肿瘤及胃肠道淋巴瘤在放疗期间也遵循五阶梯治疗模式，按阶梯逐级选择治疗模式，当下一阶段不能满足60%目标能量需求3 ~ 5d时，应选择上一阶梯。主要原则是首选营养教育，后选肠内、肠外营养；首选肠内营养，后选肠外营养；首选口服，后选管饲。

营养治疗的方式主要分为两类：肠内营养和肠外营养。肠内营养即通过消化道进行营养补充，由于其更符合人体生理特点、可以维持胃肠道屏障功能，且使用方便，因此作为营养治疗的首选，其治疗途径主要包括口服营养补充剂、鼻饲管、经皮内镜下胃造口术、胃或空肠造口术等。ESPEN指南已将ONS推荐作为肿瘤患者肠内营养的首选途径。如果单纯ONS不能完全满足患者的营养需求，就需要结合管饲给予补充。管饲分为无创及有创两种途径：无创途径主要是指经鼻放置导管，根据具体情况将导管远端放置在胃、十二指肠或空肠中；有创途径包括经皮内镜下造口术及外科手术下的各类造口术。临床上需根据实际情况选用合适的管饲手段，一般建议如下：经鼻置管操作简单且无创伤，但患者舒适度较差，且导管容易脱出或堵塞，需要定期更换，长时间放置可能造成局部炎症及溃疡形成，所以目前鼻饲管主要用于短期营养治疗的患者（一般不超过4周）；如需要长期给予营养治疗，建议患者在接受相应腹部手术时直接术中放置空肠造口管，可以有效改善患者术后的营养状态、防治术后并发症，同时可以提高放化疗的耐受力、减轻放化疗的不良反应。如不进行腹部手术且需要长期给予营养治疗的患者，可考虑行经皮内镜下胃造口术或经皮内镜下空肠造口术，优点是创伤小，可放置数月至数年。对于放疗期间出现放射性胃肠炎或各种原因引起胃肠道梗阻的患者，肠内营养不能完全满足患者营养所需，这时就需要给予肠外营养。如果短期进行肠外营养（通常小于2周）可考虑外周静脉途径，如果需要长期给予，首先考虑中心静脉置管。需要注意的是，中心静脉置管可能造成一定相关并发症的风险，需要对置管和维护进行专门的培训。

（三）能量需求及配方

对于胆道恶性肿瘤、胃肠道淋巴瘤等患者放疗期间的每日能量所需，目前未有相关文献报道，因此仍参考其他恶性肿瘤的能量所需推荐：非卧床患者供给量为25 ~ 30kcal/（kg·d），卧床患者为20 ~ 25kcal/（kg·d）。主要营养物质的推荐量也与其他肿瘤类似，建议给予低糖、高脂肪、高蛋白质饮食，糖脂供能比为1∶1，建议每日糖的摄入量为4 ~ 5g/kg，脂肪摄入量为1 ~ 1.5g/（kg·d），蛋白质摄入量为1 ~ 1.5g/kg，老年人需适量增加蛋白质供给，建议以优质蛋白为主。整蛋白型肠内营养剂适用于绝大多数肿瘤患者，短肽制剂无需消化、吸收较快，对消化功能受损的患者（如胃肠道手术后、放化疗患者、老年患者）可能更有益处。同时需要根据患者的实际情况，适量补充维生素、微量元素、电解质等。

此外，对于恶性淋巴瘤患者，目前有研究指出免疫增强型营养制剂谷氨酰胺可能降低患者放、化疗期间的毒性反应，对患者有益处。Sands等针对包括淋巴瘤在内的血液系统肿瘤进行分析，指出在化疗期间添加谷氨酰胺营养制剂可以明显减轻由化疗引起的神经毒性，改善患者的生活质量。Oliva等指出给予放化疗后的血液系统肿瘤患者补充谷氨酰胺可明显降低放疗相关的黏膜炎发生率，蒽环类抗生素引起的心脏毒性等，并且应用添加谷氨酰胺的肠外营养制剂可以降低住院天数。但是Yildirim等得出不一致的结论，指出非霍奇金淋巴瘤化疗期间添加谷氨酰胺对改善黏膜炎、粒细胞减少性发热、住院天数并无帮助。因此目前针对是否在恶性淋巴瘤放、化疗期间给予免疫增强剂仍然存在一定的争议，不作为常规推荐。

参 考 文 献

［1］Wie GA，Cho YA，Kim SY，et al. Prevalence and risk factors of malnutrition among cancer patients according to tumor location and stage in the National Cancer Center in Korea. Nutrition,2010,26（3）：263-268.

［2］Pan H，Cai S，Ji J，et al. The impact of nutritional status，nutritional risk，and nutritional treatment on clinical outcome of 2248 hospitalized cancer patients：a multi-center，prospective cohort study in Chinese teaching hospitals. Nutr Cancer，2013，65（1）：62-70.

［3］于康，周晓容，郭亚芳. 恶性肿瘤住院患者营养风险和营养不足发生率及营养支持应用状况调查. 肿瘤学杂志，2011，17（6）：408-411.

［4］Goh BK，Kam JH，Lee SY，et al. Significance of neutrophil-to-lymphocyte ratio，platelet-to-lymphocyte ratio and prognostic nutrition index as preoperative predictors of early mortality after liver resection for huge（≥10 cm）hepatocellular carcinoma. J Surg Oncol，2016，113（6）：621-627.

［5］Schütte K，Tippelt B，Schulz C，et al. Malnutrition is a prognostic factor in patients with hepatocellular carcinoma（HCC）. Clin Nutr，2015，34（6）：1122-1127.

［6］Yao H，Bian X，Mao L，et al. Preoperative Enteral Nutritional Support in Patients Undergoing Hepatectomy for Hepatocellular Carcinoma：A Strengthening the Reporting of Observational Studies in Epidemiology Article. Medicine（Baltimore），2015，94（46）：e2006.

［7］Nishikawa H1，Osaki Y，Inuzuka T，et al. Branched-chain amino acid treatment before transcatheter arterial chemoembolization for hepatocellular carcinoma. World J Gastroenterol，2012，18（12）：1379-1384.

［8］Ichikawa K1，Okabayashi T，Maeda H，et al. Oral supplementation of branched-chain amino acids reduces early recurrence after hepatic resection in patients with hepatocellular carcinoma：a prospective study. Surg Today，2013，43（7）：720-726.

［9］Chen L，Chen Y，Wang X，et al. Efficacy and safety of oral branched-chain amino acid supplementation in patients undergoing interventions for hepatocellular carcinoma：a meta-analysis. Nutr J，2015，14（1）：67-78.

［10］李满，梅方超，易斌，等. 肝癌病人手术后早期肠内营养支持疗效的荟萃分析. 肠外与肠内营养，2017，24（1）：41-45.

［11］蒋朱明. 临床诊疗指南肠外肠内营养学分册. 北京：人民卫生出版社，2008：16-49.

［12］梁晓坤，蒋朱明，于康. 常用营养风险筛查工具的评价与比较. 中国临床营养杂志，2008，16（6）：361-366.

［13］Bauer J，Capra S，Ferguson M. Use of the scored Patient-Generated Subjective Global Assessment（PG-SGA）as a nutrition assessment tool in patients with cancer. Eur J Clin Nutr，2002，56（8）：779-785.

[14] Figueiredo FA，Perez RM，Freitas MM，et al．Comparison of three methods of nutritional assessment in liver cirrhosis：subjective global assessment，traditional nutritional parameters，and body composition analysis. J Gastroenterol，2006，41（5）：476-482.

[15] Plauth M，Cabré E，Riggio O，et al．ESPEN Guidelines on Enteral Nutrition：Liver disease．Clin Nutr，2006，25（2）：285-294.

[16] Morgan MY，Madden AM，Soulsby CT，et al．Derivation and validation of a new global method for assessing nutritional status in patients with cirrhosis．Hepatology，2006，44（4）：823-835.

[17] 李莹，毛一雷，卢欣．慢性肝病的营养支持．中华临床营养杂志，2011，19（3）：135-139.

[18] 石汉平．肿瘤营养疗法．中国肿瘤临床，2014，41（18）：1141-1145.

[19] 曹景玉，吴力群，卢华军．肝切除术后早期肠内与肠外营养支持对比的前瞻性研究．中华普通外科杂志，2006，21（2）：117-119.

[20] Hasse JM，Blue LS，Liepa GU，et al．Early enteral nutrition support in patients undergoing liver transplantation．JPEN J Parenter Enteral Nutr，1995，19（6）：437-443.

[21] Fan ST，Lo CM，Lai EC，et al．Perioperative nutritional support in patients undergoing hepatectomy for hepatocellular carcinoma．N Engl J Med，1994，331（23）：1547-1552.

[22] 伍晓汀，周勇．肝癌肝切除的围手术期营养支持．肝胆外科杂志，2002，10（5）：323-324.

[23] Mikagi K，Kawahara R，Kinoshita H，et al．Effect of preoperative immunonutrition in patients undergoing hepatectomy：a randomized controlled trial．Kurume Med J，2011，58（1）：1-8.

[24] Zhu X，Wu Y，Qiu Y，et al．Effects of ω-3 fish oil lipid emulsion combined with parenteral nutrition on patients undergoing liver transplantation．JPEN J Parenter Enteral Nutr，2013，37（1）：68-74.

[25] Seguin P，Locher C，Boudjema K，et al．Effect of a Perioperative Nutritional Supplementation with Oral Impact® in Patients undergoing Hepatic Surgery for Liver Cancer：a prospective，placebo-controlled，randomized，double-blind study．Nutr Cancer，2016，68（3）：464-472.

[26] Zhang B，Wei G，Li R，et al．n-3 fatty acid-based parenteral nutrition improves postoperative recovery for cirrhotic patients with liver cancer：a randomized controlled clinical trial．Clin Nutr，2017，36（5）：1239-1244.

[27] Pressoir M，Desné S，Berchery D，et al．Prevalence，risk factors and clinical implications of malnutrition in French Comprehensive Cancer Centres．Br J Cancer，2010，102（6）：966-971.

[28] Macdonald JS，Smalley S，Benedetti J，et al．Chemoradiotherapy after surgery compared with surgery alone for adenocarcinoma of the stomach or gastroesophageal junction．N Engl J Med，2001，345（10）：725-730.

[29] Sachlova M，Majek O，Tucek S．Prognostic value of scores based on malnutrition or systemic inflammatory response in patients with metastatic or recurrent gastric cancer．Nutr Cancer，2014，66（8）：1362-1370.

[30] Li QW，Li GC，Wang YN，et al．Association of nutrition with treatment compliance and toxicities in patients undergoing chemoradiation after gastrectom．Zhonghua Wei Chang Wai Ke Za Zhi，2013，16（6）：529-533.

[31] Schiesser M，Kirchhoff P，Müller MK，et al．The correlation of nutrition risk index，nutrition risk score，and bioimpedance analysis with postoperative complications in patients undergoing gastrointestinal surgery．Surgery，2009，145（5）：519-526.

[32] Andreyev HJ，Norman AR，Oates J，et al．Why do patients with weight loss have a worse outcome when undergoing chemotherapy for gastrointestinal malignancies? Eur J Cancer，1998，34（4）：503-

509.

[33] Persson C, Glimelius B. The relevance of weight loss for survival and quality of life in patients with advanced gastrointestinal cancer treated with palliative chemotherapy. Anticancer Res, 2002, 22 (6B): 3661-3668.

[34] Cong M, Song C, Zou B, et al. Impact of glutamine, eicosapntemacnioc acid, branched-chain amino acid supplements on nutritional status and treatment compliance of esophageal cancer patients on concurrent chemoradiotherapy and gastric cancer patients on chemotherapy. Zhonghua Yi Xue Za Zhi, 2015, 95 (10): 766-769.

[35] Henson CC, Burden S, Davidson SE, et al. Nutritional interventions for reducing gastrointestinal toxicity in adults undergoing radical pelvic radiotherapy. Cochrane Database Syst Rev, 2013, 2013 (11): CD009896.

[36] Isenring EA, Capra S, Bauer JD. Nutrition intervention is beneficial in oncology outpatients receiving radiotherapy to the gastrointestinal or head and neck area. Br J Cancer, 2004, 91 (3): 447-452.

[37] Ravasco P, Monteiro-Grillo I, Camilo ME. Does nutrition influence quality of life in cancer patients undergoing radiotherapy? Radiother Oncol, 2003, 67 (2): 213-220.

[38] Huhmann MB, August DA. Review of American Society for Parenteral and Enteral Nutrition (ASPEN) Clinical Guidelines for Nutrition Support in Cancer Patients: nutrition screening and assessment. Nutr Clin Pract, 2008, 23 (2): 182-188.

[39] August DA, Huhmann MB. American Society for Parenteral and Enteral Nutrition (ASPEN) Board of Directors. ASPEN clinical guidelines: nutrition support therapy during adult anticancer treatment and in hematopoietic cell transplantation. JPEN J Parenter Enteral Nutr, 2009, 33 (5): 472-500.

[40] Arends J, Bodoky G, Bozzetti F, et al. ESPEN Guidelines on Enteral Nutrition: Non-surgical oncology. Clin Nutr, 2006, 25 (2): 245-259.

[41] Bozzetti F, Arends J, Lundholm K, et al. ESPEN Guidelines on Parenteral Nutrition: non-surgical oncology. Clin Nutr, 2009, 28 (4): 445-454.

[42] Weimann A, Braga M, Harsanyi L, et al. ESPEN Guidelines on Enteral Nutrition: Surgery including organ transplantation. Clin Nutr, 2006, 25 (2): 224-244.

[43] Braga M, Ljungqvist O, Soeters P, et al. ESPEN Guidelines on Parenteral Nutrition: surgery. Clin Nutr, 2009, 28 (4): 378-386.

[44] Baldwin C, Spiro A, Ahern R, et al. Oral nutritional interventions in malnourished patients with cancer: a systematic review and meta-analysis. J Natl Cancer Inst, 2012, 104 (5): 371-385.

[45] Schütz T, Valentini L, Herbst B, et al. ESPEN guidelines on enteral nutrition——summary. Z Gastroenterol, 2006, 44 (8): 683-684.

[46] Ceolin Alves AL, Zuconi CP, Correia MI. Energy Expenditure in Patients With Esophageal, Gastric, and Colorectal Cancer. JPEN J Parenter Enteral Nutr, 2016, 40 (4): 499-506.

[47] Mariette C, De Botton ml, Piessen G. Surgery in esophageal and gastric cancer patients: what is the role for nutrition support in your daily practice? Ann Surg Oncol, 2012, 19 (7): 2128-2134.

[48] Sultan J, Griffin SM, Di Franco F, et al. Randomized clinical trial of omega-3 fatty acid-supplemented enteral nutrition versus standard enteral nutrition in patients undergoing oesophagogastric cancer surgery. Br J Surg, 2012, 99 (3): 346-355.

[49] Makay O, Kaya T, Firat O, et al. ω-3 Fatty acids have no impact on serum lactate levels after major gastric cancer surgery. JPEN J Parenter Enteral Nutr, 2011, 35 (4): 488-492.

［50］Wei Z，Wang W，Chen J，et al．A prospective，randomized，controlled study of ω-3 fish oil fat emulsion-based parenteral nutrition for patients following surgical resection of gastric tumors．Nutr J，2014，13（1）：25-31．

［51］de Miranda Torrinhas RS，Santana R，Garcia T，et al．Parenteral fish oil as a pharmacological agent to modulate post-operative immune response：a randomized，double-blind，and controlled clinical trial in patients with gastrointestinal cancer．Clin Nutr，2013，32（4）：503-510．

［52］Lee SJ，Glass DJ．Treating cancer cachexia to treat cancer．Skelet Muscle，2011，1（1）：2．

［53］Kucuktulu E，Guner A，Kahraman I，et al．The protective effects of glutamine on radiation-induced diarrhea．Support Care Cancer，2013，21（4）：1071-1075．

［54］de Aguiar Pastore Silva J，Emilia de Souza Fabre M2，Waitzberg DL3．Omega-3 supplements for patients in chemotherapy and/or radiotherapy：A systematic review．Clin Nutr，2015，34（3）：359-366．

［55］Vidal-Casariego A，Calleja-Fernández A，de Urbina-González JJ，et al．Efficacy of glutamine in the prevention of acute radiation enteritis：a randomized controlled trial．JPEN J Parenter Enteral Nutr，2014，38（2）：205-213．

［56］Kanda M，Fujii T，Kodera Y，et al．Nutritional predictors of postoperative outcome in pancreatic cancer．Br J Surg，2011，98（2）：268-274．

［57］Vashi P，Popiel B，Lammersfeld C，et al．Outcomes of systematic nutritional assessment and medical nutrition therapy in pancreatic cancer．Pancreas，2015，44（5）：750-755．

［58］Richter E，Denecke A，Klapdor S，et al．Parenteral nutrition support for patients with pancreatic cancer—improvement of the nutritional status and the therapeutic outcome．Anticancer Res，2012，32（5）：2111-2118．

［59］von Meyenfeldt MF．Nutritional support during treatment of biliopancreatic malignancy．Ann Oncol，1999，10（Suppl 4）：273-277．

［60］Ferrucci LM，Bell D，Thornton J，et al．Nutritional status of patients with locally advanced pancreatic cancer：a pilot study．Support Care Cancer，2011，19（11）：1729-1734．

［61］Huhmann MB，August DA．Review of American Society for Parenteral and Enteral Nutrition（ASPEN）Clinical Guidelines for Nutrition Support in Cancer Patients：nutrition screening and assessment．Nutr Clin Pract，2008，23（2）：182-188．

［62］Liu C1，Du Z，Lou C，et al．Enteral nutrition is superior to total parenteral nutrition for pancreatic cancer patients who underwent pancreaticoduodenectomy．Asia Pac J Clin Nutr，2011，20（2）：154-160．

［63］Afaneh C1，Gerszberg D1，Slattery E1，et al．Pancreatic cancer surgery and nutrition management：a review of the current literature．Hepatobiliary Surg Nutr，2015，4（1）：59-71．

［64］Hu QG，Zheng QC．The influence of Enteral Nutrition in postoperative patients with poor liver function．World J Gastroenterol，2003，9（4）：843-846．

［65］石汉平．中国肿瘤营养治疗指南．北京：人民卫生出版社，2015．

［66］Daly JM，Weintraub FN，Shou J，et al．Enteral nutrition during multimodality therapy in upper gastrointestinal cancer patients．Ann Surg，1995，221（4）：327-338．

［67］Martin RC 2nd，Agle S，Schlegel M，et al．Efficacy of preoperative immunonutrition in locally advanced pancreatic cancer undergoing irreversible electroporation（IRE）．Eur J Surg Oncol，2017，43（4）：772-779．

［68］Ma YJ，Yu J，Xiao J，et al．The consumption of omega-3 polyunsaturated fatty acids improves clinical outcomes and prognosis in pancreatic cancer patients: a systematic evaluation. Nutr Cancer, 2015, 67 (1): 112-118.

[69] Gärtner S, Krüger J, Aghdassi AA, et al. Nutrition in Pancreatic Cancer: A Review. Gastrointest Tumors, 2016, 2 (4): 195-202.

[70] 翟茂东, 杨俊, 贾震易, 等. 肝胆胰外科患者营养风险筛查与临床结局分析. 肝胆胰外科杂志, 2012, 24 (3): 179-182.

[71] 黄海, 彭健. 小野寺预后营养指数对胆囊癌患者生存的影响. 中国肿瘤临床, 2014, 41 (22): 1450-1453.

[72] 陈靓, 仇毓东, 周铁, 等. 肝门部胆管癌根治性切除术前行胆汁回输联合肠内营养的临床价值. 中华肝胆外科杂志, 2014, 20 (8): 582-586.

[73] Han X, Stevens J, Bradshaw PT. Body mass index, weight change, and survival in non-Hodgkin lymphoma patients in Connecticut women. Nutr Cancer, 2013, 65 (1): 43-50.

[74] Xiao DY, Luo S, O'Brian K, et al. Weight change trends and overall survival in United States veterans with follicular lymphoma treated with chemotherapy. Leuk Lymphoma, 2017, 58 (4): 851-858.

[75] Chin YH, Liu JM, Tai JJ, et al. The significance of body weight change in non-Hodgkins lymphoma. Anticancer Res, 1999, 19 (6C): 5607-5610.

[76] Sands S, Ladas EJ, Kelly KM, et al. Glutamine for the treatment of vincristine-induced neuropathy in children and adolescents with cancer. Support Care Cancer, 2017, 25 (3): 701-708.

[77] Oliva García JG, Pereyra-García Castro F, Suárez Llanos JP, et al. Efficacy of parenteral glutamine in patients undergoing bone marrow transplantation. Nutr Hosp, 2012, 27 (1): 205-208.

[78] Yildirim ZK1, Bidev D, Buyukavci M. Parenteral glutamine supplementation has no effect on chemotherapy-induced toxicity in children with non-Hodgkin lymphoma. J Pediatr Hematol Oncol, 2013, 35 (5): 371-376.

第16章

盆腔肿瘤放射治疗患者的营养治疗

第一节　盆腔肿瘤放射治疗简介

一、直肠癌

直肠癌是常见的恶性肿瘤，在全球男性、女性中的发病率分别为恶性肿瘤发病率的第3位及第2位，每年的死亡病例在全世界男性、女性中排名分别占第4位和第3位。在发达国家中直肠癌的发病率明显高于发展中国家。我国东部地区结直肠癌发病率、死亡率最高。据我国2018年发布的癌症统计数据，结直肠癌发病率为第3位，肿瘤致死率占第5位。发病的危险性在40岁以后开始增长，到50～55岁达到发病高峰。现代生物学、遗传学和流行病学的研究表明，结直肠癌的发病原因主要与环境因素、生活方式和遗传因素有密切关系，是多因素相互作用的结果。

直肠癌的局部症状比较明显，而全身症状不明显。直肠癌的症状主要是排便习惯改变，如排便次数增多、便秘，排便困难或便血、肛门疼痛或肛门下坠感等。局部晚期直肠癌伴有直肠全周浸润时，通常表现为排便不尽感或里急后重感，如果伴有排尿困难或会阴区疼痛，通常提示肿瘤已有明显向外浸润。

直肠癌治疗采取多学科的综合治疗。手术是直肠癌根治性的治疗手段，针对不同情况的患者采用术前放疗、术前同步放化疗、术后同步放化疗，其中放疗照射的区域需要包括直肠瘤区、直肠系膜区、坐骨直肠窝及骶前、髂内及部分髂外淋巴引流区。

二、宫颈癌

发展中国家女性宫颈癌发病率远高于发达国家。宫颈癌发病率在发达国家中未排入前10名，在发展中国家排名居第2位，死亡率在发达国家中排名第9位，在发展中国家排名第3位。我国女性宫颈癌发病率从高到低依次为中、西、东部地区，西部地区死亡率略高于中部地区，东部地区最低，这与欠发达地区女性宫颈癌筛查普及率较低、HPV感染率较高有关。2017年宫颈癌疫苗在我国内地正式获批上市，这为我国宫颈癌防控提供了更多选择。

早期宫颈癌常无明显症状和体征，中、晚期为不规则阴道出血。部分患者有阴道排液，液体为白色或血性，可稀薄如水样或米泔状，或有腥臭；晚期患者因癌组织坏死伴感染，可有大量米汤样或脓性恶臭白带。肿瘤外侵时，可出现尿频、尿急、便秘、下肢肿痛等症状；肿瘤压迫或累及输尿管时，可引起输尿管梗阻、肾盂积水及尿毒症；晚期可有贫血、恶病质等全身衰竭症状。

目前宫颈癌的治疗主要采取手术、放疗、化疗的多学科综合治疗，早期宫颈癌可选择手术，放疗适合于各期别宫颈癌，尤其对于局部进展期宫颈癌，同步放、化疗是金标准。宫颈癌放疗靶区包括宫颈瘤区、子宫、子宫旁、部分阴道，以及闭孔、骶前、髂内、髂外、髂总淋巴引流区。

第二节　盆腔肿瘤放射治疗患者的营养治疗

一、盆腔肿瘤放疗后并发症

无论是宫颈癌、直肠癌，还是其他恶性盆腔肿瘤，因为疾病本身原因或是治疗（手术、放疗、化疗）所致的不良反应，在治疗期间或治疗后，均会导致肠黏膜结构改变或功能改变，导致肠道功能障碍。究其原因，为以下3点：①肠道肿瘤患者手术治疗后肠梗阻的发生及吻合口炎症；②放、化疗后粒细胞减少；③放射治疗后的放射性肠炎。

放射性肠炎是腹腔或盆腔肿瘤放疗后最常见的并发症之一，一旦发生，将可能引起严重的病理生理学改变。并发症大多数比较轻微；有5%～10%的患者出现较严重的胃肠道并发症，其中由肠道损伤造成的肠瘘、肠腔狭窄及慢性吸收不良均是潜在危及生命的并发症，并且对癌症患者放疗后的生活质量带来了巨大的影响。近年来，随着放、化疗的联合应用增多，放射性肠炎的发生率呈不断上升的趋势。

急性放射性肠炎多发生在放射治疗后数周，一般能自行缓解，可表现为恶心、呕吐、腹痛、腹泻、排黏液或血样便等，一般给予止泻、镇吐、胃肠道黏膜保护药等对症治疗后，多在放疗结束后1～3个月恢复。腹泻严重时可服用洛哌丁胺2mg，每天2次，合并便血时要暂停放疗，适当给予皮质醇类激素治疗。若病情迁延不愈，症状持续3个月以上，则发展为慢性放射性肠炎。慢性放射性肠炎比较少见，会引起剧烈腹痛、恶心、呕吐、腹胀、血样便伴消瘦、乏力、贫血，以及肠腔狭窄或穿孔及腹腔内形成脓肿、瘘管和肠粘连等，病残率及病死率较高。部分慢性放射性肠炎需要外科治疗。

上述的肠道功能障碍将导致患者的营养摄入障碍，使患者在承受肿瘤所带来的消耗同时，发生更严重的营养不良。另外，放、化疗所致的骨髓抑制可导致放疗患者的免疫损伤进一步加重，对感染的易感性增加。

因此，当癌症患者处于营养不良或恶病质状态时，放疗的剂量安全范围降低，在尚未达到对肿瘤有效杀灭的剂量时，机体已发生明显的不良作用，损害已经存在的严重营养不良和衰弱的器官功能，机体更易发生伤口愈合不良、感染率增加。

二、盆腔肿瘤放疗患者的营养治疗

临床上营养支持在抗肿瘤治疗过程中的应用已得到普遍共识，比较一致的意见是：对放疗（包括手术后）有明显治疗反应的恶性肿瘤患者，如果已有明显营养不良则应在放疗同时进行营养支持；如果在放疗过程中发生了严重影响摄食的不良反应并预期持续时间大于1周，而放疗又不能中止，或即使中止后在较长时间内也不能恢复足够饮食者，应给予营养支持。

营养治疗的主要目的不是治愈癌症，而是治疗营养不良，通过改善营养状态来改善器官功能、免疫状态，减少抗肿瘤治疗引起的不良反应，从而发挥改善患者预后的作用。

葡萄糖是肿瘤细胞的主要代谢底物，肿瘤细胞对脂肪的利用能力比较差（缺乏脂肪酸和酮体降解所需的酶），应根据肿瘤患者的代谢特点，设计符合肿瘤营养治疗目标的营养治疗方案，优化营养底物（如脂肪乳，氨基酸）的选择。ESPEN指南建议，癌症患者50%的能量应由脂质供能；对肿瘤患者应采用高脂肪、低糖配方。使用免疫营养物质，有利于化疗、放疗的作用。

（一）针对粒细细胞减少的营养治疗

对于粒细胞减少，建议采用营养治疗时注意以下几个方面。①高蛋白质饮食：主要是提高机体抵抗力，为白细胞恢复至正常提供物质基础，应选择牛奶、鸡蛋、鹌鹑蛋、豆浆、豆腐脑、禽蛋类、瘦肉类、动物肝等；②高维生素饮食：维生素可以促进细胞的生长发育，有助于白细胞的分化和增殖，促使恢复正常，应选择酵母发面食品、谷类、花生、绿色新鲜蔬菜、水果、果汁等，补充维生素C、B族维生素和叶酸，如绿茶、橙汁、猕猴桃汁等鲜榨的各种果汁；③严格消毒：此时患者易并发感染，故在制作食物时应严格消毒，决不吃生冷或不洁的食物；④其他：必须有一定的糖类、盐类及水分，每日水分需3000～3500ml。

（二）针对放射性肠炎的营养治疗

1.急性放射性肠炎　放射性肠炎的形成是一个复杂的多因素的过程。急性放射性肠炎多为结肠黏膜层发生变化，表现为一过性的黏膜糜烂、浅表溃疡形成，并继发缺血性损伤和感染，瘘管、穿孔罕见，及时给于黏膜保护、调节肠道菌群及抗感染等对症治疗多可完全康复。腹泻是急性放射性肠炎最常见的临床表现之一。一项调查报告表明：接受放射治疗的直肠癌患者有53%可出现腹泻，而且腹泻的严重程度与放疗照射的部位和总剂量密切相关。目前认为，放疗相关性腹泻的发生不仅是由电离辐射引起的肠黏膜损伤所致，肠道有益菌的减少也是造成放疗相关性腹泻的主要原因。有研究表明，放疗前预防性地给予抗生素、胃肠道黏膜保护药，还有抗炎药，如美沙拉嗪、巴柳氮等，并没有明显减轻放疗引起的胃肠道毒性反应，反而加重放射性肠炎；硫糖铝的使用还会诱发肠道出血及排便失禁等严重并发症。随着人们对肠道微生态菌群作用机制研究的不断深入，益生菌作为一种新型的肠黏膜屏障保护剂已在临床逐渐被认识和应用。另外，谷氨酰胺饮食及富含谷氨酰胺的全肠外营养对急性放射性肠炎有很强的抗辐射损伤作用，可通过促进小肠上皮DNA和蛋白质的合成，加快小肠黏膜损伤的修复，其绒毛高度、隐窝深度、黏膜厚度均高于单纯肠外营养组，较好地保持了胃肠道组织结构的完整性。还有研究证实谷氨酰胺和奥曲肽可通过诱导亚铁血红素氧化酶-1的活性，促进小肠绒毛数量和肠黏膜厚度的增加，提高结肠黏膜的屏障功能，保护结肠黏膜免受放射性损伤。

除上述方法外，每次放疗前可排空粪便，以免直肠受射线照射剂量增大加重放疗反应；放疗前、后30min避免进食，每天饮水2000～3000ml，可以减轻不良反应及全身反应。出现恶心不适时可取新鲜柠檬划花其皮闻其味，能减轻不适；便秘者应增加膳食纤维的摄入，如蔬菜、水果，可多食海带、香蕉、蜂蜜、核桃、花生等润肠通便的食物；多饮水，每日清晨空腹口服1杯淡盐水或白开水，每日饮水量达3000 ml以上，有助于排便；腹泻者可根据腹泻的次数和粪便的性质调整饮食，应减少膳食纤维的摄入量，避免吃易产气的食物，如糖类、豆类、洋白菜、碳酸饮料，可选用有止泻作用的食物，如焦米汤、蛋黄米汤、胡萝卜泥等；要注意饮食的营养素密度，对于出现严重的腹泻、胃肠道穿孔、瘘或手术后不能进食、肠梗阻导致摄入不足者，则需要辅以肠外营养支持。

2.慢性放射性肠炎 慢性放射性肠炎主要见于迟发性放射性损伤，此时肠黏膜组织学变化主要表现为肠壁小血管的闭塞性动脉内膜炎、黏膜下纤维化和淋巴管扩张，肠管变厚脆弱，微小的损伤即可导致肠瘘。目前对于放疗引起的慢性肠道损伤仍没有非常有效的治疗手段。直肠或乙状结肠的孤立性损伤通常给予低渣饮食和类固醇栓剂治疗，特殊的要素饮食可用于治疗已出现典型病理生理学改变的慢性放射性肠炎患者。放疗造成的小肠黏膜损伤，可导致消化酶的分泌不足，尤其是乳糖酶。因此，目前认为低脂、低渣、无乳糖饮食及要素饮食对慢性放射性肠炎患者有效。

三、盆腔肿瘤放疗患者营养不良的预防

既往已有大量的临床研究发现，在放疗之前及放疗期间给予特殊的营养干预措施，可诱导正常的消化道黏膜组织表面形成一辐射保护层，从而减轻放疗对健康黏膜组织的损伤；另外，有效的营养支持还可增强肿瘤组织对放疗的反应性，促进肿瘤细胞的凋亡、坏死。低脂、要素饮食支持及肠道益生菌的添加均有利于避免或减轻放疗期间出现的胃肠道症状；抗氧化剂的适量服用（如维生素A、维生素C、维生素E）可清除机体氧化产生的代谢产物，并且抑制肠黏膜的缺血性损伤。近年来，人们发现食物中脂肪的构成对抑制胃肠道炎症的发生起着重要的作用，如富含中链甘油三酯及ω-3不饱和脂肪酸的营养制剂能够抑制肠道炎症、调节细胞免疫功能。ω-3不饱和脂肪酸是目前用于治疗炎性肠病的首选营养制剂，其富含于深海冷水鱼类和海藻中（如EPA、DHA），主要通过降低炎症介质PGE的合成量，降低IL-1、TNF等细胞因子的产生，调节机体免疫功能和抑制炎症反应。

营养咨询及支持被证明在盆腔肿瘤的患者中，可以明显提高其营养状态和生活质量。营养支持有3种常见形式。①经口摄入：是接受肿瘤治疗的患者营养摄入的理想途径，经口摄入食物在生理上更有优势，所以肿瘤患者应尽可能的经口摄入。②肠内营养：是一种较好的营养治疗方法，因为它最符合人的生理特点，肠内营养能够保持胃肠道的完整，避免细菌移位的危险。③肠外营养：对于严重的消化不良、短肠综合征及严重的恶心、呕吐，以及肠梗阻或者肠瘘的患者，建议肠外营养。肠外营养的风险要高于肠内营养，因为要建立静脉通路，所以容易发生与外周静脉或中心静脉相关的感染。如果患者可以行肠内营养，应该尽早由肠外营养改为肠内营养。

为达到更好的效果，营养咨询应该是全程性、经常性的。放疗前进行营养支持有

助于患者维持体重和减轻放疗导致的黏膜损伤，应在在放疗前或放疗开始的2周内给予早期营养补充。对于评估营养状况良好，预期有营养风险的患者，推荐定期营养评估，必要时给予营养干预。建议放疗后患者至少接受3个月的营养评估或干预［营养咨询和（或）口服营养补充］。一般情况下，营养师应该在不良反应出现之前给予患者关于增进营养摄入的指导，当不良反应发生后，每周的定期随访也是很重要的。营养师应该明确哪些食物是患者在此时愿意而且能够摄入的高营养食物，然后给出每日建议食用量的具体信息，这个过程应该包括不断探讨患者的饮食偏好、耐受性的情况、提供食物的种类和数量，尤其在一些不良反应（如疼痛、恶心等）存在的情况下。每周对体重及症状的评估有助于明确影响患者进食的原因，患者自己做的饮食记录可以帮助判断其饮食是否满足了营养需求。

总之，采用手术、化疗、放疗及其他生物治疗根除或抑制肿瘤生长是首要的，营养治疗可以为手术、化疗、放疗等提供机体耐受的基础，从而提高治疗成功率，减少治疗的并发症、副作用和降低死亡率。

参 考 文 献

［1］石汉平，凌文华，李薇. 肿瘤营养学. 北京：人民卫生出版社，2012.

［2］石玮，华海清，王兴华. 放疗对肠屏障功能的影响及研究进展，临床肿瘤学杂志，2009，14（1）：89-92.

［3］Mcgough C，Baldwin C，Frost G，et al. Role of nutritional intervention in patients treated with radio therapy for pelvic malignancy. British Journal Cancer，2004，90（12）：2278-2287.

［4］Delia P，Sansotta G，DonatoV，et al. Use ooblongsfor prevention of radiation-induced drhea. World Journal of Gagastroenteroly，2007，13（6）：912-915.

［5］艾国平，粟永萍，程天民. 肠道黏膜免疫的构成与功能. 免疫学杂志，2000，16（4）：82-84.

［6］殷蔚伯，余子豪，徐国镇，等. 肿瘤放射治疗学（第4版）. 北京：中国协和医科大学出版社，2008.

◆ 第17章 ◆

肿瘤放射治疗患者整体营养疗法

营养不良对肿瘤放疗患者的危害、肿瘤放疗患者营养治疗的作用已经得到越来越多的研究证实，也因而被日益重视。最新调查显示：疾病相关性营养不良的直接医疗花费，美国每年为155亿美元，欧洲2009年为310亿欧元。Pribnow AK等回顾性调查了282例肿瘤患儿（0.5～18岁），发现营养不良发生率为67%，营养不良患儿感染风险更高，治疗相关并发症更多、更重，被迫放弃治疗概率更大，无病生存期更短。Klek S等进行的随机对照研究报道，免疫增强型肠内营养可以显著降低Ⅳ期胃癌患者手术后早期（6个月）的死亡风险。李厨荣等对96例头颈部肿瘤患者随机给予营养治疗和日常饮食，营养治疗组的体重下降明显低于日常饮食组（$P=0.001$）；白细胞、淋巴细胞、血红蛋白减少的发生率更低（$P=0.009$、$P=0.000$、$P=0.033$）；低蛋白血症及低钙、低镁血症的发生率和严重程度也明显低于对照组（$P=0.010$、$P=0.020$、$P=0.006$）。吕家华等对222例食管癌同步放、化疗患者按2:1比例随机分为试验组（同步放、化疗联合肠内营养组）和对照组（同步放、化疗组）。结果显示，肠内营养可以减少食管癌患者放、化疗期间的体重下降、血红蛋白下降、白蛋白下降，降低骨髓抑制和感染发生率，提高放、化疗完成率，增加治疗疗效。

尽管如此，现实临床工作中，肿瘤放疗患者的营养治疗仍然面临着许多挑战，当肿瘤等慢性疾病施行营养治疗的安全性及有效性问题逐步解决之后，如何更好地实施营养治疗便成为当下及今后的突出问题。因此，笔者提出肿瘤放疗患者的整体营养疗法新概念，从时间（time，T）、空间（space，S）、内涵（connotation，C）及外延（denotation，D）4个维度上扩展营养治疗，构建TSCD立体整体营养治疗（holistic nutrition therapy，HNT）体系，更好地发挥营养疗法在肿瘤放疗患者营养不良预防、治疗及康复中的基础作用，还营养治疗为一线治疗，抑制慢性疾病（肿瘤）的高发态势，延长患者总生存时间，提高患者的生活质量，节省医疗费用及社会经济资源，从而整体提高我国慢性疾病（肿瘤）的防治水平。

一、时间延长，由H向H-HS-H延长

肿瘤放疗患者的营养治疗时间应该由住院治疗期间（hospitalization，H）向家居期间（home stay，HS）、宁养期间（hospice，H）延长，建立H-HS-H模式，实施终身（lifelong，LL）营养治疗，见图17-1。肿瘤患者的住院治疗时间是短暂的，对于放疗患者通常为1～2个月，更长的时间是居家。由于肿瘤本身及放疗并发症的影响，患者的营养问题常伴随肿瘤患者的一生，所以，要终身关注营养问题，指南推荐肿瘤患者终身

坚持口服营养补充。

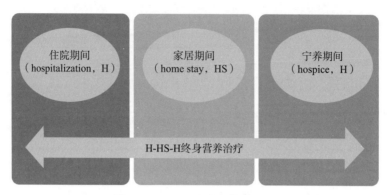

图17-1　H-HS-H终身营养治疗

家庭营养治疗的重要性和有效性已经有太多研究证明，因此无须赘述，对于如何实施家庭营养治疗目前已成为一个重要问题。Guldhav KV等调查了174例居家老年肿瘤患者，年龄为66～92岁，77%的被调查者只获得低水平的疾病资讯和营养咨询，女性患者、85岁以上高龄患者、生殖系统和血液系统肿瘤患者获得的营养咨询更少。该研究还发现，拥有肿瘤协调员（cancer coordinator）的患者，获得的疾病治疗知识、营养咨询、身体活动忠告更多，生活质量更好，与那些仅有家庭健康护士（home health care nurse）或家庭健康助理（home health care assistant）的患者相比，差异非常显著。这个研究为我国正在建立的全科医师制度提供了重要参考，专业化的疾病管理师或协调员可能是一个努力方向，老年人、女性、教育程度及社会经济地位较低的人群应该是关注的重点。恶性肿瘤患者放疗结束后，若因肿瘤未完全消退、放疗远期并发症（如吞咽功能障碍、食管纤维化和狭窄）等原因造成经口摄入营养不足，则需要进行家庭营养支持。ONS是家庭营养支持最主要的方式，是对患者经口摄入营养不足的重要补充。部分恶性肿瘤放疗患者出院后仍需要继续管饲肠内营养，同样以家庭肠内营养的方式实施。Crombie JM的研究显示，头颈部肿瘤放疗过程中行PEG的患者，放疗后6个月内营养管拔除率为52%，1年拔除率为86%，有3%左右的头颈部肿瘤放疗患者携带营养管长达3年。患者家庭肠内营养治疗要求医师为患者选择和建立适宜的肠内营养途径、制订肠内营养方案、监测肠内营养并发症，并对营养过程进行管理。家庭肠内营养主要依靠患者和家属实施，因此应在出院前对患者及其家属进行教育和培训，以保证家庭肠内营养治疗的有效性性和安全性。

二、空间延展，由H向H-C-H延展

肿瘤患者营养治疗的空间，应该由医院（hospital，H）向社区（community，C）、家庭（home，H）延展，建立H-C-H分级营养治疗模式，见图17-2。

落实分级营养治疗，是指明确医院、社区及家庭在营养治疗中的不同作用与责任，把营养治疗的重点放到社区。石汉平等提出了营养管理的H-C-H模式，并分别用医院、社区及家庭的英文字母划分了医院、社区及家庭在营养治疗中的作用和义务，见表17-1。

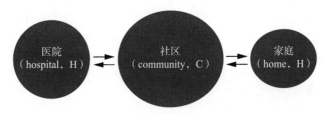

图17-2　H-C-H 分级营养治疗

表17-1　医院、社区及家庭在营养治疗中的职责

单　位	职　责
医院	H，homeostasis，维护内环境稳定
	O，organ dysfunction，防治器官功能不全
	S，severe malnutrition，治疗严重营养不良
	P，precise nutrition therapy，实施精准营养治疗
	I，invasive，有创营养通路的建立
	T，team，组建团队，包括NST、MDT
	A，academic，推广学术
	L，level 3 diagnosis，实施第三级营养诊断
社区	C，counseling，（营养）咨询
	O，official obligation，承担法定义务
	M，mild to moderate malnutrition，轻、中度营养不良
	M，media，发挥医院与患者之间的中介作用
	U，understanding/useful，了解并宣教营养的益处
	N，nursing home，护理院
	I，individual management，个体化管理
	T，tube feeding，管饲
	Y，yearly checkup（nutrition screening），每年体检，包括营养筛查
家庭	H，healthy life/lifestyle，健康生活及健康生活方式
	O，oral nutritional supplements，口服营养补充
	M，memo，记录（膳食、体重等）
	E，exercise，运动

　　基于社区、家庭的营养健康管理是一种经济、高效的管理模式。Swartz MC 等的荟萃分析提示，基于社区和家庭的身体活动干预可以有效防治老年肿瘤患者的体能下降，从而提高生活质量。社区营养健康管理的核心内容是营养教育与营养咨询，它们在改变居民的摄食行为上发挥着重要作用。Li Y 等的报道指出，某市50%的市民每天只摄入2～3份蔬菜、水果，接受营养教育后蔬菜、水果摄入量显著增加，而每天摄入5份蔬菜、水果可以降低糖尿病、心血管疾病及肿瘤等多种慢性疾病的风险。

　　目前，关于肿瘤放疗患者营养管理的H-C-H模式还在探索中。为切实解决肿瘤患者出院后的营养问题，四川省肿瘤医院目前正在牵头开展县－乡－村肿瘤放疗患者营养H-C-H模式试点，从国家、省市级卫生政策层面推广，通过整合医院－社区－家庭资源，采用信息化手段，发动乡村医生这一庞大群体执行落实营养管理，建立了一套肿瘤患者县-乡-村营养一体化管理体系，实现县-乡-村肿瘤营养规范化管理和治疗，提高了营养监测与管理效率和水平，促进了肿瘤家庭营养防治服务的均等化、规范化，为"H-C-H"营养管理模式的推广应用提供了实践依据。

三、内涵延伸，由P向P-P-S-S延伸

现代健康的概念不仅是身体没有疾病，还包括心理、社会（社交）及灵性的健康。人类营养学如同医学一样，是一门跨越自然科学和社会科学的交叉学科，营养对人类健康的影响不仅局限于身体，也包括心理、社会及灵性；反过来，身体、心理、社会及灵性也会影响机体营养状况。营养不良的影响也是多方面的，不仅影响身体，还有心理、社会及灵性。传统的营养治疗只关注身体（生理），理想的营养治疗应该同时关注身体（physical，P）、心理（psychological，P）、社会（social，S）及灵性（心灵，spiritual，S），营养治疗的内涵应该由单纯的身体向心理、社会及灵性延伸，建立P-P-S-S全人营养治疗模式，见图17-3。

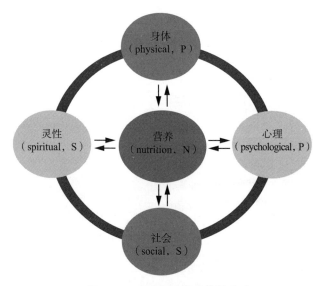

图17-3　P-P-S-S全人营养治疗

营养不良与心理障碍是一对孪生姐妹，而且两者互为因果。Kang Y等调查了1956—1964年及前、后出生的6790位成人，发现生命早期营养不良与成年后的认知障碍及痴呆密切相关。Boniecka I等调查了50例符合减重手术适应证的肥胖患者，发现这些患者均有中度应激（压力），摄食是他们的减压方式，而且选择的加餐以咸、甜食品为主。维生素B_1缺乏导致的韦尼克脑病是营养不良导致精神/心理障碍的一个典型例证，Nishimoto A等用大剂量（≥500mg）的维生素B_1静脉注射治疗一组患者，平均3d，患者精神、心理症状明显改善。Elegido A等比较了神经性厌食营养不良患者与健康志愿者的淋巴细胞，发现神经性厌食患者的淋巴细胞比例升高，淋巴细胞比例、新生$CD4^+$及B淋巴细胞亚群比例及数量升高与患者体重下降密切相关。笔者2016年为2例多发癌性肠梗阻患者实施了高位手术造口治疗，由于肠梗阻，她们分别经历了112d、138d未

曾经口摄食而采用全肠外营养，手术后第一次经口进食时，患者均高兴得痛哭流涕。因此，笔者认为心理满足感应该作为癌性肠梗阻的手术适应证，或者作为营养治疗的重要考量。

营养不良的患者由于体型、外貌的改变及心理障碍，常有一种羞涩感，不愿参与正常的社会交往。即使交往，他们的交往对象也会更多地选择与他们类似的营养不良人群，而不是健康人群，表现出"同病相怜"现象，结果是常造成恶性循环。Motlhatlhedi K等报道，婴幼儿照护者的心理状态直接影响婴幼儿营养状况，与营养良好者相比，营养不良的婴幼儿其照护者抑郁比例更高，受教育程度更低，提示营养不良的发病原因有社会、环境因素。此外，经验性观察发现，外出聚餐比居家吃饭摄食更多，自助餐比桌餐摄食更多，因此，应该鼓励营养不良患者参与朋友聚餐，为他们提供尽可能多的食物选择、创造尽可能好的就餐环境。

健康是一种内环境稳定状态（state of homeostasis），传统的稳定是生化、生理、心理及社会的四要素平衡，现在增加了一个新要素：灵性，从而将现代医学模式由生物-心理-社会模式发展为生物-心理-社会-灵性（biopsychosocial-spiritual，BPSS）模式。Oneha MF等报道，土著夏威夷人中多种慢性疾病比例显著高于、寿命短于美国平均水平，调查发现与他们进食一种附有灵性意义的食物有关，提示摄食行为及食物选择与灵性密切相关，佛教的素食、伊斯兰教的斋月更是最明显的说明。

为肿瘤放疗患者进行心理干预对改善患者营养状况具有积极意义。Britton B等研究发现，头颈癌（HNC）患者营养不良是普遍现象，并伴有较差的放射治疗结果，包括死亡率增加。研究者开展了一项试验性研究，调查了进行放射治疗的头颈部肿瘤患者，为其进行心理干预以改善其营养状况，观察抑郁发病率和死亡率降低的可行性和治疗有效性，与70名历史对照组患者相比，59名干预组患者接受了动机访谈和认知行为疗法。研究结果显示，两组之间的营养状况、抑郁发病率或死亡率没有显著差异。营养风险较高患者（口腔癌、咽癌、喉癌）的亚组分析显示，干预组PG-SGA的降低可能具有重要的临床意义，并且死亡率降低（对照组为31%，干预组为16%；$P=0.03$）。

四、外延延扩，由T向P-T-R延扩

最近，意大利人类营养学会将人类营养学知识划分为基础营养学、应用营养学及临床营养学3个连续的范畴，并对其内涵进行了规范和定义。实际上，营养对人类疾病的作用同样可以分为预防、治疗及康复3个范畴。传统的营养治疗只关注患者疾病发生之后的治疗（treatment，T），理想的营养治疗应该由单纯的疾病治疗向疾病预防（prevention，P）、疾病康复（rehabilitation，R）延扩，建立P-T-R全程营养治疗模式（图17-4），最充分地发挥营养治疗在慢性疾病（包括肿瘤）一级预防、二级预防及三级预防中的核心作用。

众多的研究已经证实了营养治疗在疾病预防及治疗中的重要作用。Romaguera D等进行的病例对照研究发现，遵循基于营养的肿瘤预防指南，养成健康的生活方式、习惯，可以有效减少常见恶性肿瘤的发病率，WCRC/AICR肿瘤预防评分每增加1分，结直肠癌发病风险减少25%、乳腺癌风险减少15%。相对而言，营养治疗在疾病康复中的作用研究较少。Vicente de Sousa O等对一组家居阿尔茨海默病患者进行了21d的营养

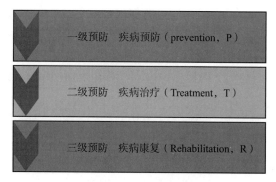

图 17-4   P-T-R 全程营养治疗

治疗（ONS），随访180d，发现ONS组患者微型营养评估（mini nutritional assessment，MNA）及简易智力测试（mini-mental state examination）评分均有明显改善，与对照组相比差异显著，说明营养治疗改善了阿尔茨海默病患者的营养状态及功能状况。Cox S等调查了258例食管癌患者营养状况及营养干预与预后的关系，发现营养风险指数（nutritional risk index，NRI）评分＜100的患者的生存率显著下降，与NRI＞100的患者相比，差异非常显著（$P<0.001$），说明早期实施营养干预可以显著改善NRI＜100患者的预后。管饲患者总生存时间最长，提示对营养不良的肿瘤患者应该实施积极的营养干预。

　　肿瘤放疗康复期患者进行营养治疗的重点是体重维护，每周1次相同时间的体重测量非常重要，推荐清晨起床排空大小便后、穿单衣测量并记录，任何不明原因的体重下降＞2%都应该到医院接受专业咨询，因为体重下降往往是肿瘤复发和转移的一个强烈信号。建议每3～6个月接受专业营养评估1次，工具推荐量化PG-SGA评分，Marshall S等报道，对老年康复期患者PG-SGA优于MNA。建议每6个月接受1次人体成分分析，根据人体成分变化，调整营养干预方案，增加蛋白质供给，维护瘦体重。De Cock N等报道经常使用营养APP可以显著改进使用者的摄食行为及体重指数z评分（body mass index z-scores，zBMI）。此外，互联网技术及虚拟技术也越来越多地应用于营养健康指导。这些研究对如何更好地实施营养治疗，促进疾病康复提供了有益的借鉴。

五、小结

　　营养疗法（nutrition therapy）是计划、实施并评价营养治疗，以治疗疾病及其并发症或身体状况，从而改善患者预后的过程，包括营养诊断（营养筛查、营养评估、综合评价三级诊断）、营养干预（营养教育、人工营养）、疗效评价（包括随访）3个阶段，营养治疗是营养疗法的具体实施。肿瘤放疗患者整体营养疗法是从时间、空间、内涵及外延4个维度上延伸营养治疗，构建TSCD立体营养治疗体系，将肿瘤放疗患者的营养治疗时间由住院治疗期间向家居期间及宁养期间延长，将营养治疗空间由医院向社区、家庭延展，将营养治疗内涵由关注身体向心理、社会及灵性延伸，将营养治疗外延由疾病治疗向疾病预防及疾病康复延扩（图17-5），从而最充分地发挥营养治疗在肿瘤一级预防、二级预防及三级预防中的核心作用，还营养治疗为一线治疗。

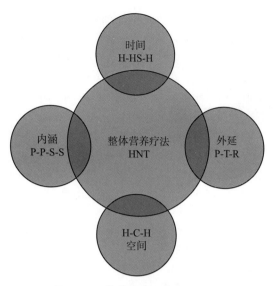

图 17-5　整体营养疗法理论体系

参 考 文 献

［1］Goates S，Du K，Braunschweig CA，et al. Economic Burden of Disease-Associated Malnutrition at the State Level. PLoS One，2016，11（9）：e0161833.

［2］Inotai A，Nuijten M，Roth E，et al. Modelling the burden of disease-associated malnutrition. e-SPEN Journal，2012，7（5）：e196-e204.

［3］Pribnow AK，Ortiz R，Báez LF，et al. Effects of malnutrition on treatment-related morbidity and survival of children with cancer in Nicaragua. Pediatr Blood Cancer，2017，64（1）：e26590-e26597.

［4］Klek S，Scislo L，Walewska E，et al. Enriched enteral nutrition may improve short-term survival in stage IV gastric cancer patients：a randomized，controlled trial. Nutrition，2017，36（1）：46-53.

［5］李厨荣，李涛，李昉，等. 营养治疗对头颈部肿瘤放化疗营养状况影响的前瞻性研究. 肿瘤代谢与营养电子杂志，2017，4（2）：168-173.

［6］吕家华，李涛，朱广迎，等. 肠内营养对食管癌同步放化疗患者营养状况、不良反应和近期疗效影响——前瞻性、多中心、随机对照临床研究（NCT02399306）. 中华放射肿瘤学杂志，2018，27（1）：44-48.

［7］石汉平，江华，李薇，等. 中国肿瘤营养治疗指南. 北京：人民卫生出版社，2015.

［8］Guldhav KV，Jepsen R，Ytrehus S，et al. Access to information and counselling - older cancer patients' self-report：a cross-sectional survey. BMC Nurs，2017，16（1）：18-29.

［9］Liu CX，Li XY，Gao XS. Meta-analysis of late course accelerated hyperfractionated radiotherapy combined with FP chemotherapy for esophageal carcinoma. Chin J Cancer，2010，29（10）：889-899.

［10］Atsumi K，Shioyama Y，Arimura H，et al. Esophageal stenosis associated with tumor regression in radiotherapy for esophageal cancer：frequency and prediction. Int J Radiat Oncol Biol Phys，2012，82（5）：1973-1980.

［11］Crombie JM，Ng S，Spurgin AL，et al. Swallowing outcomes and PEG dependence in head and neck cancer patients receiving definitive or adjuvant radiotherapy＋/－ chemotherapy with a proactive

PEG：a prospective study with long term follow up. Oral Oncol，2015，51（6）：622-628.

[12] 石汉平，李增宁，王昆华，等. 中国抗癌协会肿瘤营养与支持治疗专业委员会. 营养治疗新模式——HCH. 肿瘤代谢与营养电子杂志，2015，2（3）：23-26.

[13] Swartz MC，Lewis ZH，Lyons EJ，et al. Effect of home and community-based physical activity interventions on physical function among cancer survivors：a systematic review and meta-analysis. Arch Phys Med Rehabil，2017，98（8）：1652-1665.

[14] Li Y，Zhang DL，Pagán JA. Social norms and the consumption of fruits and vegetables across New York City Neighborhoods. J Urban Health，2016，93（2）：244-255.

[15] Janisse T. Health & healing overview. Perm J，2005，9（3）：3-4.

[16] Kang Y，Zhang Y，Feng Z，et al. Nutritional deficiency in early life facilitates aging-associated cognitive decline. Curr Alzheimer Res，2017，14（8）：841-849.

[17] Boniecka I，Wileńska H，Jeznach-Steinhagen A，et al. Stress as a factor contributing to obesity in patients qualified for bariatric surgery-studies in a selected group of patients（a pilot study）. Wideochir Inne Tech Maloinwazyjne，2017，12（1）：60-67.

[18] Nishimoto A，Usery J，Winton JC，et al. High-dose parenteral thiamine in treatment of Wernicke's encephalopathy：case series and review of the literature. In Vivo，2017，31（1）：121-124.

[19] Elegido A，Graell M，Andrés P，et al. Increased naive CD4$^+$ and B lymphocyte subsets are associated with body mass loss and drive relative lymphocytosis in anorexia nervosa patients. Nutr Res，2017，39（1）：43-50.

[20] Motlhatlhedi K，Setlhare V，Ganiyu A，et al. Association between depression in carers and malnutrition in children aged 6 months to 5 years. Afr J Prim Health Care Fam Med，2017，9（1）：e1-e6.

[21] Piko BF，Brassai L. A reason to eat healthy：The role of meaning in life in maintaining homeostasis in modern society. Health Psychol Open，2016，3（1）：1-4.

[22] Oneha MF，Dodgson JE，DeCambra MH，et al. Connecting culturally and spiritually to healthy eating：a community assessment with Native Hawaiians. Asian Pac Isl Nurs J，2016，1（3）：116-126.

[23] Persynaki A，Karras S，Pichard C. Unraveling the metabolic health benefits of fasting related to religious beliefs：A narrative review. Nutrition，2017，35（1）：14-20.

[24] Rumbold BD. A review of spiritual assessment in health care practice. Med J Aust，2007，186（10 Suppl）：S60-S62.

[25] Li ZP，Heber D. Nutrition in cancer patients. J Nutr Oncol，2016，1（1）：1-9.

[26] Romaguera D，Gracia-Lavedan E，Molinuevo A，et al. Adherence to nutrition-based cancer prevention guidelines and breast，prostate and colorectal cancer risk in the MCC-Spain case-control study. Int J Cancer，2017，141（1）：83-93.

[27] Cox S，Powell C，Carter B，et al. Role of nutritional status and intervention in oesophageal cancer treated with definitive chemoradiotherapy：outcomes from SCOPE1. Br J Cancer，2016，115（2）：172-177.

[28] Marshall S，Young A，Bauer J，et al. Malnutrition in geriatric rehabilitation：prevalence，patient outcomes，and criterion validity of the scored patient-generated subjective global assessment and the mini nutritional assessment. J Acad Nutr Diet，2016，116（5）：785-794.

[29] De Cock N，Vangeel J，Lachat C，et al. Use of fitness and nutrition apps：associations with body mass index，snacking，and drinking habits in adolescents. JMIR Mhealth Uhealth，2017，5（4）：

e58.

［30］Aboul-Enein BH，Bernstein J. Feasibility of internet-based post-secondary nutrition education：Incorporating features of the mediterranean diet. Health Promot Perspect，2015，5（2）：92-97.

［31］Norman CD，Haresign H，Mehling C，et al. Exploring the feasibility and potential of virtual panels for soliciting feedback on nutrition education materials：A Proof-of-Concept Study. JMIR Public Health Surveill，2016，2（1）：e18.

［32］石汉平. 肿瘤营养疗法. 中国肿瘤临床，2014，41（18）：1141-1145.